U0238418

预防医学

纪龙　张乐　张放　主编

山东大学出版社

前　言

　　《预防医学》是全国高等院校医学类规划课程教材,在教材编写过程中我们贯彻了"三基"(基本理论、基本知识、基本技能),体现了"五性"(思想性、科学性、先进性、启发性、适用性)。本教材适合医学院校临床医学、护理、口腔、影像及卫生管理等相关专业的学生使用,目的在于使学生掌握三级预防策略,树立"预防为主"的思想。本教材在力争结合医学专业特点的同时,强调学生应提高对环境影响健康的认识,掌握预防疾病的技能,自觉地在临床服务中预防疾病,适应社区卫生服务的需要,提高对突发公共卫生事件的应对能力,这对于培养学生的综合预防意识具有重要的意义。

　　本教材内容共分五章,第一章为预防医学概论,主要阐述了预防医学的概念、研究对象和任务、预防医学发展史、三级预防策略等。第二章为人类和环境,重点介绍了环境的构成、环境污染及其对健康的影响等。第三章为生活环境与健康,重点介绍了大气、水、土壤等环境介质与人类健康的关系。第四章为膳食与健康,重点介绍了营养素的概念、构成和作用,以及食物污染带来的危害。第五章为职业环境与健康,重点介绍了职业性危害因素的概念及来源,以及典型的职业性危害因素对劳动者的危害、职业病诊断标准和防治策略等。每一章除基本理论外,均穿插着一些生动的案例,有助于学生对理论知识的掌握和理解。

　　本教材由泰山医学院、山东省职业卫生与职业病防治研究院、同济大学、广西医科大学、桂林医学院、温州医科大学、青海大学、山东省疾病预防控制中心等单位的骨干教师和研究人员共同编写而成,是集体智慧的结晶。在编写过程中,我们参考、借鉴了许多同行的研究成果和文献资料,并得到了山东大学出版社的大力支持,在此一并表示感谢。

　　因编者水平有限,加之时间紧张,故书中难免有疏漏和错误之处,在此衷心希望广大师生和专家提出宝贵意见,以便在今后的修订中不断提高和完善。

编　者

2018 年 2 月

目　录

第一章 预防医学概论

医学是人类在生存和发展过程中,通过与危害自身健康的各种因素斗争而产生和发展起来的。促进健康、防治疾病、保障繁衍是医学追求的目的,也是人类发展的永恒主题。随着人类的进步和科学技术的发展,医学的内涵更加丰富,从治疗疾病发展到预防疾病,从维持人群健康到更主动地促进健康、延年益寿。现代医学按其研究对象和任务的不同,可分为基础医学、临床医学和预防医学三个部分。这三个部分在整个医学科学的发展中既有区别,又相互联系、相互渗透,都是医学不可分割的重要组成部分。本书主要介绍预防医学的知识、理论和相关技能。

一、预防医学的概念

预防医学(preventive medicine)是现代医学的重要组成部分,是从医学中分化出来的一个独立的综合性学科群。它以人类群体为研究对象,应用生物医学、环境医学和社会医学的理论,宏观与微观的方法相结合,研究疾病的发生与分布规律,以及影响健康的各种因素,由此制定相应的对策和措施,以达到预防疾病、促进健康和提高生命质量的目的。

预防医学的特点主要包括:

(1)研究对象既包括个体又包括群体,主要着眼于健康者、无明显临床症状的患者。

(2)既着眼于健康人群又关注由健康向疾病发展的过程,重点研究影响健康的因素与人群健康的关系,并采取积极的疾病预防措施和策略,减少疾病的发生,提高健康水平。

(3)随着医学模式从生物医学模式转变为生物-心理-社会医学模式,从整体论出发,研究自然、社会和心理因素对人类身心健康的影响,探讨人类与各种环境因素的相互依存关系。

(4)研究方法注重微观与宏观相结合,侧重于影响健康的因素及其与人群健康的关系,着重以医学统计学、流行病学和生态学的原理和方法,客观定量地描述和分析各种环境因素对健康的影响及其与身心疾病的内在联系和规律,以获得对健康与疾病本质的认识。

(5)从群体的角度出发进行对疾病的预防和控制,制定卫生政策,实现社区预防保健,将临床医疗与预防保健相结合,提供社区预防和干预的卫生服务。

在人类社会发展的历史进程中,社会和经济的发展促进了预防医学概念和内容的不断发展和完善。早期,人们认为疾病是接触污染环境和不洁食物等自然环境因素引起的,因而产生了卫生学(hygiene)的概念。卫生学最初是研究外界自然环境因素与人群健康的关系,阐明自然环境因素对人群健康影响的规律,提出利用有益环境因素、控制有害环境因素的卫生要求及预防对策的理论根据和实施原则,以达到预防疾病、促进健康、提高生命质量的一门科学。随着科学的发展和医学模式的转变,人们逐渐认识到,除了环境因素,心理和社会因素也是导致疾病的重要原因,因此卫生学进一步发展演变为预防医学。预防医学主要研究和揭示环境-社会-心理因素影响健康和疾病的规律。随后,人们进一步认识到预防医学研究所提出的健康措施非常需要全社会和政府的实践,由此预防医学进一步发展成了目前学术界所认同的公共卫生学或公共卫生-预防医学。

20世纪20年代,温斯洛(Winslow)曾经将公共卫生定义为:"公共卫生是通过有组织的社会努力来达到疾病预防、延长寿命、促进身心健康和工作效率的科学和艺术。"世界卫生组织(WHO)于1952年启用此定义并沿用至今。现代公共卫生的定义可诠释为:公共卫生是以保障和促进公众健康为宗旨的公共事业,通过国家和社会的共同努力,预防和控制疾病与伤残,改善与健康相关的自然和社会环境,发展公共卫生政策,提供基本医疗卫生服务,培养公众的健康素养,创建人人享有健康的社会。公共卫生体现的特点有:需要社会的组织和参与,与政府的功能紧密相连;以科学(生物学、医学、社会医学、社会学、管理学、心理学、政治等)为基础,关注人群的健康和疾病的预防;强调社会实践。公共卫生涵盖多个学科,是多学科的融合,其理论和实践包括发挥政府在疾病防控中的作用和职能;需要政府主导、多部门的参与协作以及全民参与;运用多学科的理论和方法研究影响健康的决定性因素,并为决策提供科学依据,与服务的人群建立伙伴关系;等等。

二、预防医学的主要任务

预防医学的主要任务是在个体和群体水平上阐明环境因素对健康影响的规律,提出利用有益环境因素和控制有害环境因素的原则和措施,以达到促进健康、预防疾病、提高生命质量的目的。

(一)研究环境因素对健康的影响

对人类生存而言,环境(environment)是指人类赖以生存的空间及其所包含的各种因素,包括自然环境和社会环境。自然环境是指围绕着人群的空间中可直接或间接影响人类生活的各种因素,包括大气、水、土壤、动植物、岩石等。根据环境属性,可将自然环境因素分为化学因素、物理因素和生物因素。社会环境是指人类在自然环境的基础上,通过长期有意识的社会劳动所创造的人工环境,可分为居住环境、交通环境、文化环境等。

人的健康不仅与环境有关,而且与其自身的遗传因素有关。尽管遗传因素在人类生命活动中具有重要的调节作用,但是研究发现,在人类进化过程中,细胞核DNA的自发突变率每百万年只有0.5%,现今人类的基因与4000万年前旧石器时代祖先的基因很相似。相对而言,人类赖以生存的环境却已发生了巨大的变化,这些环境因素的变化在更大程度上引起了人类疾病的发生和发展。

危害人类健康的疾病主要分为传染性疾病和非传染性疾病。目前认为,环境因素是传染性疾病和非传染性疾病的主要危险因素。中世纪时期的霍乱、鼠疫、麻风、结核等传染病曾蔓延欧洲各国,致使成千上万的人死亡。近年来,新的传染病和死灰复燃的旧传染病仍然是危害人类健康的重要问题,艾滋病、严重急性呼吸综合征(SARS)等都是由自然环境中的病原微生物引起的。

20世纪以来,人类基本上控制了病原微生物所致传染病对人类健康的危害。但是,随着生活方式的改变和科技的进步,危害人类健康的疾病主要变为慢性非传染性疾病(non-communicable diseases,NCDs),包括肿瘤、心血管疾病、糖尿病等。据2014年世界卫生组织统计,中国人群中慢性非传染性疾病死亡数占总死亡人数的87%,其中心血管疾病死亡数占总死亡人数的45%,恶性肿瘤、慢性呼吸系统疾病、糖尿病分别占总死亡人数的23%、11%和2%。值得注意的是,在美国等发达国家,心血管疾病和恶性肿瘤的死亡率已呈现逐渐下降的趋势,而在中国,从2000年起虽有下降的趋势,但自2006年起又呈现上升趋势,并且近几年来已处于快速上升期。

世界卫生组织指出,慢性非传染性疾病的危险因素主要是吸烟、酗酒、不良饮食和缺乏体育运动等,由此提示环境、社会心理因素在这类疾病的发生和发展过程中发挥着极其重要的作用。因此,控制环境因素和社会心理因素将成为降低慢性非传染性疾病发生风险的主要策略。

研究疾病的分布、基本特征和变化趋势有助于揭示环境因素对健康和疾病影响的规律。此外,还应研究环境因素作用于人体的特点(包括环境污染物的性质、效应、剂量和强度、持续时间、作用方式)以及人体特征(包括性别、年龄、健康状况、生理生化功能和个体遗传特征等)。要想阐明上述问题,既需要运用流行病学、统计学的基础理论进行科学的人群研究设计和大样本资料统计分析,也需要结合环境卫生、劳动与职业卫生、膳食与营养卫生等学科来研究环境因素对机体的健康效应及其特征,并利用毒理学的原理和方法揭示毒物对机体的损害作用及机制,进行健康危险度评价,建立健康风险评估管理体系,制定相关的卫生标准。

(二)制定疾病预防控制和健康促进的策略

在环境与健康研究的基础上,预防医学的研究将提出疾病预防控制及健康促进的策略和措施,加强社区医疗卫生服务。在社区和医院诊疗机构,要明确伤病危险因素,制订社区诊断和社区健康计划,同时积极开展健康教育,并评价各种干预措施的效果,通过推行与预防一体化的卫生服务等来推进健康的生活方式,提升人群的健康水平。当前,这种临床预防医学已成为医学发展的一个趋势。

除一般人群外,还应重视特殊人群(如妇女、儿童和老人)的健康和保健问题。在强调群体健康观念的基础上,应该根据个体的易感性差异,制定个体疾病预防和健康促进的策略和措施,后者也是未来预防医学的重点工作。

社会医疗卫生资源的分配制度、医疗卫生制度是影响医疗卫生服务、人群健康水平的重要方面。预防医学的任务之一是要研究卫生服务的可及性,研究如何建立合理的卫生服务资源分配策略,研究社会经济、文化、卫生和环境条件以及相关的卫生政策等。

三、预防医学的发展简史

(一)古代的预防医学

医学科学发展的历史就是一部人类与疾病作斗争的历史。构成医学重要组成部分的预防医学也是在人类与疾病作斗争的过程中诞生和逐步发展起来的。早在公元前 3000 年左右,古埃及就有了较高级的防腐杀菌技术;古罗马时代很早就注重公共卫生对策,禁止在城内火葬和土葬;我国在公元前 17 世纪就出现了水源防护、墓葬、传染病隔离等简单的卫生措施。

人类科学地认识疾病的原因源于古希腊兴起的思想解放运动。当时古希腊人已经提出,疾病的原因包括气候和物理环境在内的自然因素。古希腊当时的医学思想虽然尚未完全脱离宗教,但已开始用科学的思想和方法判断疾病的发生。素有"西方医学之父"之称的古希腊医生希波克拉底(Hippocrates)在其《空气、水、土壤》和《流行病》等著作中强调了空气、水和土壤环境因素在疾病发生中的重要性,并收集了大量临床经验来阐述疾病的流行消长与外界环境的关系。

西罗马帝国灭亡之后,欧洲进入了中世纪时代,医学的发展受到了一些阻碍,卫生状况恶化,卫生生活设施变得低劣,全欧洲陷入了一种"非卫生状态"。公元 7 世纪之后,霍乱、腺鼠疫、麻风病等逐渐蔓延到欧洲各国。在各种传染病中,腺鼠疫的流行最为严重,特别是欧洲-远东之间的贸易导致其蔓延更加迅速,流行地域不断扩大。1340 年,中国因鼠疫死亡了约 1300 万人,欧洲因该病死亡了约 2500 万人,印度某些地区更是因此病导致人口减少到了几乎灭绝的程度。

这一时期,由于传染病流行带给人类的灾难,促使医院、大学、公共卫生机构及制度相继在欧洲建立起来。例如,为了控制传染病的流行,意大利于 1348 年在威尼斯首先建立了检疫站,对来自疫情地区的人员、船舶以及货物进行30~40 天的隔离检查和处理。随后,欧洲其他国家均开始采用此种控制传染病的检疫模式。在职业环境方面,拉马齐尼(Ramazzini)在《劳工者疾病》一书中详细描述了采矿、电镀、面包制作、油漆、陶瓷等 42 种不同行业人群的健康和发病状况,并指出一些疾病的发生与不同职业环境的暴露有关。此书的第二版又增加了印刷、纺织、研磨、凿井等 12 个工种,从而标志着劳动卫生和职业保健科学的诞生,拉马齐尼也由此成了劳动卫生学的开创者。

英国统计学家约翰·格朗特(John Graunt)于1662年出版了《关于死亡表的自然及政治观察》一书,明确论述了寿命受空气、水、土壤及职业的影响,并尝试绘制了出生-死亡的寿命表,这也是医学统计学的雏形。

(二)欧洲科学革命和工业革命时代的预防医学

在过去的200多年中,人类物质文明发生的变化远甚于之前的5000年。直到17世纪时,人类的生活方式与古代埃及人和美索不达米亚人的生活方式几乎还是相同的:人类用同样的材料建造房屋,用同样的牲畜驮运人和物,用同样的帆和桨驱动船只,用同样的纺织材料缝制衣服,用同样的蜡烛和火炬照明。而进入18世纪之后,金属和塑料补充了石材和木头的用途;火车、汽车和飞机等现代交通工具取代了牛、马和驴;蒸汽机、内燃机、核动力代替了风和人力驱动船只;电取代了蜡烛,并已经成为只需按一下开关便可做许多事的动力之源。这一系列伟大的变革都源于欧洲的科学革命和工业革命。

欧洲的文艺复兴和工业革命推动了自然科学的发展,带来了社会和医学的新变革。物理学、化学、解剖学、生理学、显微镜、望远镜、温度计、气压计等学科和仪器的创造和发明,使得人类对疾病的发生有了新的认识,包括预防医学在内的医学进入了黎明和变革时期。始于18世纪后半叶的工业革命逐渐席卷欧洲,工业经济的兴起使工业集中,人口都市化、环境破坏、工人贫困和城市居民公共卫生状况恶化凸显。工业革命是以牺牲工人的自由和健康为代价的。由于工人生活贫困,营养不良,居住环境卫生条件恶劣,霍乱、结核等传染病流行,导致居民死亡率迅速增加。对此,英国于1848年设立了全国卫生局,并制定了世界上最早的一部《公共卫生法》(Public Health Art)。1858~1871年,英国实行了全国卫生状态年报制度,内容包含霍乱、痢疾、结核、职业性肺疾病的发病状况,居民的饮食、住房及医院卫生状况等。在此期间,德国教授佩滕科费尔(Pettenkofer)于1866年首次开办了卫生学讲座,他以调查和实验的方法研究社会环境对健康的影响,以及风俗习惯、社会经济、政治体制和健康与疾病的关系。之后,在欧洲各国的大城市,这样的卫生研究所陆续成立,由此推动了卫生学、预防医学、公共卫生研究、食品工业、环境卫生学、营养与食品卫生学及学校卫生学的逐渐形成和发展,并分别成为独立的学科。

(三)第一次卫生革命

从19世纪末到20世纪初,通过长期积累的战胜天花、霍乱、鼠疫等烈性传染病的经验,以及针对工业革命的人口城市化、人口增长、环境污染所造成的卫生问题的总结,人们逐渐认识到个体预防疾病的效益不高,必须对群体进行预防才能取得显著的效益。此外,人们也认识到在改善环境和劳动条件的同时,还应保护宿主,控制病因。在实践中,人类不仅已经积累了免疫接种、隔离检疫、消灭媒介动物、处理垃圾粪便、重视食品和饮用水卫生的经验,还认识到国家在城市规划中应首先考虑下水道、工厂的卫生设施,以及环境卫生和卫生立法等管理问题。由此,卫生学的概念才真正扩大到了公共卫生领域,个体预防也扩大到了社会性群体预防领域,这就是医学史上著名的第一次卫生革命。

(四)第二次卫生革命

第二次世界大战结束至20世纪60年代,世界上大多数国家,尤其是工业化国家的经济发展速度超过了历史上任何时期。伴随着工业快速发展和技术进步,人口也在迅速增长,人类对能源的需求随之增加,各种工业产品及副产品大量出现。与此同时,环境污染和生态破坏也达到了人类历史上前所未有的程度。另外,人们的生活方式也随着科技进步、物质文明发展而发生了重大变化:都市化、工作压力、社会竞争以及摄入能量过剩、运动减少、吸烟、酗酒等不良生活方式影响着人群的健康,疾病的发生由过去的生物医学模式转变为生物-心理-社会医学模式。人群的疾病谱和死亡谱也发生了重大变化,心脏病、脑血管病、恶性肿瘤的发病率显著上升,传染病的发病率则锐减。这一变化使人们认识到,环境污染、社会压力、心理承受能力及不良生活方式和行为与慢性疾病的发生发展关系密切,疾病预防不能仅靠生物医学手段,还需要改善社会环境、社会行为、生活方式,依靠社会大卫生才能有效防治危及人类健康的主要慢性疾病,这就是医学史上的第二次卫生革命。这次革命使人们对预防医学的认识更加深刻,预防医学扩大到了社会医学、行为医学和环境医学的社会预防阶段。

（五）第三次卫生革命

科学的发展是不会停步的,医学的进步则可能更加迅猛与快捷。虽然第一次卫生革命的任务并没有全部完成,第二次卫生革命的任务也只是刚刚开始取得突破和进展,但第三次卫生革命已经来临。第三次卫生革命以提高生命质量,促进全人类健康长寿和实现人人健康为奋斗目标,通过进一步树立健康新观念和"大卫生"观念,加强健康促进和健康教育,坚持可持续发展策略、保护环境、发展自我保健、家庭保健及社区保健等综合性措施,以实现上述目标。

四、健康和三级预防策略

（一）人类对健康的认识

人类对健康的认识是随着时代变化和医学发展而逐步深入的。在生物医学模式下,健康观认为"无病即是健康",即无病、无伤、无残就是健康。随着医学模式的转变,健康的概念有了更广泛的涵义。世界卫生组织目前对健康定义如下:健康不仅是指身体没有疾病或虚弱,而是指躯体、心理及社会适应均处于完好的状态。健康的基本要求是指体魄、精神和智力都应当与个体所处的年龄、性别、文化、社会和地域环境相称,其功能和对环境中各种因素变化的应变能力都处在正常范围内,并且彼此之间处于平衡和自控状态。这种积极的健康观强调了人类对身心健康的综合要求,是人类在健康认识上的一次飞跃。世界卫生组织提出的衡量健康的10项标准是:

(1)精力充沛,能从容不迫地应付日常生活和工作。

(2)处事乐观,态度积极,乐于承担任务,不挑剔。

(3)善于休息,睡眠良好。

(4)适应环境,应变能力强。

(5)对一般感冒和传染病有一定抵抗力。

(6)体重适当,身材匀称。

(7)眼睛明亮,反应敏捷,眼睑不易发炎。

(8)牙齿清洁,无缺损,无疼痛;牙龈颜色正常,无出血。

(9)头发有光泽,无头屑。

(10)骨骼健康,肌肉、皮肤有弹性,走路轻松。

疾病是健康的反面。当机体受到病原体,物理、化学等有害物质的侵袭以及社会心理压力作用时,机体内环境的平衡会失调,适应和应激能力会下降,导致全身、局部或器官出现功能失常或结构损害。疾病一般发展到表现出临床症状或体征时才会被发现,此时常将其称为"疾患"。

作为生命过程中的一种特定状态,无论是躯体、心理还是社会适应,健康和不健康的因素是共存的,也是一个渐进变化的过程,即健康与疾病之间具有连续性,从良好的健康到疾病以及生命终结是一个逐渐变化的连续过程。良好的健康在一端,生命终结在另一端,每个人都处在健康和疾病这个连续统一体的两端之间的某个位置上,而且处在不断的动态变化之中,其间并无明显的界线。一个外表健康的人并不一定真正健康,其机体可能正处于既不属于健康状态也不属于疾病状态的第三种状态,包括疾病的潜伏期、前期和康复期。在这个动态的过程中,健康危险因素的分布从无到有,从弱到强,最终导致疾病的发生。当健康受到损害,人体从正常到异常,从急病到慢病,从轻病到重病时,其发展是一个连续的过程。一般来说,躯体上的疾病容易被发现,心理和精神上的疾病有时不容易被发现,而适应社会环境变化和人际交往之间的健康与不健康之间的界限则更难划定。

(二)疾病的三级预防

一个人从健康(无病)到发病,从发病到功能障碍,其发生发展都有一定的规律。针对无病期、发病期及障碍期开展的疾病预防称为"疾病的三级预防",现分别阐述如下:

(1)第一级预防(primary prevention)。第一级预防也称"病因学预防",主要针对无病期人群,目的是采取各种措施消除和控制危害健康的因素,增进人群健康,防止健康人群发病。对某些致病原因明确的职业病、地方病等,开展以消除病因为主的预防措施。例如,通过免疫接种预防传染病,通过改善环境、消除污染,贯彻执行环境劳动卫生标准和法规等措施预防地方病和职业病。

(2)第二级预防(secondary prevention)。第二级预防也称"临床前期预防",即在疾病的临床前期做好早期发现、早期诊断、早期治疗的"三早"预期措施,以预防疾病的发展和恶化,防止复发和转变为慢性病等。对于致病因素不完全明确或致病因素经过长期作用而发生的慢性病(如肿瘤、心血管疾病等),应以二级预防为重点。实现"三早"的根本方法是向群众宣传,提高医务人员的诊断水平,开发微量、敏感、实用的诊断方法和技术。某些疾病普查、高危人群筛检、特定人群的定期健康检查等是实现二级预防的有效措施。

(3)第三级预防(tertiary prevention)。第三级预防也称"临床预防",主要是对患者进行及时治疗,防止恶化,预防并发症和伤残,采取促进康复等恢复劳动和生活能力的预防措施。

预防疾病不仅是预防医学工作者的目标,也是临床医学工作者的职责所在。医务人员是贯彻三级预防策略的主体。世界上多数国家都是通过全科(家庭)医学来实现三级预防的。在我国,除疾病控制、妇幼保健系统的医务人员及近年来培养的全科医生外,在卫生队伍中人数占绝对优势的医护人员也是一支重要力量,需要他们共同协作,以期在实施三级预防策略的过程中发挥更大的合力作用。临床医生和护理人员在医疗服务中不仅要治疗疾病,更要做好第二、第三级预防工作,同时还应积极参与第一级预防工作,以促进健康,预防、控制疾病,让患者延年益寿、提高生命质量。

五、21世纪我国面临的公共卫生问题与挑战

进入21世纪,我国社会经济发展迅速,同时,随着社会经济的发展,我国的疾病谱、死因谱也在逐渐发生变化,医疗卫生保健工作面临着新的挑战。目前,我国人群的主要健康问题包括感染性疾病、慢性非传染性疾病、伤害、环境与健康问题、老年健康问题等。

(一)感染性疾病

自中华人民共和国成立以来,我国的传染病疫情得到了有效控制,多种烈性传染病发病率急剧降低或几被消灭。但近年来,由于自然和社会环境的变化,人们生活方式的改变等原因,多种传染病的总体发病水平又出现了上升趋势,新发传染病不断出现。

(1)新发传染病。近30年来,全球新发现的传染病达40余种,平均每年发现1种以上的新发传染病,其中大部分在我国都有病例发生或造成流行,如艾滋病、O139霍乱、O157:H7大肠杆菌肠炎、严重急性呼吸综合征、H5N1和H7N9禽流感等。这些新发传染病对人民的健康和生命安全构成了很大威胁,同时也对我国的政治、经济、社会安定造成了一定影响。

(2)再燃传染病。再燃传染病是指由于社会发展较快,人口流动加剧,卫生保健工作滞后等原因所致的传染病。当前,在我国有多种传染病呈现"再燃"趋势,包括结核病、性传播疾病、血吸虫

病和布鲁杆菌病等。自20世纪80年代中期以来,结核病疫情在全球范围内出现了20世纪第3次回升及失控态势。据世界卫生组织估计,目前全球大约有1/3的人感染了结核杆菌,而95%的结核病患者和98%的结核病死亡病例发生在发展中国家。中国属于全球22个结核病高流行国家之一,每年新发结核病100余万人,死亡25万人,且主要为青壮年。

（3）常见多发传染病。除"新发"和"再燃"传染病带来的公共卫生问题外,常见的多发传染病目前仍是我国主要的卫生问题,包括病毒性肝炎、霍乱、痢疾、感染性腹泻、流感、疟疾等。疟疾、登革热、肾综合征出血热等在部分地区的流行形势依然严峻。

（二）慢性非传染性疾病

随着我国人群生活方式的变化,社会老龄化加剧,慢性非传染性疾病已成为影响我国人民健康并造成死亡的首要原因,因慢性病导致的死亡人数占全部死因的80%以上。我国人群心脏病、脑血管病、恶性肿瘤、糖尿病、高血压等慢性非传染性疾病的患病率持续增加,恶性肿瘤、脑血管病、呼吸道疾病和心脏病在我国全部死因顺位中居前4位,如果将脑血管病和心脏病合并为心脑血管疾病,则该病种居全部死因第1位。

（三）伤害

伤害是指由于运动、热量、化学、电流或放射线的能量交换,导致机体组织无法耐受而造成的组织损伤和由于窒息而引起的缺氧,以及由此引起的心理损伤。世界卫生组织已将感染性疾病、慢性非传染性疾病、伤害列为危害人类健康的三大疾病负担。在我国,伤害主要包括交通事故、自杀、意外坠落、中毒、他杀、溺水、火灾和烧伤等。伤害可造成大量残疾和早死,消耗巨大的医疗费用和资源。

（四）环境与健康问题

近30年来,我国粗放式经济发展的生产方式导致资源和能源过度消耗,致使我国生态环境的承载能力已经接近并即将超过临界线,从而引发了一连串环境问题,如主要城市空气污染物PM2.5严重超标,有可能造成呼吸道疾病的发病高峰。另外,由于产业技术水平仍然较低,从业人员的个人防护意识较差,新工种、新行业、新毒物不断出现,都使得防控职业性环境所致健康危害的形势加剧,尤其是肺尘埃沉着病、职业性中毒等仍是影响我国人群健康,特别是劳动力健康的严重公共卫生问题。近年来,食源性疾病已受到政府和民众的广泛重视,食品安全已经列入我国公共卫生和农业的重要工作内容之一。

（五）老年健康问题

20世纪末,我国60岁以上老年人口占总人口的比例已超过10%,即开始进入老龄化阶段。进入21世纪后,我国人口老龄化速度不断加快。预计到2040年,我国老年人口将超过4亿,占总人口的27.2%,占全世界老年人口的22%;特别是80岁以上的老龄人口将由1300万增至7400万,标志着我国即将进入高龄化社会。老年人口的增加使得慢性非传染性疾病、心理健康、伤害以及传染病的发生水平都将随之升高。老年人的健康问题将成为一个非常突出的公共卫生和社会问题。如何在老年人口基数增大、人口老龄化加快且地区间发展不平衡的情况下促进老年人的健康,提高其生活质量,并保证社会经济的持续发展,是我国社会发展面临的重大挑战。

六、医学生学习预防医学的意义

1988年召开的世界医学教育会议发布了《爱丁堡宣言》,指出"医学教育的目的是培养促进全体人类健康的医生",为医学教育的改革指明了方向。1995年5月召开的世界卫生大会的决议之一就是实现"人人享有卫生保健"的医学教育和实践的再定向。决议的中心思想是:医务人员在改善相关性、优质和高效的卫生保健和达到"人人享有卫生保健"的目标中起着关键的作用。决议要求世界卫生组织及其成员国利用现有资源,使现代医学实践更好地适应个人和社区的卫生保健需求;会议鼓励所有国家进行医学教育和实践的改革,以提高卫生保健的相关性、优质性、高效性和公平性。

进入 21 世纪以来,我国的卫生服务已属于卫生保健型体制,突出预防为主和群众性的自我保健。这是我国医学教育史上正反两方面经验的总结,为我国医学教育改革和加强预防医学教育指明了方向,具有战略意义。

临床与医学专业五年制本科教育的目的是培养应用型全科医生。在课程设置中,预防医学是一门必修课。为此,要求医学生通过本门课程的学习及参加预防医学社会实践,达到以下目的:

(1)完整地认识现代医学的目标,透彻理解健康和疾病的关系,能按照三级预防的策略做好医疗卫生保健服务工作。

(2)认识和掌握预防医学的观念、知识和技能,并通过社会实践深化这种认识,树立预防为主的思想,培养良好的医德。临床医生更需将预防意识纳入日常工作中,运用预防手段来提高患者的健康水平。在某些情况下,预防将会更有利于患者的康复。

(3)学习运用预防医学的思维方法。医学模式的转变和在全世界范围内实现"人人享有卫生保健"的目标决定了医务保健工作者的未来,特别是医生,必须谨慎地权衡个人与社区卫生,治疗和预防保健,选择适宜的技术来提供高效和高质的服务。预防医学的思维方法能帮助人们更全面、更宏观地观察分析问题。

(4)为进一步接受继续教育打下基础。社会实践通过服务教学和科研,能帮助学生认识环境与健康的关系,只有通过课堂教学与社会实践的结合,才能达到学以致用的目的。

第二章　人类和环境

第一节　人类的环境

环境(environment)是人类赖以生存的物质基础。人类在漫长而曲折的进化过程中依赖环境、适应环境,同时又不断地改造环境,与环境保持着一种密不可分和协调的动态平衡关系。人类作为已知生物种群中最高级的生物体,在长期的发展过程中逐渐认识和掌握了自然发展的规律,并在日益扩大的范围内逐步改变着自己生存的环境。人们也越来越清楚地认识到,环境质量的优劣直接影响着人类生存及其健康水平。现代医学也表明,人体的健康和疾病除与生物遗传因素有关外,环境因素也是一大重要因素。

一、环境及其基本构成

世界卫生组织公共卫生专家委员会给"环境"下的定义是:环境是指在特定时刻由物理、化学、生物及社会各种因素构成的整体状态,这些因素可能对生命机体或人类活动直接或间接地产生现时或远期作用。

环境是一个很大的范畴,主要包括两大部分,即自然环境(由化学、物理、生物因素构成)和社会环境(由上层建筑、经济、文化、人际关系、社会心理因素等构成)。自然环境是指围绕着人群的立体空间及其中可以直接或间接影响人类生活与生产的一切物质、能量的总体,包括大气圈、岩石土壤圈、水圈和生物圈。生物圈(biosphere)是指有生物生存的地球表层,由地球上所有的生命物质及其生存环境构成。生物圈的范围大致包括 12 km 深的地壳、海洋及 15 km 以内的地表大气层。世界卫生组织从环境可影响人类健康的意义上对环境下的定义包括了除人体外的全部化学因素、物理因素、生物因素及有关社会因素。

预防医学所研究的环境主要是包括空气、水、土壤、食物及生物在内的生活和职业环境,以及与之有关的社会环境。现对构成环境的主要因素阐述如下:

(一)生物因素

自然环境是一个以地球生物体为主的有机界与无机界构成的整体。环境生物因素包括动物、植物、昆虫、微生物和寄生虫等。与人类健康和疾病关系密切的生物因素主要有微生物、寄生虫、支原体、原生动物等。传统的生物医学模式认为,生物因素是人类疾病的主要病因,现在的生物-心理-社会医学模式依然认为生物因素是人类致病的三大要素之一。

在贫困地区和低收入人群中,传染病仍是主要的健康威胁因素,贫困地区或国家的死亡人数中近 1/3 是传染病所致。据世界卫生组织统计,全球每年有 13.93 万人死于麻疹,880 万人罹患结核病,140万人死于结核病,发生300万~500万例霍乱,其中死亡10万~12万人。2011年,我国甲、乙类传染病共报告发病323.76万例,死亡15264人。报告发病数居前5位的病种依次为病毒性肝炎、肺结核、梅毒、细菌性阿米巴性痢疾、淋病,占甲、乙类传染病报告发病次数的94.4%;报告死亡数居前5位的病种依次为艾滋病、肺结核、狂犬病、病毒性肝炎、流行性出血热,占甲、乙类传染病报告死亡总数的97.6%。

在旧的传染病还未得到完全控制时,艾滋病、疯牛病、严重急性呼吸综合征、禽流感、猴痘、手足口病、埃博拉病毒感染、西尼罗病毒感染、致病性大肠埃希菌O157感染及一些新发传染病在世界上不断出现(每年新增传染病1~2种)。

（二）化学因素

环境中的化学因素种类繁多,性状复杂。生物圈中的空气、水、土壤及岩石的化学组成相对稳定和含量适宜,是保证人类生存和维持身体健康所必需的条件。但由于人为或自然的一些原因,可能使空气、水、土壤及食物的化学组成发生变化,当其超过一定限度时,即可对人类健康造成不良影响,甚至引起疾病。如各种燃料燃烧后排放的废气可使空气中有害气体的含量升高;含汞、砷、镉、铅等的工业废水污染水源后可使饮用水中这些重金属含量升高;用含镉废水灌溉农田,通过生物富集作用可使大米中镉含量显著升高,等等。除人为的活动外,一些自然灾害,如洪水、地震、台风、火山爆发等也可使局部地区空气、水、土壤的化学组成发生变化,对当地人群的健康和生态系统造成一定的不良影响。

当今世界上已知有1300多万种合成的或已鉴定的化学物质,常用的有6.5万~8.5万种,每年还有约1000种新化学物质投放市场。全球每年约有3亿吨有机化合物质排放到环境中,其种类达10万种之多,包括农药、工业产品、药品、食品添加剂、各种家用化学品等,以及这些物质的副产品,其中很多是神经毒物、生殖发育毒物、化学致癌物、环境内分泌干扰物(endocrine disruptors,EED)和持久性有机污染物(persistent organic pollutants,POPs)等。

这些化学物质可以通过不同的方式和途径进入人类环境,在一定的暴露条件下引起人体的急慢性中毒和远期危害。近年来,人们陆续发现许多环境化学物质(如有机氯化合物、二噁英、酞酸酯类、双酚类化合物及某些重金属等)可以影响生物体内天然激素的合成、释放、转运、代谢、结合及生物学效应,即"环境内分泌干扰",其对人类健康的危害已成为社会关注的公共卫生问题。

（三）物理因素

环境中的物理因素主要包括小气候、噪声、振动、非电离辐射、电离辐射等。小气候是指生活环境中空气的温度、湿度、气流和热辐射等,适宜的小气候和日照对人类生活和健康是有益的,但如果物理因素在环境中强度过高或过低均有可能对机体造成危害。非电离辐射按波长可分为紫外线、可见光、红外线及由电力、通信等设备产生的各种射频辐射(微波、超短波、短波、中波、长波)。紫外线具有杀菌、抗佝偻病和增强机体免疫功能等作用,但过量接触紫外线则对机体健康有害。红外线的生物学效应主要是致热作用,强烈的红外辐射可致灼伤。微波辐射可对神经、心血管、生殖等多个系统产生不良影响。

电离辐射是可以引起物质电离的辐射线,包括X射线和γ射线等。除某些地区的放射性本底较高外,环境中的电离辐射主要是由于人为活动排放的放射性废弃物造成的,如核试验、核泄漏、原子能工业和医用放射性核素的使用均有可能导致环境的放射线污染,其对人类健康的危害程度远远大于某些化学性污染。

噪声和振动普遍存在于生产和生活环境之中,环境噪声不仅会干扰正常的工作和生活,还会影响人的听力,甚至对心血管系统产生不利影响。工人在生产过程中若长期暴露于高强度的噪声,可引起特异性的职业病,即噪声性耳聋。

（四）社会心理行为因素

人类的社会属性决定了人的健康不仅与自然环境因素有关,还会受到社会因素的影响。社会因素是指社会的各项构成要素,主要包括经济状况、政治体制、社会保障、文化教育、科学技术、卫生服务、生活方式、风俗习惯及家庭、人口等一系列与社会生产力和生产关系有密切关系的因素。这些因素之间联系密切又互相影响,如社会的政治制度、经济水平及文化传统不仅直接影响人们的文化教育水平、生活方式和卫生服务质量,也决定了对上述自然环境的保护、利用、改造政策和措施。社会因素可以直接或间接地对人类健康产生影响,直接作用于机体如生活方式、风俗习惯等,间接作用则往往是通过影响人们的心理状态而产生影响。随着健康观念和医学模式的改变,社会心理因素对人类健康的影响正日益受到重视,完全的健康不仅指躯体上的健康,还包括心理上的健康和良好的社会适应能力。

人类是生活在社会环境中的有各种心理活动的高级生物体,社会环境中的各种因素势必会影响人的心理活动和生活行为方式,导致人产生心理应激,从而对健康产生影响。

现代社会影响人类健康的另一个重要因素是行为生活方式。《2012年世界卫生统计》报告中着重突出了日益严重的非传染性疾病负担问题。根据这份报告的数据,全球1/3的成年人患有高血压,1/10的成年人患有糖尿病,而这些疾病均与不良的行为生活方式有密切的关系。此外,不良的嗜好(吸烟、酗酒)、药物滥用、不洁性行为等可导致肺癌等恶性肿瘤、酒精中毒性肝硬化、药物成瘾及性病等疾病和健康问题。

二、生态系统与生态平衡

（一）生态系统及其基本构成

大约在400万年以前,人类从类人猿演变而来,从此阳光、空气、水、土壤、动植物、岩石和山川等构成了人类生存与发展的自然环境。生物群落与非生物环境所组成的自然系统称为"生态系统"(ecosystem)。

生物群落是指地球上有生命的生物体,包括植物、动物和微生物。根据其在生态系统中的作用,可将生物群落分为生产者、消费者、分解者。非生物环境包括空气、水、阳光、土壤、无机盐类等。

生态系统是 个开放的综合体,不断与外界沟通和交流,其四大要素之间通过食物链进行着广泛的能量流动、物质循环和信息传递。低级生产者通过光合作用生产绿色植物,绿色植物被一级消费者所消费,一级、二级、三级消费者分别被其后更高一级的消费者所消费;生产者和消费者的残骸又被分解者分解,供生产者再次利用,进入新一轮循环。生产者、消费者和分解者分别与非生物环境保持着广泛的联系。生态系统的物质循环中,交换最频繁的元素是碳、氢、氧、氮、硫、磷。生态系统是一个复杂的系统,是生物与非生物环境之间、生物与生物之间一个相互依存的完整体系。

（二）生态平衡

生态系统中的生产者、消费者和分解者之间,生物群落与非生物环境之间,物质、能量的输出和输入,生物学种群和数量,以及各种种群数量之间的比例始终保持着一种动态平衡的关系,称为"生态平衡"。生态平衡是生物生存、活动、繁衍得以正常进行的基础。人类的健康有赖于生态平衡。生态平衡的破坏将会给包括人类在内的生物界带来一系列危害。影响生态平衡的因素有很多,可分为自然因素和人为因素。自然因素是指大自然的变迁,如火山喷发、地震、山洪、冰雪、海啸、泥石流和雷电引发的森林火灾等;人为因素包括过度砍伐森林,过度开发水资源,破坏植被,滥杀野生动物导致生物种类减少或失调等。自然生态结构的改变,人类生产、生活废弃物的排放,大量农药、化肥的使用破坏了环境的正常化学构成,均可导致生态平衡失调。人类可以驾驭和利用自然资源,但是人类不可能脱离自然环境而存在,必须与整个生态系统的其他部分和环节保持动态平衡,才可求得自身的生存和发展。

(三)食物链与生物放大作用

生态系统中的能量流动、物质循环和信息传递都必须通过食物链才能进行。生态系统中,一种生物被另一种生物所食,后者再被第三种生物所食,彼此形成一个连接起来的链状关系,称为"食物链"。以人类为终点的食物链称为"人类食物链"。

各种食物链在生态系统中相互交错形成食物网。物质、能量和信息沿着食物链由无机界向生物体,由一种生物体向另一种生物体转移,实现了物质、能量和信息从无机界到有机界,又从有机界到无机界的循环,食物链在维系生态平衡中发挥了重要作用。

食物链可影响环境中的物质转移和蓄积。环境污染物被生物体吸收后,在酶的催化下进行代谢转化,或毒性增加,或毒性降低易于分解排泄。一些重金属和难分解的有机化合物则可在生物体内蓄积,使生物体内的浓度远远高于其在环境介质中的浓度,这种作用称为"生物高富集作用"。环境中某些污染物沿食物链在生物体之间转移并在生物体内的浓度逐级升高,使高位营养级生物体内的浓度高于低位营养级生物体内的浓度,此过程称为"生物放大作用"。

具备一定条件的污染物均可产生生物放大作用,生物放大作用大大缩短了人类健康与环境的距离。某些污染物在环境中浓度很低,长期摄入不一定会损害人类健康,但经过生物放大作用后,人类长期食用污染环境中的各种生物体,其中被浓缩放大的污染物随之进入人体内则可影响健康,甚至导致中毒性疾病的发生。如发生在日本的"水俣病",当时水俣湾海水中汞的含量是 $1.6\sim3.6\ \mu g/L$,经过多级生物放大后使鱼体内汞浓度达到 $0.02\sim5.2\ mg/kg$,最高者达 $40\ mg/kg$,当地居民长期摄食汞含量很高的鱼、虾、贝类而发生了慢性有机汞中毒。

环境污染物发生生物放大作用的条件为:

(1)环境化学物质易为各种生物体所吸收。

(2)进入生物体的环境化学物质较难分解和排泄。

(3)污染物在生物体内逐渐积累时,尚不会对该生物造成致命性的损害。

(4)生物放大作用通过食物链进行。

三、人类与环境的关系

环境孕育了人类,人类在长期生存、进化和发展的过程中依赖环境、适应环境、改造环境,与环境之间保持着密不可分的关系,既相互作用、相互制约,又相互依存、相互适应,从而构成了生命对环境既相互适应又相互矛盾的对立统一体。在这种对立统一的法则下,生命不断发展,从低级到高级,从简单到复杂,从单一性到多样性,最终发展到了今天多达数百万种生物和谐共存于同一地球环境中的景象。

(一)人与环境的统一性

在人类生态环境中,人和环境之间不断进行着物质、能量和信息交换,保持着动态平衡而成为不可分割的统一体,从而实现了人与环境的和谐统一。这种统一性首先是人体通过新陈代谢与周围环境进行物质交换来实现的,同时人体又不断进行自身调节,以适应环境变化,最终与环境达到统一。人体从环境中摄取空气、水和食物,通过消化、分解、吸收、同化等代谢过程,组成机体细胞和组织的各种成分并产生能量,维持人体的生命活动。同时,机体又将体内代谢废物排入环境,在环境中进一步变化,成为其他生物群落的营养物质,通过食物链的传递再被人体所摄取。环境和人体之间进行的物质与能量交换以及环境中各种因素对人体的作用形成了人体与环境间的生态平衡。

人与环境生态平衡和统一性的最好例证是人体血液与地壳中元素的相关性。英国地球化学家汉弥尔（Hanmil）分析了220名英国人血液与地壳中元素的含量，发现60多种元素在人体血液中的含量与其在地壳中的丰度呈明显的相关性，说明了人与环境的高度统一性。此外，他还发现人体内具有重要生理功能的9种化学元素（氟、氧、碳、氯、钠、镁、硫、钙、钾）在海水中含量也极为丰富，反映了水环境与人体间的相互联系，同时也进一步证实了水是生命的起源。

（二）人体对环境的适应性

我国古代劳动人民很早就提出了"顺四时而知寒暑，服天气而通神明"的观点，这是有关人类适应环境变化最早的精辟论述。在人类长期进化发展的过程中，人体逐渐形成了一定的调节功能，以适应外环境的变化。现代人类的行为特征、形态结构和生理特点，都是对特定环境的适应结果。

机体的适应性是人类在长期发展中与环境相互作用所形成的遗传特征。长期生活在不同地区的人群，对各种异常的外环境有着不同的适应性，如生活在北极的人群为减少散热，其身材都比较矮小而四肢特别发达。人体的气候适应、热适应、光适应等都是机体对环境适应的最好佐证。有些环境因素在常态下对机体会产生不利影响，但又无法改变这些环境因素的不利状态，此时人体可通过生理生化的调节机制，动员机体的防御系统与这些不利因素保持平衡状态，以逐步适应环境，如长期居住在海拔3000 m以上高原的人群，由于低氧环境的影响，机体通过神经体液调节，使生理功能发生一系列可逆和非遗传性的改变，从而增加呼吸气流量，加快血液循环，增加红细胞和血红蛋白含量来提高机体的携氧能力，以适应缺氧环境，维持机体正常的生理活动。

机体的适应能力与环境因素的强度和性质有关。人体对环境变化的适应能力是有一定限度的，当环境因素作用强度或水平超出机体自身的适应能力时，机体的适应机制就会遭受破坏，从而出现有害的健康效应。如果环境条件发生剧烈的异常变化（如气象条件的剧变），超越了人体正常的生理调节范围，就会引起机体某些功能、结构的异常，使人体罹患疾病甚至死亡。

（三）人与环境的相互作用

在地球生命的漫长进化发展中，人类不仅没有退化，反而愈来愈兴旺发达，其真谛在于人类不是被动地依赖环境和适应环境的变化，而是充分利用环境中的有利因素，避免不利因素，主动地依赖环境、适应环境、改造环境，为人类的生存创造更加适宜的环境条件，这就是人类与其他生物的本质区别。

环境中存在许多人类生存和健康所必需的有利因素，同时也存在众多不利因素。诸多环境因素对机体健康的影响均有利弊两重性。例如，紫外线具有促进合成维生素D、抗佝偻病和增强机体免疫力的作用，但过量、长期的紫外线照射则可导致皮肤癌和白内障的发生。适宜的气温有利于人类健康生存，但极端气象条件对健康可带来不良影响，如热浪袭人的酷暑季节可使居民死亡率显著增加，而严寒天气可诱发心血管疾病发作。人类要充分利用有利的环境条件，克服、避免、改造不利的环境因素，与环境保持生态平衡。

在人类社会的不断进步和发展中，人和环境的关系也在不断发生变化。自工业革命开始以来，人类大量利用环境资源，开矿冶炼、加工制造、化工合成等极大地丰富了人类所需的物质条件，创造了更为舒适方便、有利于人类生存和繁衍的生活环境，同时也产生了一定的环境污染。20世纪70年代以来，人类进入高新技术时代，资源大量开发，能源大规模使用，新的化学物质大量合成，这些生产生活活动对自然生态环境造成了越来越严重的破坏，致使生态平衡失调，环境质量恶化，土地沙漠化，生物种群减少，全球气候变暖，臭氧层破坏，酸雨形成等，直接影响了人们的生活，严重威胁着人类自身健康和生存发展。人类的恶性肿瘤发病率逐年升高,人群的生殖发育受到严重影响,出生缺陷率逐年上升等都与环境污染密切相关。据估计,现代人类疾病中 70%～90% 与环境有关。

为了适应和应对不断变化的生存环境和日益增多的环境因素,人类在长期的进化过程中逐渐形成了自身的遗传学特征。在相同的环境暴露条件下,由于个体遗传特性的差异,其反应的性质和强度各不相同。人体内对环境因素的作用产生特定反应的一组基因称为"环境应答基因"。1997 年,美国国立环境卫生科学研究所提出了"环境基因组计划",旨在阐明环境暴露与环境应答基因的相互作用对疾病和健康的影响;通过鉴定这些基因在人群中的多态性分布,确定它们在环境暴露下引起的机体易感性差异,准确地对引起疾病的环境因素进行识别和评估,对易感人群实施保护和干预,进而达到防病和促进健康的目的。目前,研究已经鉴定出大量的特征性遗传表达标记,如代谢酶基因的多态性对暴露人群肿瘤易感性的影响,环境因素在某些遗传性疾病发病中的引发作用等。由此人们认识到,人类健康和疾病实质上都是环境因素与机体内因(遗传因素)相互作用的结果,故更加强调环境因素暴露及个体遗传背景的重要性。

人们过去一直认为,环境化学因素以及物理因素导致的基因突变是人类基因组可遗传变异发生的唯一机制,在当今的后基因组时代,人们发现环境因素也可通过表观遗传机制改变基因的表达。表观遗传是指 DNA 序列不发生变化,但基因表达却发生了可遗传的改变。真核细胞中存在一个由 DNA 甲基化、组蛋白修饰、染色质重塑、非编码 RNA 等形式组成的表观遗传修饰网络,能具有组织和细胞特异性地调控基因表达模式。表观遗传变异(即错误的表观遗传模式)与许多人类疾病的发生密切相关。在某种意义上,表观遗传机制可能比遗传机制更加有助于探讨和阐释环境、基因与疾病之间的关系。同时,由于表观遗传改变的可逆性,改善环境、适当补充营养和针对性的干预措施可以通过表观遗传特征而逆转不利的基因表达模式和表型,这就为环境相关性疾病的预防、早期诊断和治疗提供了新思路。随着研究的深入开展,环境因素和机体相互作用对人类健康与疾病影响的研究结果将进一步被更多的科学研究结论所证实,对其作用机制的探讨已成为当代环境与健康关系研究中的热点。

第二节　环境污染及其来源

人类在开发和利用自然环境资源,创造新的生存环境的同时,又将生产生活活动中的废弃物排入环境,导致环境污染和环境质量恶化。由于各种人为或自然的原因,环境的构成发生了重大变化,造成环境质量恶化,破坏了生态平衡,对人类健康造成了直接、间接或潜在的有害影响,这就是环境污染。严重的环境污染称为"公害"。

进入环境并能引起环境污染的物质称为"环境污染物"。从污染源直接排入环境,其理化性状没有发生改变的污染物称为"一次污染物"(primary pollutant);进入环境的一次污染物经环境中物理、化学或生物作用,形成与原来污染物理化性状和毒性完全不同的新污染物,称为"二次污染物"(secondary pollutant)。例如,从工厂直接排放的含汞废水是一次污染物,金属汞在淤泥中经微生物作用后形成的甲基汞则属于二次污染物。污染物按属性可分为生物性污染物、物理性污染物和化学性污染物。目前,环境污染物以化学性污染物为主。各种污染物的主要来源如下:

一、生产性污染

生产过程中产生的废气、废水、废渣称为"工业性三废"。工业性三废中含有大量对人体健康有害的物质,如未经处理或处理不当就大量排放到环境中,可造成空气、水、土壤、食物等的污染,导致环境质量恶化。

农业生产过程中各类农药(杀虫剂、杀菌剂、除草剂、植物生长调节剂等)的长期广泛应用可造成农作物、畜产品及野生物中的农药残留,空气、水、土壤也可能受到不同程度的污染。大量农药化肥的使用不仅会影响土壤结构、微生物性状,而且会对人类健康造成近期或远期的影响。

生产性污染一般属于有组织排放,虽然污染物量大,污染物成分复杂、毒性强,但相对较易治理。

二、生活性污染

随着人口的快速增长和消费水平的提高,粪便、污水、垃圾的产量也在不断上升,特别是在一些大中城市,随着城市改造后一些污染严重的工厂外迁,生活性污染逐渐成为大都市环境污染的主要来源。据估计,我国每年产生的生活垃圾、污泥、畜禽粪便、农林废弃物等城镇固体废弃物超过 80 亿吨。随着政府部门对环境保护力度的增强,近年来我国城镇生活垃圾收运网日趋完善,生活垃圾处理设施的数量和能力快速增长。截至 2010 年年底,我国大城市和县城生活垃圾年清运量达 2.21 亿吨,生活垃圾无害化处理率 63.5%,其中大城市 77.9%,县城 27.4%。

生活性污染物产量大、成分复杂,不仅含有大量维生素、糖类、脂肪、蛋白质等物质,可能还有各种致病菌、病毒、寄生虫等病原生物,若卫生处理不当或未经无害化处理,除对生活环境的空气、水、土壤、食品造成污染外,还可导致某些传染病的传播流行。随着人们生活的现代化节奏加快,"生活性三废"的性质和成分亦发生了很大变化,如生活垃圾放中塑料、金属及其他高分子物逐渐增多,不仅增加了垃圾、污水的无害化处理难度,进入环境的这些有害物质也可通过饮水和食物对人体健康造成危害。又如,生活污水中广泛存在着烷基磺酸盐型合成洗涤剂,该物质不仅可使水的表面张力增加,影响水的感官性状,其中所含的磷元素等进入水体后还可与生活污水中的氮元素等共同作用,使水中的藻类及其他水生生物大量繁殖,耗氧量增加,使水的感官性状和化学性状迅速恶化,导致水体富营养化(eutrophication)。其中,藻类植物产生的生物毒素(如微囊藻毒素)可引起水生生物的急/慢性中毒。

大气污染物中约有 20% 来源于生活性污染,主要是由生活炉灶和采暖锅炉燃煤、燃气所产生的烟尘、二氧化硫、一氧化碳、二氧化碳等。

生活性污染物较生产性污染物成分相对简单,毒性相对较低,但因属于无组织排放,故治理起来相对困难。

三、其他污染

在全球经济迅速发展的同时,汽车数量迅猛增加,航空业日益发展,交通运输工具所产生的噪声、振动及各种废气已成为城市环境污染物的主要来源,特别是我国许多大中城市的空气质量正面临燃煤污染和交通污染的双重负担。

日益普及和快速增长的电力设备、无线通信、广播电视、医疗设备、家用电器等可产生包括微波在内的各种波长的电磁波。目前,电磁辐射已成为最普遍的环境影响因素之一,人类长期暴露于电磁场中是否有害健康引起了公众和多国政府的关注,世界卫生组织于 1996 年提出了"国际电磁场项目",并于 2007 年 6 月正式发布了对有关电磁场可能产生不良健康后果的评估结论。

医用和军用原子能及放射性同位素机构向环境排放的各类放射性废弃物和飘尘,特别是核电的开发和应用更是对人类环境构成了潜在威胁。近年来,由于自然灾害或管理疏忽导致的事故造成了核电站的放射性核素泄漏,对生态环境和人群健康造成了巨大的危害。

电子废弃物也称"电子垃圾",是指被废弃不再使用的电子产品,包括日常生活中使用的各种电脑、家用电器、通信设备、办公设备等淘汰品。电子废弃物中含有铅、镉、汞、铬、聚氯乙烯、溴化阻燃剂等大量有毒有害物质。特别是一些以拆解电子废弃物为主要产业的地区,已形成了以重金属和持久性有机污染物为主要特征的高污染暴露环境,无论是对从业人员还是对当地普通居民都造成了严重的健康危害。2010 年 2 月,联合国环境规划署在印度尼西亚发布了名为《回收——从电子垃圾到资源》的调查报告,指出全球日益增加的电子垃圾正在对发展中国家的民众健康和生存环境构成严重挑战。

长期以来,人类对抗生素的广泛使用和滥用致使其在土壤、水体和生物体内的残留已成为日益突出的环境问题。环境中的抗生素污染主要来源于医用药物和农用兽药的使用,其带来的健康危害主要表现为广谱的生态毒性和细菌耐药性升高,而环境致病菌耐药性的增加和扩散将会对人类的公共健康和临床用药构成潜在的威胁。

此外,火山爆发、森林大火、地震等自然灾害所释放的大量烟尘、废气等也都可使自然环境受到不同程度的污染,造成生态系统的破坏,影响人类的健康和生存发展。

第三节　环境污染物的迁移与自净

一、环境污染物的迁移

污染物迁移是指其在环境中发生空间位置相对移动的过程。污染物经排放就会进入任何一种环境介质,如通过蒸发/挥发进入空气,吸附进入土壤,溶解进入水体,等等。污染物可通过吸收、吸入、摄食进入生物体,并通过食物链最终进入人体。

（一）污染物在空气中迁移

空气中污染物的迁移主要有扩散和对流两种方式。物质的扩散速率与介质黏度和物质浓度有关,介质黏度越低、浓度梯度越大,扩散速率就越大。空气的黏度低于水,因此物质在空气中的扩散速率比在水中的扩散速率大约快100倍。污染物可通过空气对流扩散到上层空气而被稀释,也可通过沉降和雨水冲淋进入土壤和水体。

（二）污染物在水中迁移

污染物可通过直接排放、溢流、沉降等方式进入水体。在水体中,污染物通过平流、湍流、扩散、弥散而迁移。湍流是污染物最主要的迁移方式,在溪流和河流中污染物也可通过平流而迅速迁移,其迁移速率与水流的速率成正比。污染物在水中的扩散速率取决于分子量、水温、黏度等固有特征以及动力学特征。比水轻的物质可以漂浮于水面,通过扩散、水流、水波等方式迁移;比水重的物质在流速降低时沉降至水底,进入底质。水中的污染物可通过浇灌、径流进入土壤,通过挥发、蒸发进入大气,通过饮用、吸收而进入生物体。

（三）污染物在土壤中迁移

土壤中污染物的迁移是借助水,通过在土壤颗粒间空隙的移动而实现的。化合物的溶解性、土壤颗粒的吸附性以及孔隙水相的流动速度均可影响污染物迁移的速率。扩散也是某些物质在土壤中的迁移方式,扩散速率取决于分子量、土壤温度、移动路径长度和浓度梯度。植物根系也可吸收土壤污染物,使其得以进一步在植物中富集。

（四）污染物在生物间迁移

生物界的物质流动是通过食物链和食物网进行的,环境污染物进入生物体内后,可通过食物链和食物网在生物间迁移。在迁移的过程中,化学物质可能在生物体内蓄积、富集而放大。在非生物环境条件中,污染物分布、转化和迁移常常是通过稀释、扩散、溶解、沉降等物理作用而由浓度高向浓度低处迁移,从而使浓度逐渐下降;同时也可通过氧化、还原、水解、中和等化学变化使污染物得以分解和无害化。进入生物体的污染物在生物体内经过一系列酶的作用,通过生物转化、生物蓄积、生物分解、生物放大作用,使自身的种类、数量和性质发生变化。

大部分污染物在环境中发生的化学变化结果是分解成无害或危害较小的简单化合物,但也有一些物质在生物体的参与下可转化成为毒性更大的新物质,如无机汞在环境中通过厌氧菌的作用甲基化形成毒性更大的甲基汞。

空气、土壤、水中的污染物可以通过不同方式从一种介质进入另一种介质。人体可通过饮水、呼吸、摄食将污染物直接摄入体内。同时,污染物可通过食物链、食物网进入人体,此种方式的危害更大。

二、环境污染物的自净

污染物进入环境后,在自然的物理、化学或生物因素作用下,经过一定时间,环境中的污染物浓度或总量会出现降低,该过程为环境污染物的自净。无论是通过物理、化学还是生物学作用,环境污染物的自净效果都是有限的。净化是相对的,污染是绝对的,除分解、转化成无毒或低毒的物质外,多数情况是污染物在某一介质中浓度或数量减少了,但在整个环境中污染物仍然存在。

（一）物理净化

物理净化方式有稀释、扩散、沉降、挥发逸散、凝聚和混合等,稀释与扩散是借助风力或水流作用,将污染物稀释、扩散开而使其浓度降低。污染物会因本身的重力从空中降落到地面,或从水面沉降至水底;挥发性污染物可以从水体和土壤挥发逸散到大气中。物理净化能力的大小取决于环境的物理条件(温度、流量、流速、风速等)和污染物本身的物理特性(密度、形态、粒度等)。

（二）化学净化

环境可通过氧化、还原、水解及酸碱中和、光化学反应等方式,使污染物转化、浓度降低或毒性消失,如氰化物在酸性条件下可分解而释放出氢氰酸。环境的化学条件(如 pH 值、化学组分、氧化还原电势等)以及环境污染物本身的化学性质均可影响化学净化的效果。

（三）生物净化

生物净化是指通过生物氧化、生物拮抗、生物降解、光合作用、生物的吸收等方式使环境污染物得到净化,如植物可吸收土壤中的酚、氰等,并在体内将其转化为酚糖苷、氰糖苷。生物的吸收、分解和转化也是环境中有机污染物无机化的重要途径。一般来说,需氧微生物可把环境中的有机物降解成二氧化碳、水、氨氮、磷等,厌氧微生物则可将有机物降解为甲烷、硫化氢、硫醇、氨、二氧化碳等。

环境中污染物浓度降低的速率和数量受环境的结构、状态、污染物本身的性质、数量等因素的影响。环境的自净是净化环境的重要途径之一。

环境的自净能力是有限的,环境污染物的强度超过环境的自净能力或环境条件的改变都会使自净作用停止,造成环境质量的恶化。例如,污水排放到水体中,水体的自净能力受流量、流速等限制,若污水排放量超过水体自净的承受能力,将造成水质的恶化。某些重金属、类金属元素(如镉、汞、铅、砷)及一些性质稳定的有机氯农药和多氯联苯等在环境中分解较慢,残留的时间较长,往往很难通过环境自身的自净作用达到完全净化。

第四节　环境污染物的吸收、分布、代谢和排泄

环境污染物经各种途径和方式与机体接触,经过吸收、分布、代谢,最后以原形或代谢产物的形式排出体外。

一、环境污染物的吸收

环境污染物通过机体生物膜进入血液的过程就是吸收。存在于空气、水、土壤及食物中的环境污染物主要通过呼吸道、皮肤和消化道吸收。

（一）呼吸道

环境中以气体、烟雾和气溶胶形式存在的污染物主要通过呼吸道进入人体内。整个呼吸道黏膜都有吸收作用，由于肺泡的总表面积大（50～100 m²），肺泡壁薄（1～4 μm），肺泡间毛细血管丰富，污染物经肺泡吸收进入血液极为迅速。经呼吸道吸收的污染物不经过肝的转化、解毒，直接由肺循环进入全身血液循环。气体及蒸气状污染物多以扩散方式进入血液，其吸收速率与肺泡和血液中物质的分压差有关。气体从高压处向低压处扩散，分压差愈大，吸收愈快。当分压差达到平衡时，吸收不再增加。呼吸道吸收还受污染物在血液中浓度与肺泡空气中浓度之比（血/气分配系数）的影响，此系数越大，毒物越易吸收入血液。例如，氯仿和乙烯的血/气分配系数分别是 15 和 0.14，故氯仿比乙烯更易被吸收。颗粒物质的吸收主要取决于其空气动力学直径和气溶胶中化学物质的水溶性，气溶胶沉积在呼吸道的部位与其颗粒大小有关。此外，活动度、肺通气量、肺血流量及环境气象条件等因素也可影响污染物经呼吸道的吸收。

（二）消化道

水和食物中的有害物质主要是通过消化道吸收。消化道吸收的主要部位是小肠，其他各个部位也有吸收作用。小肠黏膜上的绒毛可使肠道表面积增大约 600 倍，大多数化学物质在消化道中以扩散的方式被吸收，部分毒物可以借助营养物质运载转移的载体吸收入血液，如金属镉可与钙结合蛋白结合而被吸收。消化道各段的 pH 值相差很大，故不同污染物在胃肠道不同部位的吸收量也有很大差别。此外，胃肠道内容物的多少、排空时间以及蠕动状况也可影响毒物吸收。经消化道吸收的毒物可经肠肝循环被反复吸收。

（三）皮肤

环境污染物主要通过表皮和皮肤附属器（毛囊、汗腺和皮脂腺）吸收。污染物通过表皮吸收需通过以下三层屏障：

1. 表皮角质层

表皮角质层是经皮吸收的最主要屏障，分子量大于 300 的物质不易通过无损的皮肤。

2. 连接角质层

连接角质层能阻止水、电解质和某些水溶性物质进入，但脂溶性物质可通过。

3. 表皮和真皮连接处的基底膜

表皮和真皮连接处的基底膜能阻止某些物质透过。大多数物质通过表皮后可经乳突毛细管进入血液。通过附属器吸收的物质绕过了表皮屏障，可直接进入血液循环，如某些电解质和金属离子可经此途径被少量吸收。

污染物经皮肤的吸收率不仅取决于污染物的溶解度、分子大小、浓度及 pH 值等因素，还受皮肤完整性和接触条件影响。一般来说，脂/水分配系数较高的污染物易经皮肤吸收。溶于脂而难溶于水的物质经皮肤吸收率相对较高；当其挥发度很高时，吸收率更低，如苯等经皮肤吸收得较少。挥发度低，既溶于脂又溶于水的物质可经皮肤迅速吸收，如有机磷农药。皮肤有破损或患有皮肤病时，其屏障的完整性被破坏，有利于环境污染物经皮吸收。皮肤潮湿可提高角质层的通透性，增加污染物的经皮吸收。经皮吸收的污染物不经肝解毒可直接进入大循环。

二、环境污染物在体内的分布与贮存

吸收进入体内的环境污染物随血流和体液分布至全身,经代谢后部分排泄,部分贮存在不同器官组织,对机体产生毒性作用。

（一）分布

环境污染物吸收入人体后,随血液和淋巴液分布到全身各组织的过程称为"分布"。污染物在各器官、组织的分布是不均匀的。不同污染物在各器官、组织的分布也不一样。器官和组织的血流量、化学物质与器官组织的亲和力、化学物质在血液中存在的状态、化学物质穿透生物膜的能力及某些部位的屏障作用是影响化学物质在体内分布的主要因素。

吸收入血液的环境化学物质仅少数呈游离状态,大部分与血浆蛋白结合,并随血液运送到器官和组织。化学毒物的初始分布主要取决于器官和组织的血液灌注速率,灌注速率愈高的器官化学物的分布愈多,如在肝脏中化学物可达到很高的浓度。随着时间的延长,化学物质在器官和组织中的分布愈来愈受到化学物与器官亲和力的影响。例如,铅吸收入血后,随即转移到肝、肾组织,随着时间的延长,铅又重新分布,然后以磷酸铅的形式沉积在骨骼上。成人体内的铅约90%贮存在骨骼中。

毛细血管壁和其他生物膜形成的屏障是环境污染物在体内分布不均匀的另一影响因素。屏障可阻止或减少污染物进入某器官组织。机体主要的屏障有血-脑屏障、胎盘屏障、血-眼屏障及血-睾丸屏障。血-脑屏障在阻止有毒物质进入中枢神经系统中起着非常重要的作用;胎盘屏障可防止母体中一些有害物质通过胎盘转移损伤胎儿。不过,一些脂溶性较强的物质仍可通过这些屏障,对中枢神经系统和胎儿产生影响,如甲基汞很易通过血-脑屏障和胎盘屏障,对脑组织和胎儿产生损害。

（二）贮存

污染物在机体贮存的部位往往是毒物直接作用的部位,该部位称为"靶部位"（或"靶组织""靶器官"）,如甲基汞聚积于脑并对神经系统产生损害。但是,有的组织器官中化学物质含量虽然很高,却未显示出对该部位有明显的毒性作用,此部位可称为"贮存库"。例如,铅的贮存库器官是肾脏,靶组织则是造血系统、神经系统。贮存库中的化学物质与血浆中的游离化学物质处于平衡状态,机体内化学物质被生物转化或排出时,贮存库中的化学物质就会逐渐释放进入血液。

血浆中的各种蛋白均有结合其他物质的功能,其中白蛋白的结合量最高。与血浆蛋白结合的化学毒物由于分子量增大,不能跨膜转运,不被代谢、排泄,故暂无生物效应,血浆蛋白可被认为是暂时贮存库。不同的化学物质与蛋白质结合的能力不同,而且化学物质与蛋白的结合是可逆的,结合的化学物质与血浆中的游离化学物质保持动态平衡。有的化学物质与血浆蛋白存在竞争性结合,一种已被结合的化学物质可被结合力更强的化学物质所取代,使原来结合的化学物质离解出来而呈现毒性作用。

肝、肾、脂肪组织等都是环境污染物在体内的主要贮存场所。肝、肾可诱导合成一种富含半胱氨酸、分子量为6000~10000的低分子蛋白,称为"金属硫蛋白"（MT）,金属硫蛋白易与镉、汞、锌、铜、铁等金属离子结合。一些脂溶性较强的环境污染物易通过生物膜吸收并分布、贮存在体脂和含脂肪丰富的器官内,如氯丹、滴滴涕、六氯环己烷及多氯联苯等。

当进入体内的污染物的吸收速率或总量超过机体排出的速率或总量时,该物质的原型或代谢产物就可能在体内逐渐增多并累积,这种现象就是化学物质的蓄积。蓄积是引起慢性中毒的基础。有效地排除体内的毒物,防止或减少毒物的蓄积作用是预防和减少慢性中毒的重要措施。蓄积在组织器官内的污染物在过劳、患病、饮酒等诱因下可重新进入血液循环,引起慢性中毒的急性

发作。有些毒物进入体内后,用现代检测技术无法检测出其原型或代谢产物,却出现了慢性毒性作用,最终可能导致疾病,这种现象称为"损伤蓄积"或"功能蓄积"。

三、环境污染物在体内的代谢

进入机体的环境化学物在体液或组织内参与机体固有的复杂生化过程,使其本身的化学结构发生一系列变化,此过程称为"生物转化"。环境化学物质的生物转化过程一般经过两个阶段:第一阶段(又称"Ⅰ相反应")包括氧化、还原、水解作用;第二阶段(又称"Ⅱ相反应")以结合反应为主。有些化学物质可不经过Ⅰ相反应而直接发生结合反应后排出体外。大多数环境化学物的转化是在肝脏代谢酶系统的催化下进行的,这些生物转化酶主要存在于肝细胞粗面内质网内。氧化反应分为微粒体混合功能氧化酶催化和非微粒体混合功能氧化酶催化两种。微粒体混合功能氧化酶(如细胞色素 P450 等)可催化多种脂溶性有机化合物的氧化。微粒体酶中还有各种硝基化合物和偶氮化合物的还原酶,可催化硝基苯还原成苯胺,二硫化物还原成硫醇,亚砜还原成硫化物,醌还原成半醌自由基等。在肝、肾、肠等组织中还存在各种酯酶和酰胺酶,能水解各种酯类或胺类毒物而消除其活性。化学毒物经过Ⅰ相反应后产生或显露出来的羟基、氨基、羧基、巯基、羰基和环氧基等极性基团,或化学毒物本身所具有的极性基团与机体内源性化合物或基团可发生结合反应(即Ⅱ相反应)。

经过体内的Ⅰ相和Ⅱ相反应,环境污染物极性升高,水溶性增加,有利于排泄。多数化学物经代谢转化后毒性降低,称为"代谢解毒"。代谢解毒是机体防御功能的重要组成部分。少数化学物经过生物转化后毒性增强,这种现象称为"生物活化"。例如,对硫磷、乐果等经生物氧化后,分别生成对氧磷和氧化乐果,其毒性增大。

四、环境污染物的排泄

环境污染物及其代谢产物主要通过四种途径从机体排出:经肾脏随尿排出;经肝、胆通过肠道随粪便排出;随各种分泌液如汗液、乳汁、唾液、月经排出;气体、气溶胶、蒸气、挥发性物质等可经呼吸道呼出。

肾脏是排泄环境化学物最重要的器官。机体吸收的环境污染物及其代谢产物主要是通过肾小球的被动过滤、肾小管的主动转运和分泌排出。肾小球的毛细管有较大的膜孔(直径约 70 nm),除可与大分子蛋白结合的化学物外,几乎所有分子量低于 60000 的化学物质都可通过肾小球滤过而到达肾小管。离解的和水溶性的化学物质到达肾小管后,一般可通过被动扩散进入尿中。未离解的和脂溶性毒物可重新吸收入血液而不易排出。化学物质的离解度与尿 pH 值有关,尿呈酸性时有利于碱性毒物的离解和排出,尿呈碱性时有利于酸性毒物的离解和排出。因此,用药物调节尿 pH 值有助于化学物质的排除,如苯巴比妥中毒时可服用碳酸氢钠使尿呈碱性而促进排泄。尿中排出的化学物的浓度与血液中的浓度呈正相关,测定尿中某些物质的代谢产物能间接判断一定时间内该物质的接触、吸收和转化情况。

经肝脏生物转化形成的代谢物可由肝细胞排入胆汁而进入肠道,其一部分可随粪便排出;另一部分由于肠道内酶的作用改变了其极性,增加了其脂溶性而被肠道再吸收,重新返回肝脏形成肠肝循环,从而延长了环境化学物在体内停留的时间。

一些呈气态或挥发性强的环境化学物(如一氧化碳、二氧化硫、硫化氢、苯等)可通过简单扩散的方式经肺随呼出气体排出,排出的速率与吸收速率成反比。血液中溶解度低、肺泡中有毒气体分压小、肺通气量增大等因素均有利于污染物从呼吸道排出。在急性吸入性气态化学物中毒时,将中毒者及时转移到新鲜空气环境中或人工吸入氧气不仅能阻止毒物继续吸入,也可促进毒物的排出。

铅、汞、砷等化学物质还可经毛发、唾液、乳汁和月经排出。乳汁虽然不是化学物质的主要排泄途径,但具有特殊的意义。有些化学物质可通过乳汁经母体进入婴儿体内,也可经食用牛奶进入人体。铅等重金属可通过毛发排泄。呼出气、血液、尿液、毛发及脂肪组织等中某些化学物质或其代谢产物的含量可作为评价体内该化学物质含量的生物检测指标,即"暴露生物标志"。

一些环境毒物在排泄过程中可引起排出器官的损害。例如,汞随唾液排出时可引起口腔炎;砷经肠道排出时可引起肠炎,经汗腺排出时可引起皮炎。

第五节　环境污染对人类健康的影响

一、环境致病因素的健康效应

环境构成和环境状态的任何异常变化都会不同程度地影响人体的正常生理活动。人体具有调节自身的生理功能以适应环境变化的能力,当环境的异常变化在人体适应范围内时,机体可通过自身的调节完全适应。例如,人体可以通过体温调节来适应环境中气温高低的变化。如果环境因素异常变化超出了人类正常的生理调节范围,则可能引起人体某些功能和结构的改变,严重者可导致病理性的改变。这种能使人体发生病理变化的环境因素称为"环境致病因素"。

当环境有害因素作用于人群时,大多数人体内环境污染物负荷增加,但不引起生理功能改变,属于正常生理调节范围。有些人则会处于生理代偿状态,机体还可能保持着相对稳定,暂时不出现临床症状和体征,如果停止致病因素的作用,则机体可能向着恢复健康的方向发展。处于代偿状态暂时尚未表现出临床症状的人不能认为是健康的人,其中一些人实际上已处于疾病的早期阶段,即临床前期。机体的自稳能力是有限的,如果环境的有害因素继续作用,致使功能发生障碍,机体就会向病理状态发展,出现疾病的症状和体征,少数人甚至可因病理反应而死亡。从预防医学的观点研究环境因素对人体健康的影响,可将生理、生化效应和病理改变看作一个连续的过程,各个不同级别的效应在人群中的分布用图来表示即为健康效应谱,人群对环境因素反应的健康效应谱呈金字塔状,这就是所谓的"冰山现象"。

环境影响的健康效应谱提示,在研究环境因素对健康的影响时,不能只注重有无临床表现,更应该着重研究生理、生化等方面的早期改变,尽早发现临床前期表现和潜在的健康效应,及时加以控制。近年来发展的某些生物标志物已成为预测环境污染物对人类健康早期危害的有效工具。

生物标志物是生物体内发生的与发病机制有关联的关键事件的指示物,是机体由于暴露于各种环境因子而引起的机体器官、细胞、亚细胞的生化、生理、免疫和遗传等任何可测定的改变。就生物标志物中的分子生物标志物而言,人们着重研究的是外来因子与机体生物大分子(核酸、蛋白质)相互作用引起的分子水平上的改变。生物标志物可分为以下三大类:

(1)暴露生物标志物。暴露生物标志物是指在机体内某个隔腔中测定到的外来化学物及其代谢产物量(内剂量),或外来因子与某些靶分子或细胞的作用产物。内剂量、生物有效剂量可作为污染物危害监测和鉴定的重要指标,也是定性污染物与暴露效应相关联的关键参数。

(2)效应生物标志物。效应生物标志物即机体内可测定的生化、生理、病理或其他方面的改变,据其改变的程度,可判断为确证的潜在健康损害或疾病。生理、生化、细胞结构或功能改变的标志物测定有助于研究环境污染物对机体的损伤机制。

(3)易感性生物标志物。易感性生物标志物是机体接触某特定环境因子时,反映个体反应能力的先天性或获得性缺陷的指标。易感性标志物在发现人群中对环境污染易感个体和制定保护易感人群的预防措施方面具有十分重要的意义。生物标志物是进行健康危险度评价和制定卫生标准的重要依据。

二、环境污染对人类健康影响的特点

（一）广泛性

环境受污染后影响的人群范围广,人数多,包括不同年龄、不同性别的人群,甚至可能影响胎儿。

（二）多样性

环境中存在各种污染物,对人体健康损害的作用形式表现出明显的多样性,有直接的,也有间接的;有急性的,也有慢性的;有局部的,也有全身的;有近期的,也有远期的;有特异性的,也有非特异性的;有单个污染物作用的效应,也有多种污染物联合作用的效应。

（三）复杂性

受污染环境中可有多种污染物同时存在,各种毒物间可以产生联合毒性作用;同一污染物可通过被污染的环境介质经不同途径进入人体,同一个体可摄入多种环境污染物;暴露人群中不同个体对污染物的易感性不同,在临床上会有不同的反应;环境污染物作为致病因素对健康的损害属多因多果,关系十分复杂。

（四）长期性

很多环境污染物可长时间滞留于空气、土壤和水中,并长时间作用于人体。在污染物低浓度的情况下,造成的健康损害在短时间内不易被发现,有些危害在短时间内不易被察觉,需要几年、十几年甚至几十年才会表现出来,有的到子代才会表现出健康危害效应来。

三、环境污染对健康危害的主要形式

（一）急性危害

急性危害是指污染物在短时间内大量进入环境,致使暴露人群在短时间内出现有害效应、急性中毒甚至死亡等。急性危害多以大气污染事件较为常见,历史上曾多次发生严重的环境污染事件,造成了大量人群急性中毒和巨大的经济损失。如发生在英国的伦敦烟雾事件,发生在美国洛杉矶、纽约和日本东京与大阪的光化学烟雾事件,发生在印度博帕尔的异氰酸甲酯泄露事件及苏联的切尔诺贝利核电站事故等均属于急性危害。2003 年 12 月 23 日,我国重庆市开县高桥镇发生的井喷事故和 2011 年 3 月日本地震引发的福岛核电站泄漏事故均是近年发生的重大环境污染急性事件,给当地的人群健康及生态环境都造成了难以估量的损失。在职业环境中,化学物质经呼吸道引起的急性中毒的事件也屡有发生。据中国卫生部统计,2010 年全国共报告各类急性职业中毒事故 301 起,其中中毒 617 例,死亡 28 例,死亡率 4.54%。虽然引起急性职业中毒的化学物质涉及 30 余种,但居首位的为一氧化碳,共发生 78 起,175 人中毒;死亡率最高的为硫化氢中毒,共有 47 人中毒,8 人死亡。

（二）慢性危害

1.慢性中毒

低浓度环境污染物长期、反复对机体作用而引起的危害称为"慢性危害"。慢性危害是由于毒物的损伤蓄积或在人体内的物质蓄积所致。慢性中毒是慢性危害的主要类型。20 世纪 50 年代到 60 年代,发生在日本的"水俣病"和"痛痛病"就是环境污染造成慢性中毒的典型例子,其病因均是由于金属污染物(前者为汞,后者为镉)污染了环境,通过食物链生物放大,经过若干年后而引起的慢性损害。发生在日本的"四日市哮喘"是大气受二氧化硫和烟气污染,人们长期生活在此环境下导致部分人群发生了慢性阻塞性肺疾病。

2.非特异性损害

低浓度污染物的长期作用除了引起特异性慢性中毒外,还可导致一些非特异性损害,包括暴露人群免疫力下降,人群中一般疾病患病率和死亡率增加,儿童生长发育受到影响,人群感染性疾病患病率升高等。例如,二氧化硫严重污染地区的居民上呼吸道患病率上升,接触含游离二氧化硅粉尘的职业人群肺结核患病率升高。有的非特异性损害表现为劳动能力下降。

3.致癌作用

世界卫生组织指出,目前癌症是导致人类死亡的主要原因。2008 年,全球癌症新发病例为1270 万,我国 282 万;癌症死亡病例为 760 万,我国 196 万。预计到 2030 年,全世界将有 2200 万新增癌症病例,死亡人数达到 1700 万,其中大多数将发生在中低收入发展中国家。

4.致突变作用

引起遗传物质发生突变的能力为致病变性,能引起致突变作用的物质就是致突变物,又称"诱变剂"。遗传毒性除指致突变性外,还包括原始 DNA 损伤(如程序外 DNA 合成、姐妹染色单体交换、DNA 链断裂等)。突变的类型有:

(1)基因突变。基因突变又称"点突变",是指 DNA 的碱基配对或碱基排列顺序发生了改变,可能导致基因产物的功能改变。

(2)染色体畸变。染色体畸变是指染色体结构发生的改变,可分为染色单体型畸变和染色体型畸变。

(3)基因组突变。基因组突变是指基因组中染色体数目的改变,也称为"染色体数目畸变"。环境污染物的致突变作用可发生在体细胞,也可发生在生殖细胞。如果发生在生殖细胞,其影响有可能遗传到下一代,会导致不孕、早产、死胎或畸形及遗传性疾病;若发生在体细胞,其影响不遗传到下一代,仅能导致直接接触该物质的个体发生一些疾病,很多是肿瘤。

5.生殖毒性和发育毒性

某些环境污染物可能具有生殖毒性和发育毒性。20 世纪 60 年代初,震惊世界的"反应停事件"造成世界各地大量短肢畸形儿(海豹畸形)出生。此事件的发生引起了政府部门和研究机构的高度重视。生殖毒性作用是指外源性化学物质对雄性或雌性生殖功能或生殖能力的损害及对子代的有害影响,可发生于任何时期,表现为性功能障碍、不育、不孕、性发育异常、生殖器官和内分泌功能异常、妊娠结局不良等。

发育毒性指出生前后接触有害因素,子代个体发育为成体之前诱发的任何有害影响,包括孕前、孕期、产后直至性成熟期暴露于有害物质而引起的个体发育损害效应。发育毒性主要表现为发育生物体死亡、形态结构异常、生长迟缓及器官或系统的功能缺陷(生化、免疫、行为、智力等)。在妊娠期接触外界环境因素而引起后代结构或功能异常的作用称为"致畸作用",致畸作用是生殖发育毒性的一种表现。环境中的射线辐射、某些药物和化学毒物及生物因素均可产生生殖发育毒性。

6.对免疫功能的影响

早在 20 世纪初,人们就注意到接触有些化学物质对免疫系统有损伤,并发现不少食品、药品、香料及日用化学品能引起过敏反应。环境毒物对免疫系统的影响主要表现为以下三种类型:

(1)环境毒物对免疫功能的抑制。某些环境污染物可使机体免疫反应过程的某一个或多个环节发生障碍而出现免疫抑制作用,包括对体液免疫功能、细胞免疫功能、单核吞噬细胞系统及自然杀伤细胞的影响。具有免疫抑制作用的环境化学物主要有多卤代芳香烃类及多环芳烃类化合物、金属类毒物、某些农药、某些药物等。

（2）化学物作为致敏原引起的机体变态反应。某些化学物进入体内可与组织蛋白结合，形成具有免疫原性的物质（抗原），刺激机体产生相应的致敏淋巴细胞或抗体，在机体再次接触同一致敏原时发生超敏反应。环境化学物可引起 I～Ⅳ型超敏反应。

（3）少数环境化学物质可引起自身免疫反应，即免疫系统的细胞（自身反应性 T 淋巴细胞）或产物（自身抗体）与机体自身的抗原发生反应。过度的自身免疫反应可导致慢性炎症、组织破坏和（或）功能紊乱，即自身免疫性疾病。氯乙烯、二噁英、六氯苯、二氧化硅、某些金属（汞、金、镉）等可引起自身免疫反应。

7. 干扰内分泌功能

自 20 世纪 70 年代以来，人们发现环境污染物中有些物质具有雌激素活性，可引起多种野生动物生殖发育异常。随着研究的深入，人们逐渐认识到环境中除了有拟雌激素的物质外，还存在大量抗雄激素、类甲状腺素及干扰其他激素的化学物质。它们可与激素受体结合，能模拟、阻遏、激活、抑制内分泌效应，或干扰内分泌激素的生理生化过程，改变神经、免疫和生殖发育系统的正常调节功能，从而导致生物体出现多种畸形、生殖发育异常和生殖系统肿瘤。

第六节　环境污染引起的疾病

一、公害病

公害病是指严重的环境污染引起的区域性疾病。公害病不仅是一个医学概念，而且具有法律意义，须经严格的医学鉴定和国家法律正式认可。一旦确定为公害病，要追究造成环境污染责任人的法律责任，并对受害者进行必要的赔偿。

从 20 世纪初至今，全世界共发生公害事件 60 多起，患者 40 万～50 万，死亡 10 多万人。目前许多国家都通过一些法律手段来防止公害事件的发生。

二、职业病

职业病是指劳动者在职业活动中接触职业病危害因素所引起的特定疾病。我国政府颁布的法定职业病为 10 类 132 种。

三、传染病

传染病是由病原生物引起的，可在人与人、动物与动物或人与动物之间相互传染的一类疾病。环境中病原微生物的污染可以引起此类疾病的发生，处理不当可能造成疾病暴发流行。如未经消毒净化处理的医院废水、生活污水及屠宰场、制革厂废水直接排放到自然水体可引发介水传染病（如伤寒、霍乱、痢疾等）。历史上，此类生物性污染曾造成多次介水传染病的流行。

四、食源性疾病

食源性疾病是指由通过摄取食物而使各种致病因子进入人体，从而引起具有感染或中毒性质的一类疾病。其包括传统的食物中毒，即摄入含有生物性、化学性有毒有害物质的食品或将有害物质当作食品摄入后所出现的非传染性的急性、亚急性疾病，也涉及化学物质污染食品后导致的急慢性中毒。环境污染是食物中有毒有害物质的来源之一。

第三章 生活环境与健康

第一节 空气

空气是人类赖以生存的外界环境因素之一,它的物理化学性状对人体健康和疾病有明显的影响。地球表面包围着很厚的并随地球旋转的大气层,称为"大气圈"(atmosphere)。大气圈的厚度为2000～3000 km,没有明显的上界。由于大气的物理化学性状随其高度不同而有很大变化,故可将其垂直结构分为若干层。最常用的分层方法是按气温的垂直变化特点将大气圈分为对流层、平流层、中间层、热层和逸散层。对流层是大气圈最靠近地表且密度最大的一层,与人类生命活动的关系最为密切。

一、空气的物理化学性状及其卫生学意义

(一)空气的化学组成

自然状态下的空气由混合气体、水汽和气溶胶组成,其中水汽和气溶胶含量一般在4%以下。除去水汽和气溶胶的混合气体又称为"干洁空气",简称"干空气"。干洁空气无色、无臭、无味,是大气的主体,约占低层大气体积的99.97%。在一般情况下,空气的各组分几乎是恒定的。N_2、O_2、Ar三种组分占干洁空气总量的99.96%,分别为78.10%、20.93%和0.93%,此外CO_2约占0.03%。

(二)空气的物理性状

空气的物理性状包括与人类健康关系密切的太阳辐射、空气离子化和各种气象条件等。

1. 太阳辐射

太阳是一团炽热的熔融物体,似一个巨大的热核反应堆,在反应过程中产生大量辐射能。太阳辐射是产生各种复杂天气现象的根本原因,是地球上光和热的源泉。当太阳辐射透过大气层时,由于大气层中灰尘、雾、水汽等能吸收太阳辐射,故仅有43%的能量到达地面。太阳光谱由紫外线、可见光和红外线组成。

(1)紫外线。紫外线可分为三段:A段(UVA)波长320～400 nm,也称"长波紫外线";B段(UVB)波长290～320 nm,也称"中波紫外线";C段(UVC)波长200～290 nm,也称"短波紫外线"。短波紫外线在大气圈平流层中几乎都被臭氧层吸收,中波紫外线被吸收90%以上,长波紫外线则可全部穿透大气层而抵达地表。因此,太阳紫外线辐射中UVA和UVB对人类健康的影响具有重要意义。

适量暴露于太阳中波紫外线辐射中可促使机体生成所需维生素 D 的 90%，因此维生素 D 又称为"阳光维生素"，其主要作用是调节人体钙磷代谢。膳食中缺乏维生素 D 且接受太阳紫外线辐射不足时可导致维生素 D 缺乏，增加佝偻病、骨软化症及骨质疏松症的发病率。过量太阳紫外线辐射暴露则可引起皮肤和眼睛疾病，前者包括皮肤癌、日光角化病（又称"光化性角化病"）、晒风（又称"日光红斑"）、唇疱疹再激活等，后者包括皮质白内障、翼状胬肉、角膜或结膜鳞状细胞癌等。紫外线的波长在 240～300 nm 时具有杀菌作用，其中波长为 254 nm 时的杀菌作用最强。紫外线的杀菌机制主要是损伤细菌的 DNA 构型，从而干扰 DNA 的复制与转录，导致细菌死亡。紫外线杀菌作用较强，但对物体的穿透能力很弱，适用于手术室、烧伤病房、传染病房和无菌间的空间消毒及不耐热物品和台面表面消毒。

太阳紫外线辐射对皮肤和眼睛的损害与紫外线辐射的强度有关，反映紫外线辐射强度的指标称"紫外线指数"（ultraviolet index，UVI）。UVI 分 0～8 级，指数越高，对皮肤和眼睛的损害越严重，达到 3～4 级时在户外活动中就要采取预防措施。过量暴露于太阳紫外线辐射中还可抑制免疫功能。世界卫生组织 2006 年发布的报告指出，过量的太阳紫外线辐射导致每年多达 6 万人过早死亡。

（2）可见光。可见光的波长为 400～760 nm，其作用于视觉器官产生视觉。视觉分析器对不同波长可见光的色觉是不同的，因而呈现出紫、蓝、绿、橙等不同颜色。可见光通过视觉器官改变人体的紧张及觉醒状态，使机体的代谢、脉搏、体温、睡眠和觉醒等生理现象发生节律性变化。适宜的照度可预防眼睛疲劳和近视，提高情绪和劳动效率，光线微弱可使视觉器官过度紧张而产生疲劳。

（3）红外线。波长 760 nm～1 mm 的电磁波就是红外线，其短波（760～1400 nm）部分具有更强的生物学效应。红外线生物学作用的基础是热效应，故又称"热射线"。红外线对人体皮肤、皮下组织具有强烈的穿透力，可以使皮肤和皮下组织的温度升高，血管扩张，血流速率加快，促进新陈代谢和细胞增生，有消炎镇痛作用。过量红外线照射可引起皮肤烧伤。红外线可使体温调节发生障碍，引起热射病、日射病、白内障等。

2. 空气离子化

一般状况下，空气中的气体分子呈中性。在某些外界因素的作用下，空气中的气体分子或原子的外层电子逸出，形成带正电的阳离子（即空气正离子），一部分逸出的电子与中性分子结合成为阴离子（即空气负离子）。这种产生正负离子的过程称为"空气离子化"或"空气电离"。质量较轻的离子称为"轻离子"（n^+/n^-）；一部分轻离子与空气中的灰尘、烟雾等结合，形成重离子（N^+/N^-），因此空气中的离子浓度及重、轻离子的比例可作为衡量空气清洁新鲜度的标志和评价环境空气质量的参考指标之一。目前各国尚无统一的空气离子化卫生标准，我国提出清洁空气中负离子的数目应在每立方厘米 10^3 个以上，重、轻离子比值应小于 50。

3. 气象因素

气象因素包括气温、湿度、气流、气压等。天气是指一定地区在一定时间内各种气象因素的综合表现，主要为气温、湿度、气压、风、云、雨、雪等大气状态在短时间内的变化；而气候是指某地区长期天气变化情况的概括，即最常见的具有代表性的天气特征。

某些疾病与季节和天气有关，如花粉症（枯草热）、流行性感冒等，均与季节明显相关，可称为"气候病"；风湿性关节炎、肌肉痛、断肢痛、偏头痛等受短时间气象因素变化的影响，亦称为"天气病"。天气的变化也常常引起某些疾病的加重。例如，心肌梗死的急性发作与高气压、气温急剧变化、受风吹有关，通过医疗气象学的研究，已发现有 77% 的心肌梗死患者对天气变化的感受性很高，特别是在冬季，强大的高气压前缘常常伴有冷锋，带来寒潮天气，由于寒冷的刺激，人体血管收缩，周围阻力增加，动脉平均压升高，引起心肌缺氧严重，此时急性心肌梗死的发病率明显升高。此外，还有高血压、脑卒中、关节炎、风湿痛、支气管哮喘等，其发病率都与天气的变化有密切的关系。

人类通过遗传和后天获得的功能而对各种气候具有一定的适应能力,这种能力可以因锻炼而加强,还受年龄、性别和体型等个体因素的影响。一般1岁以下的婴儿以及老年人的适应性较差,从10岁以后适应性开始增强,20～40岁适应性最强,40岁以后适应性逐渐下降。人类对气候的适应涉及各个器官和系统的功能总调整和动员。以对高原气候的适应为例,来自低海拔地区的人在高原生活一段时间后,其血液中血红蛋白含量和红细胞数目显著增加,心跳次数和每搏输出量都上升,血压有随海拔升高而上升的趋势,肺通气量也加大。当然,对气候的适应是一个发展的过程,需要一定的时间,也有一定的限度。短时间内过分强烈的气候变动有时候超过了人类所具有的适应能力,可致健康损害。另有研究发现,长期生活在青藏高原的人之所以不会发生高原发应,是因为他们体内的血红蛋白能保持在较低水平,而 *EGLN1* 和 *PPARA* 基因的差异表达可能是这些人血红蛋白浓度低的原因。另一项研究也表明,有30余种基因在藏族人中普遍存在,而在汉族人中却罕见。藏族人特有的基因表型是自然筛选的结果,是高原人群对抗高原反应的保护因素。

4. 室内小气候

室内环境中(或建筑物内)的气候称为室内小气候。室内小气候主要是由气温、气湿、气流和热辐射(周围墙壁等物体表面温度)四个气象因素组成的。室内小气候与人类健康关系密切,它必须维持机体的温热平衡或体温调节功能处在正常状态中,也就是在室内人们着普通衣服处于安静或中度劳动强度的情况下,机体的产热量与散热量能保持平衡,体温、皮肤温、皮肤出汗量、温热感觉及其他生理指标都能维持在正常范围以内。

我国《室内空气质量标准》(GB/T 18883—2002)中制定了气温、气湿、空气流速的室内小气候卫生标准,这些标准值主要是根据人体湿热感觉的舒适程度而制定的,且夏季和冬季指标值不同,如表 3-1 所示。

表 3-1　　　　　　　　　　　　室内小气候标准

指标	标准值	
	夏季	冬季
温度(℃)	22～28	16～24
气湿(%)	40～80	30～60
空气流速(m/s)	0.3	0.2

此外,某些特殊的场所如医院的层流手术室、层流病房需采用空气洁净技术对微生物污染等生物污染进行不同程度的控制,以达到控制空间环境中空气洁净度适于各类手术的要求,并提供适宜的温度和气湿,创造一个洁净舒适的手术空间环境。

【案例】

1952年12月5日,一场大雾席卷了伦敦,这是英国历史上一次致命的空气污染灾难的开始。直到50多年后,一个由各国化学家组成的国际团队才终于基本搞清了大雾的发生原因。一开始,伦敦当地人并不怎么在意这场雾,毕竟数百年来雾天一直是伦敦的标志。但1952年12月5日那天下午,伦敦的天空却变成了黄色,空气闻起来就像臭鸡蛋。

第二天,空气变成了豌豆汤的颜色,还散发着垃圾一样的恶臭。随着时间的流逝,能见度越来越低,在户外呼吸也变得困难起来。这场"酷刑"持续了5天。等到12月9日大雾退去的时候,已有15万人住院。专家们后来估计,约有1.2万人死于空气污染。空气污染的原因是,1952年11月和12月初伦敦出现了异常的低温,居民为了取暖在家中大量烧煤,煤烟便从烟囱排放出来。如果煤烟在大气中扩散,就不会聚集而产生浓雾。但是当时恰好有一股反气旋在伦敦上空,使伦敦上方的空气升温,导致高处的空气温度高于低处的空气。这样,伦敦的空气就无法上升并停留在伦敦上空,同时把煤烟也留在了伦敦。煤烟和废气不断从市民家中和工厂中排出来,于是聚集在伦敦空气里的污染物就越来越多,而且那几天的空气里水蒸气含量很高,在寒冷的空气中,水蒸气被冷却到了露点,同时大量煤烟为它们提供了凝结核,于是浓厚的烟雾就出现了。

酿成伦敦烟雾事件的主要"凶手"有两个:冬季取暖燃煤和工业排放的烟雾是"元凶",逆温层现象是"帮凶"。不幸的是,10年后伦敦又发生了一次类似的烟雾事件,造成1200人非正常死亡。直到20世纪70年代后,伦敦市内改用煤气和电力,并把火电站迁出城外,使城市大气污染程度降低了80%,才终于摘掉了"雾都"的帽子。

问题讨论:

(1)在此次事件中,燃煤产生的大量二氧化硫和煤烟粉尘对人体的危害有哪些?

(2)此次事件是否可判定为大气污染?什么是大气污染?

(3)大气污染对人体健康的危害有哪些?

二、大气污染与疾病

(一)大气污染及其来源

1.大气污染

大气污染(air pollution)是指由于人为或自然原因,使一种或多种污染物混入大气中并达到一定浓度,超过了大气的自净能力,致使大气质量恶化,对居民健康和生活条件造成了危害,对动植物产生了不良影响的空气状况。

2.大气污染的主要来源

(1)工业企业。燃料的燃烧和生产过程中排出的废气是大气污染的主要来源。煤炭和石油是目前我国企业的主要燃料。煤的主要杂质是硫化物,石油的主要杂质有硫化物和氮化物,还有极少量的金属化合物。燃料燃烧完全的产物主要有 CO_2、SO_2、NO_2、水汽和灰分;燃烧不完全则产生 CO、SO_x、NO_x、醛类、碳粒和多环芳烃等。

(2)交通运输。汽车、火车、飞机、轮船、摩托车等机动车辆大多数使用汽油、柴油等石油制品为燃料。汽车尾气成分极其复杂,据报道含有上千种化合物,气态物质包括 CO、NO_x、SO_2、碳氢化合物等,颗粒物里含有炭黑、焦油、多环芳烃、四乙基铅等污染物。目前,汽车尾气已成为我国许多大城市的主要污染来源。

(3)生活炉灶。生活用燃料主要是煤气、液化石油气、天然气和煤制品,燃烧后产生的主要污染物有烟尘、SO_2、CO、NO_x、多环芳烃等。我国城市生活炉灶和采暖锅炉多集中在居民区内,由于煤含硫量较高、燃点分散、燃烧设备效率低、燃烧不完全、烟囱低矮或无烟囱,致使燃烧产物常低空排放,故生活炉灶和采暖锅炉也是大气污染的重要来源,尤其是在冬季采暖季节污染更为严重。此外,还有生活有机垃圾及其他有机物腐烂产生的恶臭气体等。

大气中的污染物不仅有直接来源于污染源的一次污染物,如 SO_2、H_2S、CO、CO_2 等,还有由一次污染物在大气中与其他物质发生化学反应或在太阳紫外线辐射作用下发生光化学反应而形成的二次污染物,如 SO_3、H_2SO_4、NO_2、HNO_3、醛、酮、过氧酰基硝酸酯类等。

(二)大气污染对人体健康的危害

1.大气污染对人体健康的直接危害

(1)急性中毒。大气污染物的浓度在短期内急剧升高,使周围人群吸入大量污染物可造成急性中毒。急性中毒主要由烟雾事件和生产事故引起。

1)烟雾事件。根据烟雾形成的原因,可分为煤烟型烟雾事件和光化学烟雾事件。

煤烟型烟雾事件是由于煤烟和工业废气大量排入大气且得不到充分扩散而引起的,主要污染物为 SO_2 和烟尘。从 19 世纪末开始,世界各地陆续发生了数十起烟雾事件,比较严重的有1930 年 12 月 3～5 日在比利时发生的马斯河谷烟雾事件,共引起数千人出现呼吸系统疾病,一周内有 60 多人死亡。英国在 1873～1965 年间发生了多次烟雾事件,其中最严重的一次是 1952 年 12 月 发生的震惊世界的伦敦烟雾事件。因为伦敦住户采暖壁炉排出的大量煤烟与浓雾混合,停滞于城市上空,使整个城市被浓烟吞没。市民感到呼吸困难,并有咳嗽、喉痛、呕吐等症状发生,老人和肺病患者死亡数不断增加,仅12 月 7～13 日的一周内,死亡人数就达 4703 人,与 1947～1951 年同期相比多死亡2851 人。近年来,由于各国注重环境保护,已少有煤烟型烟雾事件发生。

光化学烟雾事件是由汽车尾气中氮氧化物(NO_x)和烃类污染物在强烈日光作用下产生的浅蓝色烟雾而引起的。美国洛杉矶市在 1943～1955 年间发生过多次光化学烟雾污染事件,特别是 1955 年发生的光化学烟雾事件,当时气温高达 37.8 ℃,持续一周多,很多居民出现眼部和呼吸道刺激症状,老、弱、病者死亡率增加,65 岁以上的人群每天死亡约 400 人。世界许多其他城市也发生过光化学烟雾污染。

煤烟型烟雾事件与光化学烟雾事件发生条件的比较如表 3-2 所示:

表 3-2 　　　　　　　　　　煤烟型烟雾事件与光化学烟雾事件发生条件的比较

	煤烟型烟雾事件	光化学烟雾事件
污染来源	煤和石油制品燃烧	石油制品燃烧
主要污染物	颗粒物、SO_2、硫酸雾	VOCs、NO_2、O_3、SO_2、CO、PANs
发生季节	冬季	夏秋季
发生时间	早晨	中午或午后
气象条件	气温低,气压高,风速很低,湿度 85% 以上,有雾	气温高,风速很低,湿度 70% 以下,天气晴朗,紫外线强烈
逆温类型	辐射逆温	下沉逆温
地理条件	河谷或盆地易发生	南北纬 60° 以下地区易发生
症状	咳嗽、喉痛、胸痛、呼吸困难,伴有恶心、呕吐、发绀等,死亡原因多为支气管炎、肺炎及心脏病	眼睛红肿流泪、咽喉痛、咳嗽、喘息、呼吸困难、头痛、胸痛、疲劳感和皮肤潮红等,严重者可出现心肺功能障碍或衰竭
易感人群	老年人、婴幼儿以及心肺疾病患者	心肺疾病患者

2)生产事故。由生产事故引起的环境污染所致的急性中毒事件也时有发生,且危害往往较为严重。例如:

①苏联切尔诺贝利核电站爆炸事件。1986 年 4 月 26 日凌晨 1 时许,位于苏联乌克兰加盟共和国首府基辅以北 130 km 处的切尔诺贝利核电站发生猛烈爆炸,反应堆机房的建筑遭到毁坏,同时还发生了火灾,反应堆内泄露出了多达 8 t 的放射性物质,对周围环境造成了严重污染。释放的核裂变产物主要有 ^{131}I、^{103}Ru、^{137}Cs 以及少量的 ^{60}Co。周围环境中的放射剂量高达 0.2 C/(kg·h),为人体允许剂量的 2 万倍。此次核事故使苏联150000 km^2 的领土受到污染,13 万居民急性暴露,200 多人受伤,134 名应急救灾人员罹患急性放射病,且 28 名患者当年死于该病。3 年后的调查发现,距核电站 80 km 的地区中皮肤癌、舌癌、口腔癌以及其他癌症患者增多,儿童甲状腺疾病患者剧增。

②印度博帕尔市联合农药厂异氰酸甲酯泄漏事件。1984 年 12 月 3 日凌晨,印度博帕尔市联合农药厂的 30～40 t 异氰酸甲酯及其水解产物泄露进入大气,有毒气体随着5 km/h 的风向下扩

散,共波及了 11 个居民区,合计 65 km² 的市区,致使 52 万人口受到严重伤害。受害者主诉咽喉痛、咳嗽并有窒息感,严重者出现呕吐、绞痛、意识模糊、惊厥。受害严重部位是肺和双眼。此次事件共造成 15 万多人中毒,其中有 5 万多人失明,2500 人死亡。

除上述案例外,世界各国因生产事故造成的居民氨中毒、氯气中毒、其他有害气体中毒的事件也有很多。

(2)慢性危害。长期吸入大气污染物可引起眼部和呼吸系统的慢性炎症,如结膜炎、咽喉炎、气管炎等,严重的可引起慢性阻塞性肺疾病(COPD)。

(3)变态反应。大气中某些污染物如甲醛、某些石油制品的分解产物等具有致敏作用,可使机体发生变态反应。日本四日市哮喘病也是一起由大气污染引起的公害事件。四日市位于日本伊势湾西岸,因过去每隔 4 天有次集市而得名。四日市于 1955 年开始修建炼油厂、发电厂等石油联合企业,因使用中东高硫重油,导致工厂要排出大量 SO_2 和粉尘。从 1960 年开始工厂附近的居民开始出现哮喘病,1961 年患者大量出现,至 1970 年四日市哮喘病患者已达 500 余人;至 1972 年,日本全国患四日市哮喘病的患者达 6376 人。

(4)致癌作用。大量调查已经显示,大气污染是肺癌发生的重要原因之一,大城市居民肺癌发生率比中小城市高,城市肺癌发生率比农村高。有致癌危险性的大气污染物包括苯并芘、苯、石棉、砷、镍、铬等重金属及可吸入颗粒物。

(5)降低机体免疫力。大气污染可使居民特别是儿童的机体免疫力降低,非特异性疾病患病率增加。

2. 大气污染的间接危害

(1)产生温室效应。由于生产和生活中大量燃料的燃烧而产生大量 CO_2 排入大气,又因大面积森林砍伐而缺乏足够的植物来吸收 CO_2,致使大气中 CO_2 含量上升。CO_2 具有吸热和隔热的功能,它在大气中增多的结果是形成一种无形的"玻璃罩",使太阳辐射到达地球上的热量无法向外层空间发散,其结果是使地球表面变热,称为"温室效应"。因此,CO_2 也被称为"温室气体"。此外,甲烷(CH_4)、臭氧(O_3)和氯氟烃(CFCl)等也有温室效应。温室效应增强使全球温度上升。1800 年全球 CO_2 平均浓度为 529.2 mg/m³,1984 年达 676.2 mg/m³,每年约增加 0.8 mg/m³。如果以此速率增加而不予控制,那么今后地球表面气温将不断上升。

全球气候变暖可使两极冰川融化,海平面上升。气候变暖对健康的不良影响超过有益影响。气候变暖与以下疾病有关:

①心血管疾病:高温引起的机体热应激可增加心血管疾病的死亡人数。

②介水传染病和食源性疾病:较高的气温促进病原微生物增殖,以致腹泻增多。

③虫媒疾病:降水和气温升高促使昆虫繁殖,气温还影响了寄生虫或病毒在蚊子体内的孵化期,从而使疟疾或登革热发生率升高。

④意外伤害:洪水和山崩使意外伤害人数及死亡人数增多。

⑤营养不良:粮食减产导致的热能供给量不足,可使营养不良人数增多。

(2)形成酸雨。酸雨指 pH 值小于 5.6 的酸性雨水,包括雨、雪、雹、雾等所有降水。酸雨主要是由大气中 SO_2、NO_x 等污染物溶于水汽中,经过氧化、凝结而成。一般 SO_2 形成的硫酸占 70%,NO_x 形成的硝酸占 30%。在世界范围内,酸雨污染的面积越来越大,酸度也不断增加。我国酸雨污染主要发生在长江以南地区。

酸雨可造成土壤酸化,而土壤酸化可使重金属在土壤中溶解性增加,加速有毒金属进入农作物,通过食物链使人体摄入增加。水体酸化使水生生物生长受到影响,鱼群减少,水生植物也受影响,并影响水体自净。酸雨还能腐蚀建筑物,破坏输水网管,使水质恶化。

(3)破坏平流层的臭氧层。臭氧层位于地球表面上 20~50 km 的平流层中,正常情况下臭氧的形成与破坏几乎相当,二者保持动态平衡。消耗臭氧层的物质主要有制冷剂氯氟烃(CFCl)、溴氟烷烃类(哈龙类)和氮氧化物等。CFCl 在对流层中降解缓慢,进入平流层后,受短波紫外线辐射发生光降解,释放出游离氯,后者可与 O_3 反应破坏臭氧层。溴氟烷烃类可释放出溴离子加速臭氧的破坏,使臭氧层变薄,甚至形成空洞。这种臭氧层空洞不是固定在某一地区,而是每年都在移动,面积不断变化,且主要在地球两极地区。

臭氧层被破坏形成空洞以后,减少了其对短波紫外线和其他宇宙射线的吸收和阻挡功能。臭氧层每减少 10%,可导致地球表面紫外线接触量升高 $15\% \sim 20\%$。据统计,平流层臭氧浓度每减少 1%,地球表面 UVB 辐射量将增加 2%,人群皮肤癌的发病率将增加 3%,白内障的发病率将增加 $0.2\% \sim 1.6\%$。

(4)形成大气棕色云团。大气棕色云团是指以细颗粒物为主、悬浮于大气对流层中的大片污染物。从工矿企业、机动车、木材燃料或以牲畜粪变为燃料的厨灶中排放的废气,在大气层中积聚,最终形成有毒的棕色云团,其成分主要包括碳颗粒物、有机颗粒物、硫酸盐、硝酸盐、铵盐以及沙尘等。棕色云团对亚洲乃至全球的气候和环境都有很大影响。早在 1999 年,人们在印度洋、南亚、东南亚和中国南部上空就发现了厚度约 3 km 的棕色云团,其面积与美国陆地面积相当,遂将其命名为"亚洲棕色云团"。后来发现,世界其他地区如非洲南部、南美洲亚马逊平原、北美洲东海岸和欧洲也有一些地区被棕色云团覆盖。2003 年 2 月,联合国环境规划署决定将"亚洲棕色云团"改名为"大气棕色云团"。

目前,世界上有许多超大城市被确认为棕色云团热点城市,我国棕色云团覆盖面积也很大。近年来,在众多城市和工厂密布的地区大气能见度很差,其原因就是棕色云团造成的。棕色云团中的一些微小颗粒会吸收阳光,或者将部分阳光反射回大气。过去半个世纪里,中国城乡的日光强度平均每 10 年下降 $3\% \sim 4\%$,且这种趋势在 20 世纪 70 年代以后尤为明显。棕色云团对人体健康危害很大,因为那些细小的颗粒物不仅可以进入血液,影响肺部组织,诱发慢性呼吸系统疾病,甚至还会引起癌变。大气中的烟尘能促使烟雾形成,从而吸收太阳的直射或散射光,影响紫外线的生物学活性。因此,在大气污染严重的地区,儿童佝偻病的发病率较高,某些通过空气传播的疾病也易于流行。大气污染还能降低大气能见度,使交通事故发生频率增加。

(三)大气中几种常见污染物对大气的影响

1. 二氧化硫

二氧化硫(SO_2)是一种有刺激性的无色气体,易溶于水。大气中的 SO_2 主要来自煤、石油、天然气等含硫燃料的燃烧,有色金属冶炼、钢铁、化工、炼油、硫酸制造等工业生产过程也是大气中 SO_2 的主要来源。SO_2 在大气中可被氧化为 SO_3,溶于水蒸气形成硫酸雾,也可先溶于水蒸气而生成亚硫酸,再氧化成硫酸。

SO_2 易被上呼吸道黏膜表面的水分吸收而生成亚硫酸和硫酸,故 SO_2 对眼和上呼吸道有强烈的刺激作用。SO_2 被呼吸道吸收以后,约有 40% 进入血液,气管、肺、肺门淋巴结和食管中含量最高,其次是肝、肾、脾等。SO_2 在体内代谢后,最终以硫酸盐的形式随尿排出。

SO_2 刺激上呼吸道平滑肌内的末梢神经感受器而产生反射性收缩,使呼吸道管变窄,通气阻力增大,分泌物增多,甚至形成局部炎症或腐蚀性坏死。SO_2 对呼吸道黏液分泌和纤毛运动也有影响,一般认为短期低浓度接触可刺激副交感神经,反射性地引起黏液分泌增加;长期或高浓度接触则抑制纤毛运动,使黏液变稠,上皮细胞损伤坏死,呼吸道抵抗力减弱,久而久之可诱发慢性鼻炎、慢性气管炎等各种炎症。据流行病学调查,大气中 SO_2 平均浓度超过 0.28 mg/m³ 时,城市居民慢性支气管炎的患病率便会显著上升。由于呼吸道阻力增加和呼吸道炎症所致的通气功能障碍及肺泡本身受 SO_2 刺激,可使肺泡壁弹力蛋白和胶原遭受破坏,引起慢性支气管炎、支气管哮喘和肺气肿。SO_2 与烟尘共存时可产生联合作用,其毒性比 SO_2 单独存在时更大。吸附在含有 Fe_2O_3 等金属氧化物飘尘上的 SO_2 可被催化成硫酸雾,其刺激作用比 SO_2 大 10 倍。吸附 SO_2 的颗粒物被认为是一种变态反应原,能引起支气管哮喘。SO_2 与苯并芘联合作用时,可促进后者的致癌作用。

我国的《环境空气质量标准》(GB 3095—2012)中规定,环境空气中 SO_2 的年平均浓度限值为 20 $\mu g/m^3$(一级浓度限值)、60 $\mu g/m^3$(二级浓度限值);24 h 平均浓度限值为 50 $\mu g/m^3$(一级浓度限值)、150 $\mu g/m^3$(二级浓度限值);1 h 平均浓度限值为 150 $\mu g/m^3$(一级浓度限值)、500 $\mu g/m^3$(二级浓度限值)。

2.氮氧化物

氮氧化物(NO_x)是 NO、N_2O、NO_2、NO_3、N_2O_3、N_2O_4、N_2O_5 等含氮气体化合物的总称。其中,造成大气严重污染的主要是 NO_2 和 NO。煤油、重油燃烧时可产生 NO,NO 在空气中易被氧化为 NO_2,大气中的氮氧化物多以 NO_2 的形式存在。NO 无刺激性,被氧化为 NO_2 后才产生刺激作用。NO_2 的生物活性大,毒性为 NO 的 4 倍。NO_2 是光化学烟雾形成的重要前体物质,有刺激性,与烃类共存时,在强烈的日光照射下可以形成光化学烟雾。此外,大气中的 NO_2 可与多环芳烃发生硝化作用,形成硝基多环芳烃。

吸入低浓度 NO_2 可引起呼吸道阻力增加,纤毛运动减弱,肺吞噬细胞吞噬能力降低以及对感染的敏感性升高,长期吸入可出现上呼吸道黏膜刺激症状。进入血液中的亚硝酸和硝酸可与碱结合,生成亚硝酸盐和硝酸盐。亚硝酸盐可与血红蛋白结合生成高铁血红蛋白。当大气污染物以 NO_2 为主时,肺损害较明显;当以 NO 为主时,高铁血红蛋白血症以及中枢神经系统损害较明显。NO_2 主要作用于呼吸道深部细支气管及肺泡,因其在水中溶解度小,故对上呼吸道黏膜和眼结膜的刺激作用较小。进入深部呼吸道的 NO_2 能缓慢地溶解于肺泡表面的液体中,逐渐形成亚硝酸及硝酸,对肺组织产生强烈的刺激与腐蚀作用,使肺毛细血管通透性增加,导致肺水肿。亚硝酸根进入血液后可引起高铁血红蛋白血症和血管扩张,引起组织缺氧,出现发绀、呼吸困难、血压下降及中枢神经损害。NO_2 与支气管哮喘的发病也有一定的关系,其慢性毒作用主要表现为类神经症状。NO_2 与大气中的 SO_2 和 O_3 分别具有相加和协同作用,可造成呼吸道阻力增加及对感染的抵抗力降低。

我国《环境空气质量标准》(GB 3095—2012)中规定,环境空气中 NO_2 的年平均浓度限值为 40 $\mu g/m^3$(一级浓度限值)、40 $\mu g/m^3$(二级浓度限值);24 h 平均浓度限值为 80 $\mu g/m^3$(一级浓度限值)、200 $\mu g/m^3$(二级浓度限值);1 h 平均浓度限值为 80 $\mu g/m^3$(一级浓度限值)、200 $\mu g/m^3$(二级浓度限值)。

3.颗粒物

颗粒状态的物质统称"颗粒物"(particulate matter,PM),包括固体颗粒和液体颗粒。PM 按粒径可分为:

(1)总悬浮颗粒物(total suspended particulates,TSP),粒径为 0.1～100 μm,包括液体、固体或者固液结合存在的,并悬浮在空气介质中的颗粒。

(2)可吸入颗粒物(inhalable particulates,IP),是指粒径不超过 10 μm 的颗粒物,又称"PM10"。不同粒径的可吸入颗粒物滞留在呼吸道的部位也不同,直径大于 5 μm 的颗粒物多滞留在上呼吸道,直径小于 5 μm 的颗粒物多滞留在细支气管和肺泡。

(3)细颗粒(fine particle),即可入肺颗粒物,是指粒径不超过 2.5 μm 的颗粒物,又称"PM2.5"。PM2.5 在空中悬浮的时间更长,易于滞留在终末细支气管和肺泡中,而且比表面积大,更易吸附各种有毒的有机物和重金属元素,对健康的危害更大。

大气中的颗粒物可来自自然界的风沙尘土、火山爆发、森林火灾和海水喷溅等。人类的生产和生活活动中使用的各种燃料如煤炭、液化石油气、煤气、天然气和石油的燃烧构成了大气颗粒物的重要来源。颗粒物对健康的影响包括:

(1)对呼吸系统的影响:大量的颗粒物进入肺部可对呼吸系统产生阻塞性损害,使局部支气管的通气功能下降,细支气管和肺泡的换气功能丧失。吸附着有害气体的颗粒物可以刺激或腐蚀肺泡壁,长期作用可使呼吸道防御功能受到损害,使支气管炎、肺气肿和支气管哮喘等高发。

(2)对心血管系统的影响:流行病学调查提示,大气中 PM10 和 PM2.5 浓度升高,心血管疾病发病率与死亡率也升高。其原因可能是,颗粒物干扰了自主神经系统的功能;颗粒物直接进入循环系统诱发血栓的形成;刺激呼吸道产生炎症并释放促炎因子,后者通过引起血管损伤、导致血栓形成等机制对心血管系统产生有害影响。

(3)致癌作用:国内外的大量研究表明,颗粒物的有机提取物有遗传毒性,颗粒物中还含有多种致癌物和促癌物。颗粒物的致癌活性与其多环芳烃含量有关。流行病学研究调查表明,城市大气颗粒物中的多环芳烃含量与居民肺癌的发病率和死亡率呈明显相关。

我国《环境空气质量标准》(GB 3095—2012)中规定,环境空气中 PM10 的年平均浓度限值为 40 $\mu g/m^3$(一级浓度限值)、70 $\mu g/m^3$(二级浓度限值),24 h 平均浓度限值为 50 $\mu g/m^3$(一级浓度限值)、150 $\mu g/m^3$(二级浓度限值);PM2.5 的年平均浓度限值为 15 $\mu g/m^3$(一级浓度限值)、35 $\mu g/m^3$(二级浓度限值),24 h 平均浓度限值为 35 $\mu g/m^3$(一级浓度限值)、75 $\mu g/m^3$(二级浓度限值)。

4.光化学烟雾

光化学烟雾主要是由汽车尾气排出的氮氧化物和碳氢化合物在太阳紫外线的作用下发生光化学反应,并由此形成的一种刺激性很强的浅蓝色混合烟雾,其主要成分是 O_3、过氧乙酰硝酸酯(PAN)和醛类等,这些物质统称为"光化学氧化物"。此外,还含有少量的酮类、醇类、酸类等。各类光化学反应产物中,O_3 占 85%以上,PAN 约占 10%,其他物质的比例很小。

光化学烟雾是强氧化剂,主要危害是对眼睛具有强烈的刺激作用,引起眼睛红肿、流泪。光化学烟雾对鼻、咽喉、气管和肺等呼吸器官也有明显的刺激作用,可引起急性咽喉炎、气管炎,严重者可导致肺水肿。

由于光化学烟雾的主要成分是 O_3,所以一般用 O_3 的卫生标准作为代表。我国《环境空气质量标准》(GB 3059—2012)中规定,O_3 的 1 h 平均浓度限值为 160 $\mu g/m^3$(一级浓度限值)、200 $\mu g/m^3$(二级浓度限值),日最大 8 h 平均浓度限值为 100 $\mu g/m^3$(一级浓度限值)和 160 $\mu g/m^3$(二级浓度限值)。

5.铅

城市大气铅污染的来源一是汽车尾气,二是铅锌矿开采冶炼、铅冶炼厂、蓄电池厂等含铅废气的排放。人体铅暴露的途径是多方面的,除经呼吸道吸入外,儿童还可以通过手-口方式从大气中降落的含铅尘土、室内墙壁、学习用具或者玩具中脱落的含铅油漆皮中摄入铅。母亲孕期和哺乳期的铅暴露也可增加婴幼儿体内的铅负荷。血铅值反映了近期铅的摄入量,常作为铅内暴露水平的重要指标。大气铅浓度与血铅浓度关系密切。据估计,大气铅浓度每升高 1 $\mu g/m^3$,血铅浓度将增加 50 $\mu g/L$。

环境铅污染对儿童健康的危害很大。儿童的胃肠道对铅的吸收率比较高,1～3 岁幼儿的胃肠道对铅的吸收率为 50%左右,而成人的吸收率仅为 5%～10%。此外,儿童的血-脑脊液屏障和多种功能发育尚不完全,上述原因造成儿童对铅的毒性,特别是其神经毒性比成人更为敏感。铅对神经、消化、造血、泌尿、免疫和内分泌系统均有不良影响。儿童铅中毒主要表现为注意力不集中,记忆力降低,学习能力和学习成绩低于同龄儿童;多动,易激怒,腹隐痛,便秘,贫血,生长发育迟缓等。

我国规定,儿童高铅血症和铅中毒主要依据儿童静脉血铅水平进行诊断。连续两次静脉血铅水平为 100～199 $\mu g/L$ 便可诊断为高铅血症;连续两次静脉血铅水平等于或高于 200 $\mu g/L$ 便可诊断为铅中毒,并依据血铅水平分为轻(200～249 $\mu g/L$)、中(250～449 $\mu g/L$)和重(高于 450 $\mu g/L$)度铅中毒。

我国的《环境空气质量标准》(GB 3095—2012)中规定,铅的季平均浓度最大为 $1.0\ \mu g/m^3$(一级浓度限值)、$1.0\ \mu g/m^3$(二级浓度限值),年平均浓度最大为 $0.5\ \mu g/m^3$(一级浓度限值)、$0.5\ \mu g/m^3$(二级浓度限值)。

6. 多环芳烃

多环芳烃是含有两个或两个以上苯环并以稠环形式连接的芳香烃类化合物的总称,又称"稠环芳烃"。环境中多环芳烃的主要来源是各种含碳有机物的热解和不完全燃烧,如煤、木材、烟叶以及汽油、柴油、重油等各种石油馏分的燃烧、烹饪油烟以及各种有机废弃物的焚烧等。天然环境中多环芳烃含量极微,仅在火山爆发、森林火灾以及细菌分解有机物的过程中产生极少量。

至今已发现多环芳烃有100多种化合物,其中有一部分有致癌性。苯并芘是第一个被发现的环境化学致癌物,而且致病性很强,故经常以苯并芘作为多环芳烃的代表。苯并芘占环境中全部致癌多环芳烃的 $1\%\sim20\%$,在空气中的浓度大致为 $0.001\sim10\ \mu g/100\ m^3$。流行病学调查已发现,空气中苯并芘浓度与肺癌的发生呈明显的正相关。美国提出,大气中苯并芘的浓度每增加 $0.1\ \mu g/100\ m^3$,肺癌死亡率便相应升高 5%。此外,研究还证实苯并芘可诱发皮肤、消化道、泌尿系统等处发生肿瘤,故其是环境污染的主要监测项目之一。

7. 二噁英

二噁英是一类有机氯化合物,其中以 2,3,7,8-四氯苯对二噁英的毒性最强。大气环境中的二噁英类化合物有 90% 来源于城市和工业垃圾焚烧。含铅汽油、煤、防腐处理过的木材以及石油产品、各种废弃物(特别是医用废弃物)在燃烧温度低于 400 ℃时容易产生二噁英类化合物。某些农药的合成、造纸厂漂白过程、聚氯乙烯塑料的生产、氯气生产、钢铁冶炼等都可以向环境中释放二噁英类化合物。

二噁英类化合物是环境内分泌干扰类污染物的代表,其能干扰机体的内分泌系统。例如,使雄性动物精细胞减少,成熟精子退化,雄性动物雌性化等;在生产中接触二噁英的男性工人血清睾酮水平降低,促卵泡激素和黄体激素增加,表明它可能有抗雄性激素和使男性雌性化的作用。二噁英类化合物还有明显的免疫毒性,可引起动物胸腺萎缩、细胞免疫与体液免疫功能降低等。二噁英类化合物还能引起皮肤损害,在暴露的实验动物和人群中可观察到皮肤过度角化、色素沉着以及氯痤疮等的发生。二噁英是人类致癌物,可引起多器官或组织的癌症。

目前我国制定的关于二噁英类化合物的国家执行标准是《危险废物焚烧污染控制标准》(GB 18484—2001)和《生活垃圾焚烧污染控制标准》(GB 18485—2014),前者规定的二噁英排放标准是 0.5 ng-TEQ/Nm³,后者规定的二噁英排放标准是 1.0 ng-TEQ/Nm³。欧盟制定的二噁英排放标准是 0.1 ng-TEQ/Nm³,这也是目前学术界无争议的无害的、最安全的标准。实际上无论是国内还是国外,对二噁英的排放控制标准都是越来越严格的,以挪威为例,1983 年挪威垃圾焚烧控制指标中还没有二噁英,1990 年为 2 ng-TEQ/Nm³,2002 年降至 0.1 ng-TEQ/Nm³,以达到欧盟标准的要求。

三、室内空气污染与健康

现代人 75% 以上的时间在室内活动,特别是老、幼、弱、病者室内活动时间更多。据近年来一些调查研究资料显示,室内空气污染与健康的关系更为直接和密切。

(一)室内空气污染的来源

1. 燃料燃烧

烹饪、取暖时的燃料产物是室内空气污染的一个重要来源。目前使用的燃料种类较多,有煤、煤气、石油液化气、天然气、木材、农作物秸秆等。这些不同的燃料在燃烧时,产生各种有害的污染物主要是 SO_2、NO_x、CO、CO_2。中国式烹饪产生的油烟也是室内空气污染的一个重要来源。

2. 人类活动

人体代谢产生的废物主要通过呼气、大小便和汗液排出体外。呼出气中主要有 CO_2、水蒸气以及一些氨类化合物。人们谈话、咳嗽、打喷嚏时,随飞沫可排出呼吸道黏膜表面的病原微生物,污染室内空气。人的皮肤、衣物及卫生用品可散发出各种不良气体与碎屑。人的走路及其他动作可使地面和墙壁上的灰尘、微生物等散播到空气中。吸烟产生的烟雾也是造成室内空气污染的重要来源之一,据统计烟草烟雾中含有 3800 多种成分。

3. 建筑和装饰材料

建筑和装饰材料有的是天然材料,有的是再生材料,还有的是化工产品,后两者在加工生产过程中需加入各种助剂,其中很多助剂具有毒性和挥发性,特别是甲醛、挥发性有机化合物(volatile organic compounds,VOC)和氡。工业上甲醛主要作为生产树脂的重要原料,有些树脂可用作黏合剂。人造板、新式家具、化纤地毯、塑料地砖、油漆涂料等都会释放甲醛。VOC 是指在常温常压下易挥发的有机化合物,又称"总挥发性有机化合物"。绝大多数 VOC 不溶于水而易溶于有机溶剂。甲醛易溶于水,其采集方法与 VOC 不同,故不归于 VOC。常见的 VOC 有苯、甲苯、三氯乙烯、三氯甲烷、萘、二异氰酸酯类等,它们都来源于各种溶剂、黏合剂等化工产品。

建筑材料、矿渣、砖、瓦、水泥等可释放出有害的放射性元素氡及其他衰变产物。一般地下室氡的浓度高于地面上居室的浓度。氡是镭、钍等放射性元素的衰变产物,有些建筑材料由于含钍量高,可使居室氡的浓度超过卫生标准。在房屋建筑中,为隔热、防火,室内板壁及管道常广泛使用石棉,从而使室内空气受到石棉纤维的污染。

4. 家用化学品

随着人们的生活需求及生活水平的提高,家用化学品不断进入千家万户,如喷洒的洗涤剂、清洁剂、各种黏合剂、涂料和家用的除害药物等。由于这些家用化学品中含有挥发性或非挥发性的有机/无机有毒物质,当用户贮存、使用、管理不当时,或者由于居室温度的变化等诸多因素,可造成家用化学品(如苯类、酚类、醛类、烷类)对居室空气的污染。

5. 室外大气污染物进入

工业企业、交通运输工具产生和排放到大气中的污染物可通过门窗、孔隙或其他各种管道缝隙进入室内,特别是在夏、秋季开窗季节,室外大气中的 SO_2、NO_x、颗粒物及其他有毒污染物均可到达室内,有时甚至室内浓度可高于室外。不合格的生活用水中可能存在的致病菌或化学污染物(如军团菌、苯、机油等)亦可通过淋浴、冷却空调、加湿空气而随水雾进入室内空气。

(二)室内空气主要污染物及其对健康的影响

1. 二氧化碳

正常空气中 CO_2 的含量约为 0.03%。室内 CO_2 可来源于燃料燃烧、动植物的新陈代谢和人体呼吸。当 CO_2 浓度小于 0.07% 时,人体感觉良好;达到 0.1% 时,个别敏感者有不舒适感;达到 0.15% 时,不舒适感明显;达到 3% 时,会使人的呼吸程度加深;达到 4% 时,会使人产生头晕、头痛、耳鸣、眼花、血压上升;达 8% 时,会使人呼吸困难、脉搏加快、全身无力、肌肉抽搐甚至痉挛,神志由兴奋至丧失;达 30% 时可致人死亡。CO_2 浓度升高时会造成缺氧,这是引起死亡的主要原因。

2. 燃烧产物

燃烧产物对人体的危害主要包括:

(1)燃烧产物中的多环芳烃可致癌。例如,云南省宣威县是肺癌高发区,调查发现肺癌死亡率与当地室内空气中多环芳烃类苯并芘的浓度呈明显正相关。

(2)燃料所含杂质的污染,如燃烧氟、砷含量高的煤可造成室内空气氟、砷污染,引起氟中毒、砷中毒。

(3)燃烧产生 SO_2、NO_x 可对机体的皮肤、黏膜产生刺激作用;进入肺组织的颗粒物可引起肺通气功能下降,肺泡换气功能障碍。

(4)烟草燃烧产物对机体呼吸、神经、循环、内分泌、生殖系统以及免疫功能均有明显的损伤作用。烟草烟雾是引起肺癌的主要原因。除肺癌外,还与喉癌、咽癌、口腔癌、食管癌、肾癌、胰腺癌、膀胱癌、宫颈癌等的高发有关。

3. 烹调油烟

食用油在加热烹调时可产生烹调油烟。烹调油烟是一种混合性污染物,有 200 余种成分,在我国室内污染中普遍存在。烹调油烟具有遗传毒性,而且是肺癌的危险因素。遗传毒物来源于油脂中不饱和脂肪酸的高温氧化和聚合反应。研究表明,中国妇女的肺癌发病率高,排除吸烟因素外,烹调油烟是主要危险因素之一。油烟毒性与油的品种、加工技术等因素有关。

4. 甲醛

甲醛是一种可挥发的有机化合物。人的甲醛嗅觉阈约为 0.06 mg/m³,但个体差异很大。甲醛有强烈的刺激性,室内空气中甲醛浓度超过 0.15 mg/m³ 后,人体就会表现出眼结膜和呼吸道黏膜受刺激的症状,有眼睛红肿、畏光流泪、咽干发痒、咳嗽、喷嚏、气喘、胸闷、皮肤干燥发痒等。甲醛还可引起变态反应,主要是诱发过敏性哮喘,大剂量时可引起过敏性紫癜;长期接触空气中超过 1.34 mg/m³ 浓度的甲醛将会出现类神经征症状,有时还可引起肝功能异常;肺功能方面也会出现呼气性功能障碍。遗传毒性研究发现,甲醛能引起基因突变和染色体损伤。2006 年,国际癌症研究所(IARC)确认甲醛为人类致癌物,可引起人类的鼻咽癌。

5. 挥发性有机化合物

挥发性有机化合物有臭味和一定的刺激作用,主要影响中枢神经系统和消化系统,严重时甚至可损伤肝脏和造血系统,出现变态反应等。常出现的症状有头晕、头痛、嗜睡、乏力、胸闷、食欲缺乏、恶心等。苯作为溶剂及稀释剂亦用于住宅装潢、工艺品制作等方面,增加了人群接触的机会。苯不仅损害神经系统和造血系统,而且是致癌物。聚氨酯泡沫塑料释放出的二异氰酸甲苯酯可引起支气管哮喘。

6. 一氧化碳

一氧化碳(CO)与动脉粥样硬化、心肌梗死、心绞痛等病症的发生有密切关系。调查资料显示,室内 CO 污染水平与居民血液中碳氧血红蛋白的含量呈正相关,碳氧血红蛋白无运送氧的能力,可造成组织缺氧。

7. 氡及其衰变产物

氡是一种惰性放射性气体,半衰期为 3.8 天,平均寿命 5.5 天。铀和镭广泛存在于地壳中,一旦衰变成氡即呈气体状态。氡及其衰变产物对人体健康的危害主要是引起肺癌,潜伏期为 15~40 年。

8. 病原微生物

病原微生物对呼吸道传染病的传播有重要意义,如流行性感冒、SARS、麻疹、流行性腮腺炎、百日咳、白喉、猩红热及肺结核等,均可经空气传播。1976 年,在美国宾西法尼亚州的美国军团(退伍军人组织之一)年会上,与会者中暴发了一种主要症状为发热、咳嗽及肺部炎症的疾病,从病变组织中检出了一种革兰阴性杆菌,因此将该菌命名为"军团菌",该病称为"军团菌病"。嗜肺军团菌滋生于空调冷却塔或冷却器内,通过水雾而进入室内,在一定条件下可引起发病,症状类似肺炎,潜伏期一般 2~10 天,最短 36 h,开始时出现发热、头痛、肌痛、不适等,1 天后出现高热寒战、咳嗽、胸痛,1 周内则出现肺炎症状和体征。重症者可发生肝功能变化及肾衰竭,病死率可达 15%~20%。此外,尘螨普遍存在于人类居住和工作环境中。尘螨属节肢动物,具有强烈的变态反应原性,可引起哮喘、荨麻疹、过敏性皮炎和过敏性鼻炎等。

(三)室内空气污染的卫生评价

室内空气污染经常是多种空气污染物的综合污染,反映室内空气质量的指标也很多。可根据

评价目的选定指标,或根据几种指标来综合判断空气质量。常用的室内空气质量评价指标可分为以下几类:

(1)反映空气清洁程度的指标:CO_2、菌落总数及新风量。

(2)反映化学物污染的指标:SO_2、CO、NO_2、甲醛、苯、苯并芘、PM10 及有机气态物等。

(3)反映致病微生物污染的指标:溶血性链球菌。我国《室内空气质量标准》(GB/T 18883—2002)和《室内空气中溶血性链球菌卫生标准》(GB/T 18203—2000)对相应的指标设定了限值。

(4)反映放射性核素污染的指标:氡。

控制室内空气污染的卫生标准如表3-3所示:

表 3-3 　　　　　　　　　　　　　控制室内空气污染的卫生标准

项目	标准值	备注
CO_2	0.1%	日均值
菌落总数	2500 cfu/m^3	撞击法限值
新风量	30 m^3/(h·人)	不小于该值
SO_2	0.50 mg/m^3	1 h均值
CO	10 mg/m^3	1 h均值
NO_2	0.24 mg/m^3	1 h均值
甲醛	0.10 mg/m^3	1 h均值
苯	0.11 mg/m^3	1 h均值
苯并芘	1.0 mg/m^3	日均值
PM10	0.15 mg/m^3	日均值
有机气态物	0.60 mg/m^3	8 h均值
溶血性链球菌	36 cfu/m^3	撞击法的限值
氡(^{222}Rn)	400 Bq/m^3	年均值

四、空气污染的防护措施

1.合理安排城镇功能分区

结合城乡规划卫生,合理安排城镇功能分区和设计工业布局。工业企业应多设在小城镇和工矿区,使工业项目不过于集中,生产性废气较易扩散。新建企业应尽可能建在远郊区或发展卫星城镇,并需建立废气排放设施,避免在山谷内建立有废气排放的工厂。工业区的位置应配置在当地最大频率风向的下风侧,使得废气吹向居住区的次数最少。此外,还应设置一定的卫生防护距离。

2.改革工艺

开展技术革新,改革生产工艺,用无毒或低毒原料代替毒性大的原料。生产过程尽量采用密闭化、自动化和管道化,减少污染物的排出。加强生产管理,防止跑、冒、滴、漏和一切可能排放废气、污染大气的情况发生。采用消烟除尘设备和气体净化装置,加强综合利用,变废为宝。例如,电厂排出的大量煤灰可制成水泥、砖等建筑材料。控制燃煤污染,逐步以无烟燃料取代有烟燃料,以液体或气体燃料取代固体燃料,以减少煤烟和二氧化硫的污染。改造锅炉和炉灶,提高燃烧技术和效率,减少不完全燃烧产物的排放量。适当增加烟囱高度,有利于污染物在大气中的稀释与扩散。

3.加强绿化

植物除美化环境外,还具有调节气候,阻挡、滤除和吸附灰尘,吸收大气中的有害气体等功能。建立绿化带是行之有效的生物防治措施,增加城市绿化面积(包括种树、栽花、植草)可减轻城市的空气污染。

4.贯彻执行大气卫生标准

大气卫生标准是大气中有害物质的法定最高限值,是防止大气污染、保护居民健康、评价大气污染程度、制定大气防护措施的法定依据。我国对 1996 年颁布的《环境空气质量标准》(GB 3095—1996)进行了修订,并于 2012 年 2 月 29 日颁布了新的《环境空气质量标准》(GB 3095—2012),调整了一些污染物的限值,并增加了 PM2.5 和日最大 8 h 平均 O_3 浓度的限值,旧标准随即废止。

第二节　水

【案例】

日本熊本县水俣湾外围的"不知火海"是被九州本土和天草诸岛围起来的一片内海,那里海产丰富,是渔民们赖以生存的主要渔场。水俣镇是水俣湾东部的一个小镇,居住有 4 万多人,周围的村庄还居住着 1 万多名农民和渔民。"不知火海"丰富的渔产使水俣镇格外兴旺。

同样位于水俣湾地区的水俣市是一座以氮肥厂为中心而建立起来的市镇,人口大约 10 万。日本的氮产业始于 1906 年,其后由于化学肥料的大量使用而使化肥制造业飞速发展,甚至有人说"氮的历史就是日本化学工业的历史",日本的经济成长是"在以氮为首的化学工业的支撑下完成的"。然而,这个"先驱产业"的肆意发展却给当地居民及其生存环境带来了无尽的灾难。

1956 年,水俣湾附近出现了一种奇怪的病。这种病症最初出现在猫身上,被称为"猫舞蹈症"。病猫步态不稳、抽搐、麻痹,甚至跳海死去,被称为"自杀猫"。随后不久,水俣市也发现了患这种病的人,症状表现为轻者口齿不清、步履蹒跚、面部痴呆、手足麻痹、感觉障碍、视觉丧失、震颤、手足变形,重者精神失常,或酣睡,或兴奋,身体极度弯曲,高声嚎叫,直至死亡。当时这种病由于病因不明而被称为"怪病"。这种"怪病"就是日后轰动世界的"水俣病",是最早出现的由于工业废水排放污染而造成的公害病,被称为世界八大公害病事件之一。

问题讨论:

(1)你认为水俣湾附近发生的这些病例可能是什么原因引起的?为什么?

(2)这次事件被列为八大公害病事件之一,请问什么是公害病?公害病的特征有哪些?

(3)要想找出引起本事件的原因,应做哪些调查?请设计一个调查方案。

生命起源于水。水是构成机体的重要成分,是一切生命过程必需的基本物质,在人类生活和一切生产活动中具有极其重要的作用。成人体内水分含量占体重的 65% 左右,儿童可达 80% 左右。成人平均一日需水量为 2～3 L。自然界的水中常含有多种无机盐类,是供给机体所需盐类的重要源泉之一。水的比热和蒸发潜热很高,能存储和吸收较多的热,故有调节体温的作用。

水在地球上分布很广泛,约占地球表面积的 71%。地球上总储水量为 13.86 亿立方千米,其中淡水总量仅为 3500 万立方千米,且分布不均匀。我国人均水资源量约为世界人均水资源量的 1/4,是全球人均水资源最贫乏的国家之一。目前,我国许多城市存在供水不足的问题。工业废水和生活污水造成的水体污染已严重威胁着水资源的质量,加剧了水资源的紧缺。如果不及时采取有效措施,水环境污染将导致水资源枯竭,严重影响经济发展和人民生活。

一、水源的种类及其卫生学特征

地球上的天然水源分为降水、地表水和地下水三大类。

（一）降水

降水是指雨、雪、冰雹等。降水的特点是水质较好，矿物质含量较低，在收集与保存过程中易被污染，且水量没有保证。

（二）地表水

地表水是指降水的地表径流和汇集后形成的水体，包括江河水、湖泊水、塘水、水库水等。地面水以降水为主要补充来源，与地下水也有互补关系。因主要来自降水，故地面水水质一般较软，含盐量较少。江河水在涨水期或暴雨后，水中常含有大量泥沙及其他杂质，使水浑浊或带色，细菌含量升高，但盐类含量较低。湖水由于流动较慢，湖岸冲刷较少，水中杂质沉淀较完全，因此水质一般较清，但往往有大量浮游生物生长、繁殖，使水着色并带有臭味。塘水容量较小，自净能力差，受地表生活性污物污染的机会多，因而是地表水中水质较差的水源。

（三）地下水

地下水是由于降水和地表水经土壤地层渗透到地面以下而形成的。地层由透水性不同的黏土、砂石、岩石等构成，其中透水层由颗粒较大的砂、砾石组成，能渗透与存水，不透水层则由颗粒致密的黏土层和岩石层构成。根据与地壳不透水层的关系及流动情况，地下水可分为浅层地下水、深层地下水和泉水三种。因经地层的渗滤，其中大部分悬浮物和微生物已被阻留，故地下水的水质一般物理感官性状较好，细菌含量较少，但它可溶解土壤中的各种矿物盐类使水质硬度增加，此外水中的溶解氧会被土壤中的生物化学过程消耗而减少。

（1）浅层地下水。浅层地下水是指潜藏在地表下第一个不透水层中的地下水，浅井即取自浅层地下水，是我国广大农村最常用的水源。因经地层的渗滤，其中大部分悬浮物和微生物已被阻留，故浅层地下水的水质物理感官性状较好，细菌含量较少，但可溶解土壤中的各种矿物盐类使水质硬度增加，水中溶解氧也因被土壤中的生物化学过程消耗而减少。

（2）深层地下水。深层地下水是指在第一个不透水层以下的地下水，往往潜藏在两个不透水层之间。因距地表较深，覆盖的地层厚，不易受到地面的污染，故水质及水量都比较稳定，其水质透明无色，水温恒定，细菌数很少，但盐类含量高，硬度大。深层地下水常被作为城镇集中式供水的水源之一。

（3）泉水。泉水是指通过地表缝隙自行涌出的地下水。因地质构造不同，泉水分为靠重力流出的和靠压力流出的两种，前者多来自浅层地下水，故水质与浅层地下水相似，较易受污染，水量不稳定；后者来自深层地下水，水质与深层地下水相似。泉水在农村常用作分散式给水的水源。

二、生活饮用水

（一）生活饮用水水质卫生要求

生活饮用水水质应符合下列四项基本要求：
（1）水中不得含有病原微生物和寄生虫虫卵，以保证不发生和传播介水传染病。
（2）水中所含化学物质及放射性物质不得危害人体健康。
（3）水的感官性状良好。
（4）应经消毒处理，并符合出厂消毒剂限值及出厂水和管网末梢水消毒剂余量的要求。

（二）生活饮用水水质标准

制定生活饮用水水质标准的依据主要是饮用水卫生要求，同时考虑经济和技术上的可行性。强制性国家标准《生活饮用水卫生标准》(GB 5749—2006)加强了对水质有机物、微生物和水质消毒等方面的要求，统一了城镇和农村饮用水卫生标准，实现饮用水标准与国际接轨。由于我国地域广阔，各地具体情况不同，因此标准中的水质非常规指标及限值的实施项目和日期由省级人民政府根据当地实际情况确定，但自 2012 年 7 月 1 日起已全面实施全部指标。常规指标是反映生活饮用水基本状况的指标，非常规指标是根据地区、时间或特殊情况需要实施的生活饮用水水质指标。常规指标分四组，即微生物指标、毒理指标、感官性状和一般化学指标、毒理和放射性指标。微生物指标是为了保证水质在流行病学上的安全，感官性状和一般化学指标主要是为了保证水的感官性状良好，毒理和放射性指标是为了保证水质对人体健康不产生毒性作用和潜在危害。生活饮用水水质常规指标及限值如表 3-4 所示，饮用水中消毒剂常规指标及要求如表 3-5 所示。水质非常规指标分为三组，即微生物指标、毒理指标及感官性状和一般化学指标，共 64 项。

表 3-4　　　　　　　　　　生活饮用水水质常规指标及限值

指标	限值
1. 总大肠菌群(MPN/100 mL 或 cfu/100 mL)	不得检出
2. 耐热大肠菌群(MPN/100 mL 或 cfu/100 mL)	不得检出
3. 大肠埃希菌(MPN/100 mL 或 cfu/100 mL)	不得检出
4. 菌落总数(cfu/mL)	100
5. 砷(mg/L)	0.01
6. 镉(mg/L)	0.005
7. 铬(六价)(mg/L)	0.05
8. 铅(mg/L)	0.01
9. 汞(mg/L)	0.001
10. 硒(mg/L)	0.01
11. 氰化物(mg/L)	0.05
12. 氟化物(mg/L)	1.0
13. 硝酸盐(以 N 计)(mg/L)	10(地下水源限制时为 20)
14. 三氯甲烷(mg/L)	0.06
15. 四氯化碳(mg/L)	0.002
16. 溴酸盐(使用臭氧时)(mg/L)	0.01
17. 甲醛(使用臭氧时)(mg/L)	0.9
18. 亚氯酸盐(使用二氧化氯消毒时)(mg/L)	0.7
19. 氯酸盐(使用复合二氧化氯消毒时)(mg/L)	0.7
20. 色度(铂钴色度单位)	15
21. 浑浊度(散射浑浊度单位)NTU	1(水源与净水技术条件限制时为 3)
22. 臭和味	无异臭、异味
23. 肉眼可见物	无
24. pH 值	不低于 6.5 且不高于 8.5

续表

指标	限值
25.铝(mg/L)	0.2
26.铁(mg/L)	0.3
27.锰(mg/L)	0.1
28.铜(mg/L)	1.0
29.锌(mg/L)	1.0
30.氯化物(mg/L)	250
31.硫酸盐(mg/L)	250
32.溶解性总固体(mg/L)	1000
33.总硬度(以 $CaCO_3$ 计)(mg/L)	450
34.耗氧量(COD_{Mn} 法,以 O_2 计)(mg/L)	3(水源限制,原水耗氧量超过 6 mg/L 时为 5)
35.挥发酚类(以苯酚计)(mg/L)	0.002
36.阴离子合成洗涤剂(mg/L)	0.3
37.总 α 放射性(Bq/L)	0.5
38.总 β 放射性(Bq/L)	1

表 3-5　　　　　　　　　　饮水中消毒剂常规指标及要求

消毒剂名称	与水接触时间(min)	出厂水中限值(mg/L)	出厂水中余量(mg/L)	管网末梢水中余量(mg/L)
1.氯气及游离氯制剂(游离氯)	≥30	4	≥0.3	≥0.05
2.一氯胺(总氯)	≥120	4	≥0.5	≥0.05
3.臭氧(O_3)	≥12	0.3	—	≥0.02,如加氯则总氯≥0.05
4.二氧化氯(ClO_2)	≥30	0.8	≥0.1	≥0.02

三、水体污染与疾病

水体污染是指人类活动排放的污染物进入水体后,超过了水体的自净能力,使水质和水体底质的理化特性和水环境中的生物特性、种群及组成等发生改变,从而影响水的使用价值,造成水质恶化甚至危害人体健康或破坏生态环境的现象。引起水体污染的污染物主要来自人类的生产和生活活动。

（一）水体污染的主要来源

水体污染可分为生物性、化学性和物理性污染。

1.生物性污染

某些行业(制革业、屠宰业等)的工业废水、医院污水和生活污水排入水体后,其中所含的病原微生物污染了水体,可造成介水传染病的流行。

2.化学性污染

水体受到工农业废水和生活污水污染,使水体含有各种有害化学物质。水体中的无机污染物主要有汞、镉、铅、砷、铬、氮、磷、氰化物,有机污染物主要有酚类、苯类、卤烃类化合物和油类等。水体遭受有害化学物质污染后,通过饮水或食物可使人群发生急性或慢性中毒,如日本发生的"水俣病"和"痛痛病"等。有些污染物虽然对人体不产生直接危害,但可以改变水的感官性状,使水质恶化,妨碍水体的正常使用。富营养化是指含有大量氮、磷等营养物质的污水进入湖泊、河流、海湾等缓流水体,引起藻类及其他浮游生物迅速繁殖、水体溶解氧含量下降、水质恶化,鱼类及其他生物大量死亡的现象。由于占优势藻类的颜色不同,故水面上可呈现绿色、蓝色、红色、棕色、乳白色等。红藻多见于海洋,主要因氮污染造成;蓝藻多见于淡水,主要因大量的磷污染而滋生。富营养化现象出现在江河湖泊中称为"水华",出现在海湾中称为"赤潮"。

3.物理性污染

物理性污染包括热污染和放射性污染。热污染是由工业企业向水体排放高温废水所致,由于水温升高,化学反应和生化反应速率加快,水中溶解氧减少,影响水中生物的生存和繁殖。放射性污染主要来自核电站排放的冷却水、向海洋投弃的放射性废物、核爆炸的散落物、核动力船舶事故泄漏的核燃料等。放射性污染物可附着在生物体表面,也可在生物体内蓄积。

(二)生物性污染对人体健康的危害

1.介水传染病

生物性污染最常见的危害是引起介水传染病的流行。介水传染病是指通过饮用或接触受病原体污染的水,或食用被这种水污染的食物而传播的疾病,又称"水性传染病",其流行原因包括:

(1)水源水受病原体污染后,未经妥善处理和消毒即供居民饮用。

(2)处理后的饮用水在输配水和贮水过程中,由于管道渗漏、出现负压等原因,重新被病原体污染。

水中的病原体有致病菌、病毒、寄生原虫和蠕虫三类,最常见的有伤寒、痢疾、霍乱、病毒性肝炎等肠道传染病,以及血吸虫病、贾第鞭毛虫病等寄生虫病。介水传染病的流行特点表现为:

(1)水源一次大量污染后,可出现暴发性流行,绝大多数病例的发病日期集中在该病最短和最长潜伏期之间。但如水源经常受污染,则病例可终年不断。

(2)病例的分布与供水范围一致,绝大多数患者都有饮用同一水源的历史。

(3)一旦对污染源采取治理措施,加强饮用水的净化和消毒,疾病的流行就能迅速得到控制。

目前,不管是发达国家还是发展中国家,介水传染病一直没有得到完全的控制,仍然是严重影响民众健康的一类疾病。介水传染病的流行来势凶猛,波及面广,特别是大的洪水灾害过后,更易发生流行。根据世界卫生组织的调查报告,在发展中国家,每年因介水传染病而死亡的人数达500万。联合国发展计划署在《2006年人类发展报告》中指出,全球目前有11亿人用水困难,每年有180万儿童死于不洁净用水引发的腹泻。我国介水传染病的暴发流行也较严重,几十年来暴发流行了数百起,多由井水污染所致,其次是河水、沟水、渠水。近年来,介水传染病在我国病因构成比中的位次虽然有所降低,但其流行仍较普遍,有时还相当严重。

2.藻类及其毒素污染

水体富营养化程度不仅影响水生态环境,还能加快和促使有毒藻类产生毒素。蓝藻是富营养化水域里生长较为普遍的藻类,其中铜绿微囊藻产生的微囊藻毒素是富营养化水体中含量最多、对人体危害最大的藻毒素。

直接接触含有微囊藻毒素的水(如游泳)会出现皮炎、眼睛过敏、急性胃肠炎等症状。微囊藻毒素有肝毒性,大量摄入或长期饮用被微囊藻毒素污染的水可引起血清中丙氨酸转氨酶(ALT)、 γ-谷氨酰转移酶(γ-GT)和碱性磷酸酶(ALP)升高等。微囊藻毒素是遗传毒物,并且是乙型肝炎病毒(HBV)致肝癌的致癌剂,与黄曲霉毒素 B₁(aflatoxin B₁,AFB₁)具有协同致癌作用。我国对肝癌高发区的调查发现,长期饮用含有较高浓度微囊藻毒素水的人群,其肝癌发病率显著高于对照人群。

据调查,我国一些地区作为饮用水源的地表水中微囊藻毒素浓度高达0.0046 mg/L,最高可达0.053 mg/L,甚至自来水中也能检出微囊藻毒素。我国生活饮用水水质标准中,微囊藻毒素-LR被列为非常规指标,其限值为 0.001 mg/L。

(三)化学性污染对人体健康的危害

当前,水中危害较大的有机污染物主要有酚类化合物、苯类化合物、卤烃类化合物、苯并芘、农药等,无机污染物主要包括汞、镉、铅、铬及砷等重金属,以及氰化物和氟化物等。这些污染物造成的危害程度可因具体情况而有差异。现将水中较常见的化学污染物及其危害列举如下:

1. 汞

汞是金属元素之一,在自然界中主要以硫化汞的形式存在于岩石中。岩石中的汞可被氧化为金属汞或二价汞离子而进入空气、水、土壤等环境中。天然水中含汞量甚微,一般不超过0.1 μg/L。水体受汞污染时,汞含量会明显升高。进入水中的汞多吸附在悬浮的固体微粒上而逐渐沉降于水底,故水底泥中汞含量常较水中的高。常见的汞污染来源主要为工业企业,如化工、仪表、含汞农药、冶炼、灯泡、氯碱等工厂的废水;此外,医院口腔科废水以及农田中使用含汞农药也是常见的污染源。我国《生活饮用水卫生标准》(GB 5749—2006)规定水中汞的限值为 0.001 mg/L。

污染水体的汞,特别是底泥中的汞在微生物的作用下可被甲基化形成甲基汞(methyl mercury),后者的毒性较无机汞大数倍,更易被生物体吸收,并可通过食物链在生物体内逐渐富集,致使某些水生生物体内汞含量达到致人中毒的水平。"水俣病"就是在日本熊本县水俣湾地区发生的,由于当地居民长期食用海湾中含甲基汞甚高的鱼贝类而引起的一种环境公害病。

甲基汞通过生物体表(皮肤、黏膜及鱼的鳃等)、呼吸道和消化道吸收,呼吸道和消化道吸收率为95%～100%(无机汞为5%)。经吸收进入血液后,甲基汞被红细胞膜的脂类吸收而侵入红细胞,并与血红蛋白的巯基结合,随着血流经过血-脑脊液屏障侵入脑组织,也可随血流透过胎盘侵入胎儿的脑组织,从而对胎儿脑细胞造成损害。甲基汞自体内排出很慢,生物半衰期较长,全身平均为 70 天,脑组织则为 180～245 天。甲基汞对神经系统的危害是不可逆的,可产生严重的中枢神经中毒症状。

长期摄入小剂量甲基汞会引起慢性甲基汞中毒,主要靶器官是中枢神经系统,最突出的症状是神经精神症状,早期表现为类神经症,少数严重者症状可持续发展加重,表现为精神障碍。常见的症状有感觉障碍、共济运动失调、视野缩小、听力障碍、语言障碍、眼球运动异常、智力减退以及震颤无力等。症状往往从感觉障碍开始,然后依次出现共济失调、语言障碍、视野缩小和听力障碍等,严重者可致全身瘫痪、精神错乱甚至死亡,但各地报道不尽相同,且症状不一定按上述顺序出现,其原因尚有待研究。亨特-罗素(Hunter-Russel)综合征是"水俣病"最典型的特异性体征,包括末梢感觉减退、视野向心性缩小、共济运动失调及听力和语言障碍。

我国在 1986 年发布了国家标准《水体污染慢性甲基汞中毒诊断标准及处理原则》(GB 6989—1986),标准中明确提出水体污染所致的慢性甲基汞中毒是指长期食用被汞(甲基汞)污染水体的鱼贝类食物,造体内甲基汞蓄积并超过一定阈值引起以神经系统损伤为主的中毒表现。诊断标准为:

(1)甲基汞吸收:头发中总汞值超过 10 μg/g,其中甲基汞值超过 5 μg/g 者即为甲基汞吸收。

(2)观察对象:在汞吸收的基础上,出现下列三项体征当中的 1～2 项阳性体征者即为观察对象。这三项体征是:四肢周围型(手套、袜套型)感觉减退;向心性视野减小15°～30°;高频部感音神经性听力减退 10～30 dB。

(3)慢性甲基汞中毒:在汞吸收的基础上,具有下列三项体征者可诊断为甲基汞中毒:四肢周围型(手套、袜套型)感觉减退;向心性视野减小15°~30°,或有颞侧月牙状缺损达30°者;高频部感音神经性听力减退10~30 dB。具有上述三项体征,但发汞低于10 μg/g时可做驱汞试验,驱汞后尿中总汞值超过20 μg/L,其中甲基汞超过10 μg/L者方可诊断。

2.氰化物

氰化物分为无机和有机两类。无机氰化物主要是氰氢酸及其盐类氰化钠(氰化钾等),有机氰化物(腈)主要有丙烯腈和乙腈等。氰化物在工业中应用很广,炼焦、电镀、选矿、钢铁热处理、贵重金属提炼、燃料、化工、医药和塑料等工业中均会用到氰化物,其废水可导致水源污染。我国《生活饮用水卫生标准》(GB 5749—2006)规定,氰化物的限值为0.05 mg/L。

国内外均报道过氰化物污染水体引起人群、家畜及鱼类急性中毒的事例。长期饮用被氰化物污染的水(浓度超过0.14 mg/L)可出现头痛、头晕、心悸等症状。进入体内的氰化物可与硫代硫酸盐在酶的作用下生成硫氰化物,后者在体内过量蓄积时,能抑制甲状腺激素的合成,造成甲状腺功能低下,使甲状腺增生和肿大。

3.酚类化合物

天然水中不含酚,水中的酚均来自含酚的工业废水污染。许多工业废水中都含有不同量的酚或酚类化合物,如焦化厂(含酚量可大于1000 mg/L)、煤气厂、化工厂、制药厂、炼油厂、合成纤维厂、染料厂等的工业废水若未经净化处理而直接排放时,均可污染地面水或地下水。此外,粪便和含氮有机物在分解过程中也可产生少量酚类化合物,故城市粪便污水中也含有酚。我国《生活饮用水卫生标准》(GB 5749—2006)规定,挥发酚类的限值为0.002 mg/L。

酚是一种原浆毒,由消化道及皮肤吸收,可使蛋白质凝固。进入体内的酚经过肝脏的解毒作用氧化成苯二酚、苯三酚,并与体内的葡萄糖醛酸结合而失去毒性并随尿液排出;少部分可转化为多元酚。因酚有特殊臭味,故极少发生饮用水引起的急性中毒事件。但用氯化物消毒饮用水时,如水中含酚量超过0.001 mg/L,则可形成氯酚,后者会使人体感觉阈显著升高,长期饮用可引起记忆力减退、头晕、失眠、贫血、皮疹、皮肤瘙痒等症状,尿酚也明显升高。酚类急性中毒表现为大量出汗、肺水肿、吞咽困难、肝及造血器官损害,可出现腹泻、口腔炎、尿色发黑、虚脱甚至死亡。

酚类化合物的种类很多,毒性大小及表现也各不相同。一般认为,一元酚为较强的神经毒物,而多元酚的毒性则较低,有些酚类化合物(如五氯酚)在动物实验中呈现致畸作用。酚类化合物污染水源后,除水感观性状恶化外,还可对水生生物产生较明显的危害,不仅能使鱼贝类产生臭味,而且会影响水产品的产量和质量。

4.多氯联苯

多氯联苯(PCBs)是一类由氯置换联苯分子中的氢原子而形成的化合物,为无色或淡黄色油状液体或树脂状固体,性质稳定,基本不溶于水,不易水解和氧化,工业上常用作增型剂、绝缘剂、高温润滑剂、橡胶软化剂及油漆添加剂等,如未经处理任意排放,可造成水源污染。我国《地表水环境质量标准》(GB 3838—2002)规定,多氯联苯的限值为2.0×10^{-6} mg/L。

多氯联苯进入体内可蓄积于脂肪组织及各脏器中。多氯联苯具有雌激素样作用,可干扰机体内分泌功能。人类接触多氯联苯可使免疫功能受损,但其遗传毒性和致癌作用有待进一步研究。日本和我国台湾地区曾发生过多氯联苯中毒事件,都是由于多氯联苯污染食物引起的。据报道,人摄入0.2~0.5 g多氯联苯即可出现中毒症状,表现为皮疹、色素沉着、水肿、无力、呕吐等。已证实多氯联苯可以通过胎盘屏障进入胎儿体内。

四、改良饮用水水质的卫生对策

饮用水水质未能达到标准要求时,应找出原因并采取相应的卫生对策,以改善水质,使之达到卫生标准要求,一般可改进净化方法或另选水源,同时加强卫生防护以及采取必要的净化或消毒处理措施。

（一）水源选择及卫生防护

1.水源选择及卫生条件

（1）水质良好。经净化处理后水源水的感观性状、化学指标应能达到生活饮用水水质标准,毒理学指标和放射性指标也应符合生活饮用水水质标准。水源水中耗氧量不应超过 4 mg/L,五日生化需氧量不应超过 3 mg/L。为防止介水传染病的发生,只经过加氯即供生活饮用的水源水每 100 mL 水样中总大肠菌群的最大可能数(MPN)值不应超过 200;经过净化处理及加氯消毒后供生活饮用的水源水每 100 mL 水样中总大肠菌群 MPN 值不应超过 2000。

（2）水量充足。水源水量应能满足城镇或居民点的总用水量需求,并考虑近期和远期的发展。

（3）便于防护。要保证饮用水水源能经常符合水质卫生标准,除了要完善自来水厂的净化设备外,还应选择卫生状况较好、取水点防护条件优越的水源。在符合条件的地区宜优先考虑选用地下水作为饮用水水源。采用地面水作为水源时,取水点应设在城镇和工矿企业的上游。

（4）技术和经济上合理。应保证技术上不存在问题,经济上可支撑,群众方便取用。

2.水源水的卫生防护

饮用水的给水方式有集中式给水和分散式给水两种。集中式给水通常称为"自来水",是指由水源集中取水,对水进行净化和消毒,并通过输水管和配水管网送到给水站和城镇用户的给水方式。分散式给水是指居民直接从水源分散取水,是广大农村居民的主要取水方式。

对集中式给水而言,多采用地表水水源作饮用水,故应设置卫生防护带,具体要求在取水点周围半径 100 m 的水域内设立明显标志,不得从事一切可能污染水源的活动,河流取水点上游 1000 m 至下游 100 m 的水域内不得排入工业废水和生活污水,其沿岸不准堆放污染水源的废渣、垃圾、有毒物品等。采用地下水作饮用水水源时,要注意井壁的结构应当严密不漏水,井周围应有一定距离的卫生防护带,在这个区域内不得有污染源存在。

对分散式给水而言,其卫生防护应做到以下几点:

（1）对井水的卫生防护:用井水作水源时,应该注意井址选择和井的结构。井应设在污染源的上游、地势较高不易积水处,周围不得有可造成井水污染的污染源(如厕所、粪坑、污水坑、畜圈等)。

（2）对地面水的卫生防护:取水点周围 25～30 m 范围内不得有污染源;江河水应采用分段或分时用水;水库、湖水可分区用水;多塘水地区可分塘用水。应禁止在用水区洗涤、养殖或从事其他可能污染水源的活动,以保证饮用水清洁。有条件的地区可建设岸边自然渗井或沙滤井进行过滤取水。

（二）水 的 净 化

一般情况下,各种天然水源水水质不能满足生活用水水质标准的要求,为此需要经过净化和消毒等处理后才能饮用。饮用水的净化包括混凝沉淀和过滤处理,其目的是去除水中的悬浮物质和胶体,清除水中可能存在的原虫包囊,大大降低水中微生物的含量,改善水的感官性状。

1.混凝沉淀

天然水中常含有各种悬浮物和胶体物质,由于重力作用某些悬浮物可以下沉,使水的浑浊程度降低,这称为"自然沉淀"。但是,天然水中的细小悬浮物,特别是胶体颗粒难以用自然沉淀的方法加以去除,需加入适当的混凝剂才能将细微颗粒凝聚成较大的颗粒而沉降,这称为"混凝沉淀"。

常用的混凝剂主要有金属盐类和高分子混凝剂两大类。

（1）金属盐类主要包括:

①硫酸铝:其腐蚀性小,使用方便,效果好,且对水质无不良影响,操作液的常用浓度为 10%～20%。最常用的明矾(十二水合硫酸铝钾)的混凝成分就是硫酸铝。

②三氧化铁:适应的 pH 值范围较广,絮状体大而紧密,对低温和低浊水的效果较铝盐好,操作液浓度可达 45%。

(2)高分子混凝剂主要包括:

①聚合氧化铝和碱式氯化铝:其腐蚀性小、适应的 pH 值范围广,絮状体形成快而紧密,对低温、低浊及高浊的效果均好,成本较低。

②聚丙烯酰胺:为非离子型聚合物,其混凝效果主要取决于它的水解程度。水解程度合适时各链节间的同性电荷相斥,能使聚合物的分子链保持伸展状态,较未水解前更有利于吸附架桥作用的发挥。为改善混凝条件,有时在使用前应加一定量的助凝剂。如当水的碱性不足时,可加生石灰等碱剂;当铝盐所产生的絮凝体小而松散时,可使用聚丙烯酰胺、活化硅胶、骨胶等高分子助凝剂使絮状体变粗而紧密,以改善絮状体的结构,促进混凝沉淀作用。

影响混凝效果的因素主要有:水中微粒的性质、粒度和含量;水中溶解性有机物和离子的成分及含量;水的温度和 pH 值;混凝剂的种类、质量和用量等。由于影响因素复杂,故一般需通过混凝试验来确定混凝剂的用量及条件。

2.过滤

过滤是指将浑水通过石英砂等滤料层,以截留水中悬浮杂质和微生物等的净水过程。过滤的机制原理包括:

(1)筛除作用,即水通过滤料时,比滤层孔隙大的颗粒被阻留,随着阻留颗粒的增多,滤层孔隙越来越小,较小的颗粒也会被阻留。

(2)接触凝聚作用,即未被沉淀去除的细小絮凝体悬浮微粒与滤料接触而被吸附。

(3)沉淀作用,即比重较大的颗粒随水流移动时,可因惯性作用直接碰撞滤料表面而沉降。

集中式给水系统中使用的过滤装置为各种形式的砂滤池。分散式给水系统的过滤装置可因地制宜、就地取材,采用砂滤井、砂滤池和砂滤缸等。砂滤井多用作河水及塘水的过滤,建于河岸边或塘边,使河水、塘水经过滤料层渗入井中备用。

(三)水的消毒

水经过净化处理后,尚不能保证去除全部病原微生物。为了使水质符合饮用水的各项细菌学指标要求,防止介水传染病的发生和传播,必须对水进行消毒,以杀灭病原体。消毒方法可分物理消毒法和化学消毒法,前者如煮沸、紫外线、超声波消毒等;后者如用氯化消毒剂、臭氧、碘和高锰酸钾等进行消毒。目前应用最广的是氯化消毒(chlorination)。一种好的饮水消毒方法必须对人无害,不恶化水质,消毒快,效果好,适用范围广,不与水中成分起化学反应而降低消毒效果或形成有害物质,且使用方便。

1.氯化消毒

氯化消毒是饮用水消毒中一种最有效的方法,消毒剂主要有氯气和氯制剂,后者包括游离氯制剂漂白粉(氢氧化钙、氯化钙、次氯酸钙的混合物)和漂白粉精(次氯酸钙)以及一氯胺、二氧化氯等。含氯化合物中具有杀菌能力的有效成分称为有效氯,含氯化合物分子团中氯的价数大于 −1 者均为有效氯。以下以游离氯制剂为例,介绍饮用水的氯化消毒:

氯溶于水后的化学反应为:

$$Cl_2 + H_2O \longrightarrow HClO + H^+ + Cl^-$$

$$HClO \longrightarrow H^+ + ClO^-$$

漂白粉和漂白粉精在水中均能水解成次氯酸(HClO):

$$2Ca(ClO)Cl + 2H_2O \longrightarrow Ca(OH)_2 + 2HClO + CaCl_2$$

$$Ca(ClO)_2 + 2H_2O \longrightarrow Ca(OH)_2 + 2HClO$$

　　氯的杀菌作用机制是由于次氯酸体积小,电荷中性,易于穿过微生物的细胞壁。同时它又是一种强氧化剂,能损害细胞膜,使其通透性增加,令细胞内容物如蛋白质、RNA 和 DNA 漏出,并能干扰多种酶系统,例如使磷酸葡萄糖脱氢酶的巯基被氧化破坏而导致细菌死亡。次氯酸对病毒的作用在于对核酸的致死性破坏。

　　由于水中常含有一定量的氨氮,因此当氯进入水中时,除产生次氯酸外,还可产生一氯胺 (NH_2Cl) 和二氯胺 ($NHCl_2$)。氯胺为弱氧化剂,有杀菌作用,但需要较高的浓度和较长的接触时间。

　　(1)常用的氯化消毒方法包括:

　　①普通氯化消毒法:该法是对混凝沉淀及砂滤后的水加氯消毒,加氯量为 0.5~2.0 mg/L,加氯接触时间不少于 30 min。本法适用于水源水质变动小、污染轻、不含酚的水。对污染较重的水加氯量可达 3~5 mg/L。加氯量的多少要以游离性余氯为标准,水质标准要求加氯接触 30 min 后出厂水中游离氯(HClO 和 ClO$^-$)的限值为 4.0 mg/L,出厂水和管网末梢水中游离性余氯分别不低于 0.3 mg/L 和 0.05 mg/L。

　　②过量加氯消毒法:该法用于严重污染的水源水,加氯量大大高于通常加氯量,可达 10 倍以上,使余氯量达到 1~5 mg/L。此种消毒后的水需用亚硫酸钠、亚硫酸氢钠、硫代硫酸钠或药用炭脱除过高的余氯。

　　③持续加氯消毒法:由于在井水或缸水一次加氯消毒后,余氯仅可维持数小时,消毒持续的时间较短,如反复进行消毒又较繁琐,所以一些地区在实际工作中采用各种持续消毒法,例如可用竹筒、塑料袋、广口瓶或青霉素小玻璃瓶等,在上面打多个孔,里面放入一次消毒用量 20~30 倍的漂白粉或漂白粉精,将其悬吊于水中,容器内的消毒剂借水的振荡由小孔中漏出,可持续消毒 10~20 天。持续消毒器上孔的大小和数目多少可根据余氯测定结果确定。

　　(2)影响氯化消毒效果的因素包括:

　　①加氯量和接触时间:为了保证氯化消毒的效果,必须向水中加入足够量的氯,并有充分的接触时间。加氯量除满足需氯量外,为了抑制水中残存细菌的繁殖,管网中尚需维持少量剩余氯。需氯量是指因杀菌、氧化有机物以及某些氯化反应等所消耗的氯量。余氯是指氯化杀菌后剩余的氯量。

　　②水的 pH 值:次氯酸是弱电解质,在水中可发生离解:HClO $\rightleftharpoons$ H$^+$ + ClO$^-$,其离解程度取决于水温和 pH 值。当 pH 值低于 6.0 时,平衡向左移,HClO 接近 100%;当 pH 值超过 9.0 时,平衡向右移,ClO$^-$ 接近 100%;当 pH 值为 7.5 时,HClO 和 ClO$^-$ 的量大致相等。HClO 的杀菌效果较 ClO$^-$ 高约 80 倍,因此氯化消毒时水的 pH 值不宜太高。

　　③水的温度:水温低,杀菌效果差;水温高,杀菌效果好。水温每提高 10 ℃,病菌杀灭率约提高 3 倍。在 0~5 ℃下,杀灭水中全部大肠杆菌所需的时间较在 20~25 ℃下约多 3 倍。

　　④水的浑浊度:悬浮颗粒可吸附微生物,使之凝集成团,而团块的微生物不易受到消毒剂的作用。因此,消毒前应先进行净化处理,尽量降低水的浑浊度。

　　⑤微生物的种类和数量:不同微生物对氯的耐受性不一样,除腺病毒外,肠道病毒对氯的耐受性高于肠道细菌。如果水中微生物过多,则消毒后水质就不易达到卫生标准要求。

　　2.其他消毒方法

　　(1)煮沸消毒。煮沸是一种最古老而又最常用的消毒方法,消毒效果可靠,对一般肠道传染病的病原体和寄生虫卵,经煮沸 3~5 min 均可全部杀灭。因此,为预防肠道传染病的介水传播,应大力提倡喝开水。

　　(2)臭氧消毒。臭氧是极强的氧化剂,在水中的溶解度大约比氧高 13 倍,因其极不稳定,需临时制备立即投入水中。用臭氧消毒过滤水时其用量一般不超过 1 mg/L。当接触时间不低于 12 min、剩余臭氧量不低于 0.02 mg/L 时,可达到良好的消毒效果。臭氧消毒的优点在于其对细菌和病毒的杀灭效果均较高,且用量少、接触时间短,pH值适应范围宽,在6～8.5内均有效,不影响水的感官性状,不产生三卤甲烷;有除臭、除色、除铁、除酚等多种作用。其缺点是技术要求高,投资费用大,投加量不易调节。另外,臭氧在水中不稳定,不易维持剩余消毒量,因而需用第二消毒剂,否则可引起细菌后生长。

(3)紫外线消毒。波长200～295 nm的紫外线具有杀菌能力,其中以254 nm者杀菌能力最强。紫外线的杀菌效果除与波长有关外,还取决于照射的时间及强度、被照射的水深及水的透明度等因素。用紫外线消毒的饮用水必须预先通过混凝沉淀及过滤处理,水层厚度不超过30 cm,照射时间不少于1 min。因此,紫外线消毒的优点是接触时间短、效率高、不影响水的感官和味道;缺点是消毒后无持续杀菌作用。另外,每支紫外线灯管处理的水量有限,且耗资较大。

第三节 地质环境和土壤

【案例】

燃煤型氟中毒是我国特有的一种地方病,发现于20世纪70年代末,是一种主要影响牙齿和骨骼的慢性氟中毒。据1995年统计资料显示,这类氟中毒共导致了18169946例氟斑牙患者和1460879例氟骨症患者,其中以贵州省受燃煤型氟中毒的危害最为严重,全国44.91%的病区人口、57.14%的氟斑牙患者和44.44%的氟骨症患者都在贵州。

由于贵州地区降水量充沛,雨热同季,在这种湿热条件下,岩石矿物强烈分解导致氟元素进入土壤环境。另外,贵州地区土壤沉积层高度发育,富含黏土矿物,结构密实,水分难以渗透,再加上酸性条件(土壤pH值一般为4.0～5.5),十分有利于氟的吸附、储存。沉积层土壤黏性高、耐火性强,当地居民常将其与煤粉混合以起到成型、助燃的作用,但是土壤中的氟元素含量过高,采用这种落后的煤粉拌土壤燃烧的方式会导致燃煤型氟中毒的发生。

问题讨论:

(1)除了上述材料中介绍的燃煤型氟中毒外,地方性氟中毒还有哪几种类型?

(2)氟中毒有哪些典型的临床表现?

一、地质环境与疾病

在地壳漫长的变化过程中,由于各地形成土壤的母质(岩石)成分、气候及地形地貌等因素的不同,使得地球表面的元素分布不均匀,一些地区的水、土壤、空气中某些或某种化学元素过多或缺乏,继而影响该地区人群对化学元素的摄入量。某些元素具有明显的营养作用及生理功能,是维持机体健康所必需的;而有些元素是有害的,机体摄入过多会引起疾病。生物与其所在环境是在相互适应的条件下发展起来的,因而生物体与环境中的一些元素能够保持动态平衡。

依其在体内含量的多少,存在于生物体内的元素可分为宏量(常量)及微量两大类。宏量元素占人体总量的99.95%,包括碳、氢、氧、氮、硫、磷、钠、钾、钙、镁、氯11种,它们构成人体的主要成分;微量元素在生物组织中的正常含量均小于人体体重的0.01%,包括铁、铜、锌、锰、钴、铬、钼、钒、镍、锡、碘、硒、氟、硅、砷、汞、镉、铅、铝、锶、锂、锗、铊、钡、硼等。在微量元素中,人们根据其在生物体内的作用又将其分为必需微量元素和非必需微量元素。必需微量元素是指那些具有明显营养作用及生理功能,对维持生物生长发育、生命活动及繁衍不可缺少的元素;非必需微量元素是指那些无明显生理功能的微量元素。1995年,联合国粮农组织和世界卫生组织将微量元素中的铁、铜、锰、锌、钼、铬、钴、碘、硒、氟10种列为必需微量元素,将硅、镍、硼、钒4种列为可能必需元素,将铅、镉、汞、砷、铝、锡、锂7种列为具有潜在毒性,但低剂量可能具有功能作用的微量元素。

将微量元素人为分为必需和非必需两类至今仍然是有争议的,因为几乎所有的必需元素在摄入过多时都是有害的,而且其界限也不是固定不变的,随着今后研究的深入,它们将会得到修正或新的分类。机体缺少必需微量元素常可导致相应的功能失调,但如摄入量过多也可能造成某些功能障碍。因此,对于这类元素,存在一个适宜的剂量范围。非必需微量元素自然不存在最低需要量的问题,如超过最高容许浓度则可导致中毒。由于自然或人为的原因,地球的地质化学条件可能存在区域性差异,如地壳表面元素分布的不均一性。这种区域性差异在一定程度上影响和控制着世界各地区人类、动物和植物的发展,造成了生物生态的区域性差别。如果这种区域性差异超出了人类和其他生物所能适应的范围,就可能使当地的动物、植物及人群发生特定的疾病。

由于地壳中元素分布不均衡,因此当水、土壤、植物中某种微量元素过高或缺乏时,会使当地人和动物从外界环境中获得该元素的量不能满足或超过机体的正常需要而引起某些特异性疾病,称为"生物地球化学性疾病",又称为"化学元素性地方病"。地方病除包括生物地球化学性疾病外,还包括生物源性地方病,常见的有布鲁杆菌病、炭疽和血吸虫病。生物地球化学性疾病的特点是:①疾病的发生有明显的地区性;②疾病的发生与地质中某种化学元素的水平明显相关;③疾病的发生与当地人群某种化学元素的总摄入量之间存在摄入量-反应关系。

我国是地方病流行较为严重的国家,有30多个省、市、自治区存在不同程度的地方病危害,病因明确的主要有碘缺乏病、地方性氟中毒和地方性砷中毒,克山病、大骨节病等病因虽尚未完全确定,但都有明显的地区性,故也被列入了生物地球化学性疾病的范畴。

(一)碘缺乏病

碘缺乏病(iodine deficiency disorders,IDD)是由于摄碘量不足而引起的一系列病症,包括在缺碘地区出现的相当数量的胎儿早产、死产、先天畸形、亚临床克汀病、智力发育障碍、单纯性聋哑、甲状腺肿及克汀病等。这些病症实际上是不同程度的碘缺乏在人类不同发育时期所造成的损伤,而甲状腺肿和克汀病则是碘缺乏最明显的表现形式。

碘广泛存在于自然界中,以碘化物的形式存在。碘化物易溶于水,可随水迁移。因此,山区水含碘低于平原,平原低于沿海,海洋生物和海产品中含碘丰富。

人体的碘主要由食物供给,少部分来源于水和空气。碘化物在消化道内还原成碘离子形式后可完全吸收入血。成人体内正常含碘量为 $20\sim50$ mg,其中 20% 存在于甲状腺中。血液中的碘可被甲状腺摄取,在甲状腺滤泡上皮细胞内经促甲状腺激素(thyroid stimulating hormone,TSH)和过氧化物酶氧化形成活性碘,活性碘再与甲状腺蛋白分子上的酪氨酸结合,形成一碘酪氨酸和二碘酪氨酸,耦合后生成甲状腺激素。甲状腺激素中的碘被脱卜成为碘离子,再重新被甲状腺摄取作为合成甲状腺激素的原料。人体 80% 以上的碘通过肾脏由尿排出,10% 左右由粪便排出,极少部分可经乳汁、毛发、皮肤和肺组织排出。通常用尿碘排出量来估计碘的摄入量。

碘缺乏病是一种世界性的地方病,受碘缺乏威胁的人口占全世界总人口的 28.9%。我国是世界上碘缺乏病流行较严重的国家之一,2008年全国有地方性甲状腺肿患者550多万人,地方性克汀病患者近12万人。据调查,岩石、土壤、水质和气象条件对碘缺乏病的流行有重要影响。病区地理分布特点是山区高于平原,内陆高于沿海,农村高于城市。地方性甲状腺肿可发生在任何年龄,以生长发育旺盛的青春期发病率为最高。一般女性患病率高于男性。

1. 地方性甲状腺肿

地方性甲状腺肿是一种主要由于地区性环境缺碘引起的地方病,是碘缺乏的主要表现形式之一,其主要症状是甲状腺肿大。地方性甲状腺肿的发病原因和机制包括:

(1)缺碘。缺碘是引起地方性甲状腺肿流行的主要原因。碘主要来源于食物和水。国内外许多流行病学调查资料显示,绝大多数地方性甲状腺肿流行区的饮水、食物及土壤中碘均缺乏或不足。当碘摄入量低于 $40~\mu g/d$ 或水中含碘量低于 $10~\mu g/L$ 时,即可出现不同程度的地方性甲状腺肿流行。碘含量与地方性甲状腺肿的患病率呈负相关。

碘是合成甲状腺激素的主要原料。当环境缺碘导致机体摄入碘不足时,甲状腺激素的合成减少,可反馈性地促使腺垂体分泌促甲状腺激素增加,使甲状腺组织发生代偿性增生,腺体肿大。初期为弥漫性甲状腺肿,属代偿性的生理肿大,不伴有甲状腺功能异常,如及时补充碘,肿大的甲状腺可完全恢复正常。如进一步发展,酪氨酸碘化不足或碘化错位,便产生异常的甲状腺球蛋白,失去正常的甲状腺激素的作用,并且不易水解分泌而堆积在腺体滤泡中,致使滤泡肿大,胶质充盈,呈胶质性甲状腺肿。由于胶质不断蓄积,压迫滤泡上皮细胞,局部纤维化,使供血不足、细胞坏死,出现退行性变。上述过程循环变化,最终形成大小不等、软硬不一的结节,即为结节性甲状腺肿。

(2)存在致甲状腺肿的物质。缺碘并非引起地方性甲状腺肿的唯一病因,某些病区还存在其他致甲状腺肿物质。致甲状腺肿物质是指能影响或干扰甲状腺素的合成、释放、代谢,以致引起甲状腺肿的物质。常见的有:①有机硫化物,如硫氰化物、硫萄糖苷和硫脲类等,主要存在于木薯、杏仁、黄豆、芥菜、卷心菜等中;②某些有机物,包括生物类黄酮、酚类、邻苯二甲酸酯和有机氯化合物等;③某些无机物,如水中的钙、氟、镁、锂等以及硝酸盐等。致甲状腺肿物质单独作用者较少见,常与缺碘联合作用而引起地方性甲状腺肿和克汀病流行。

(3)其他原因。有报道称,长期饮用高硬度水、含氟化物或硫化物过高的水以及某些化学物质污染的水也可能与地方性甲状腺肿的流行有关。钴、锰、铁、铅等元素与碘代谢和地方性甲状腺肿的关系也引起了一些学者的关注。某些药物如氯丙嗪、磺胺类和对氨基水杨酸等也曾有诱发地方性甲状腺肿的报道。某些病区居民饮食中维生素 A、维生素 C、维生素 B_{12} 不足或低蛋白、低热量也可促使甲状腺肿发生。因此,从某种意义上讲,碘缺乏病是以缺碘为主的多种营养素缺乏症。

高碘也可引起甲状腺肿大。日本早在 20 世纪 40 年代就发现,长期食用含碘量很高的海产品的人群,尿碘很高但甲状腺激素水平及血碘水平很低,有地方性甲状腺肿流行。我国在河北及山东沿海地区也发现,饮用高碘深井水(100~1000 $\mu g/L$)及腌海带盐(含碘约 200 $\mu g/kg$)可引起甲状腺肿流行。高碘性甲状腺肿的发病机制可能是摄入过多的碘可占据过氧化物酶的活性基,使酪氨酸被氧化的机会减少,甲状腺激素的合成受到抑制,从而促使甲状腺滤泡代偿性增生。

地方性甲状腺肿的临床表现早期为甲状腺轻度肿大,一般无自觉症状;中晚期为甲状腺严重肿大,可出现周围组织压迫症状,如:①气管受压时,出现憋气、呼吸不畅甚至呼吸困难;②食管受压造成吞咽困难;③肿大的甲状腺压迫喉返神经早期可出现声音嘶哑、痉挛性咳嗽,晚期可失声,静脉受压可引起喉黏膜水肿,使发音沙哑;④颈交感神经受压使同侧瞳孔扩大,严重者出现霍纳综合征(眼球下陷、瞳孔变小、眼睑下垂);⑤上腔静脉受压引起上腔静脉综合征,使单侧面部、头部或上肢水肿;⑥异位甲状腺肿(如胸骨后甲状腺)可压迫颈内静脉或上腔静脉,造成胸壁静脉怒张或皮肤瘀点及肺不张,检查可见并触及肿大的甲状腺。

地方性甲状腺肿的诊断标准为:首先是甲状腺肿大,其次是具有地方性。实验室检查可见甲状腺 [131]I 吸收率呈“饥饿曲线”(当服用定量的放射性碘后,各个时间的 [131]I 吸收率都较正常值为高,峰值多在 24~48 h 内出现),24 h 尿碘在 50 μg 以下;血清蛋白结合碘、丁醇提取碘、四碘甲状腺原氨酸(T_4)均正常或稍低;三碘甲状腺原氨酸(T_3)正常或升高;血清促甲状腺激素正常或升高;血清胆固醇、24 h 尿内肌酸及基础代谢率测定正常。甲状腺肿大处无血管杂音,也无震颤。

我国现行的地方性甲状腺肿诊断标准为:①住在地方性甲状腺肿病区;②甲状腺肿大超过本人拇指末节,或小于拇指末节而有结节;③排除甲亢、甲状腺炎、甲状腺癌等其他甲状腺疾病;④尿碘低于 50 $\mu g/g$,甲状腺 [131]I 吸收率呈“饥饿曲线”。

2.地方性克汀病

地方性克汀病是在较严重的缺碘性甲状腺肿病区出现的一种病症。患者出生后即有不同程度的智力低下、体格矮小、听力障碍、神经运动障碍、甲状腺功能低下及甲状腺肿,症状可概括为“呆、小、聋、哑、瘫”。

(1)地方性克汀病的发病机制包括：

①在胚胎期，由于缺碘，导致胎儿的甲状腺激素供应不足，胎儿的生长发育障碍，特别是中枢神经系统发育分化障碍。由于胚胎期大脑发育分化不良，可引起耳聋、语言障碍、上运动神经元障碍和智力障碍等。

②在出生后至2岁，由于摄碘不足，使甲状腺激素合成不足，引起甲状腺激素缺乏，明显影响身体和骨骼的生长，从而表现出体格矮小、性发育落后、黏液性水肿及其他甲状腺功能低下等症状。婴幼儿可以通过母乳(乳腺有浓集碘的作用)及自身进食两方面摄取碘，部分改善缺碘状况。

(2)分型：地方性克汀病在临床上可分为神经型、黏液性水肿型(简称"黏肿型")和混合型，症状与体征主要表现为以下几方面：

1)智力低下：智力低下是地方性克汀病的主要症状，其程度轻重不一。严重的智力低下患者大小便不能自理，甚至不能进食，达到白痴程度。有的虽可自己吃饭、穿衣、大小便，但神经运动障碍较明显，不能做复杂的劳动，不会计数，不能适应社会生活。轻者能做简单的运算，参加简单的农业生产劳动，但劳动效率不高。

2)聋哑：聋哑是地方性克汀病(尤其神经型患者)的常见症状，其严重程度大致与病情成正比，多为感觉神经性耳聋。神经型地方性克汀病听力障碍较黏肿型严重，与听力障碍同时存在的是语言障碍。

3)生长发育落后，主要表现为以下几方面：

①身材矮小，一般病情愈重，身材矮小就愈明显，黏肿型患者比神经型患者明显，特点是下肢相对较短，保持了婴幼儿时期的不均匀性矮小。

②婴幼儿生长发育落后，表现为囟门闭合延迟，骨龄明显落后，出牙、坐、站、走等延迟。

③克汀病面容，表现为头大，额短，眼裂呈水平状，眼距宽，鼻梁下塌，鼻翼肥厚，鼻孔向前，唇厚，舌厚而大且常伸出口外，流涎等。

④性发育落后，黏肿型患者性发育落后较神经型明显。神经型主要表现为外生殖器发育较晚，男性性成熟晚，女性月经初潮晚，但大多数还可以结婚生育。黏肿亚型常表现为外生殖器官在成年时仍保持儿童型，第二性征发育差，多数不能结婚生育。

4)神经系统症状：神经型地方性克汀病的神经系统症状尤为明显，一般有下肢痉挛性瘫痪，肌张力增强，腱反射亢进，还可出现病理性反射及踝阵挛等。

5)现症甲状腺功能低下症状：主要见于黏肿型地方性克汀病患者，神经型少见。主要表现为黏液水肿，皮肤干燥，弹性差，皮脂腺分泌减少，精神及行为改变表现为反应迟钝、嗜睡，对周围事情不感兴趣。

6)甲状腺肿：神经型克汀病患者多数伴有甲状腺肿，而黏肿型患者伴有甲状腺肿的较少。

地方性克汀病神经型、黏肿型和混合型的区别如下：①神经型的特点是有精神缺陷、聋哑、神经运动障碍，没有现症甲状腺功能低下；②黏肿型的特点是严重的现症甲状腺功能低下，生长迟滞、侏儒症；③混合型兼有上述两型的特点，有的倾向于神经型，有的倾向于黏肿型。

(3)地方性克汀病的诊断标准如下：

1)必要条件：①出生、居住在碘缺乏地区；②精神发育不全，主要表现为不同程度的智力障碍。

2)辅助条件：①神经系统症状：不同程度的听力障碍、语言障碍和运动神经障碍。②甲状腺功能低下症状：不同程度的身体发育障碍；不同程度的克汀病形象，如特殊面容、面宽、眼距宽、塌鼻梁、腹部隆起等；不同程度的甲状腺功能低下表现，如出现黏液性水肿，皮肤、毛发干燥；X射线检查表明骨发育缓慢和骨骺愈合延迟，血清 T_4 降低，促甲状腺激素升高。

有必要条件之后，再具有辅助条件中神经系统症状或甲状腺功能低下症状中的任何一项或一项以上即可诊断为地方性克汀病。

（4）防治：碘缺乏病是我国分布最广、危害人数最多的地方病之一，补碘是防治碘缺乏病的根本措施。补碘的方法主要有：

1）食盐加碘。食盐加碘是预防碘缺乏病的首选方法。碘盐是把微量碘化物（碘化钾或碘酸钾）与大量的食盐混匀后供食用的盐。为防止碘化物损失，碘盐应该干燥，严防日晒。碘的最低需要量为每人 75 μg/d，一般供给量为生理需要量的 2 倍，即每人（成人）150 μg/d，成人摄入量的安全范围为 50～500 μg/d。食盐加碘是最易坚持的有效措施，其简便、经济、安全可靠是其他方法所无法替代的。我国从 1995 年开始改变过去只对病区供应碘盐的措施，在全国实行全民食盐加碘，实践证明全民食盐加碘在消除碘缺乏病上取得了巨大成就。但在过去的实际工作中，也发现在长期慢性缺碘人群中因快速增加碘摄入量或碘摄入量过高之后可导致一定的不良反应，表现为甲状腺功能亢进和自身免疫性甲状腺疾病发病率升高。为贯彻"因地制宜、分类指导、科学补碘"的碘缺乏病防治策略，卫生部于 2011 年 9 月 15 日发布了食品安全国家标准《食用盐碘含量》（GB 26878—2011）。该标准规定在食用盐中加入碘强化剂后，食用盐（碘盐）中碘含量的平均水平（以碘元素计）为 20～30 mg/kg，允许波动范围为平均水平的±30%。标准中规定的食用盐碘含量的三个水平分别是：20 mg/kg（14～26 mg/kg）、25 mg/kg（18～33 mg/kg）、30 mg/kg（21～39 mg/kg）。各省、市、自治区人民政府卫生行政部门可以在规定的范围内，根据当地人群实际碘营养水平选择适合本地情况的食用盐碘含量平均水平。《食用盐碘含量》国家标准从 2012 年 3 月 15 日开始实施。

2）碘化剂。患者可口服碘化钾，但用药时间长，不易坚持。

3）甲状腺制剂。甲状腺制剂有甲状腺粉、甲状腺片、人工合成的甲状腺素及三碘甲状腺原氨酸。对地方性克汀病患者，特别是黏液水肿型，只要适时适量地补充甲状腺激素，及时采用"替代疗法"，就可迅速收到理想的治疗效果。

在非缺碘性甲状腺肿流行区，应进一步调查清楚原因，加以针对性的防治。如系水源被污染，则应清除污染，改善水质；如水中不缺碘而硬度过高时，应另选软水水源或饮用煮沸过的水；存在致甲状腺肿的物质时，应针对性地净化处理，以去除或破坏此类物质。

（二）地方性氟中毒

地方性氟中毒是由于一定地区的环境中氟元素过多，而致生活在该环境中的居民经饮水、食物和空气等途径长期摄入过量氟所引起的以氟骨症和氟斑牙为主要特征的一种慢性全身性疾病，又称"地方性氟病"。

氟元素在自然界中分布广泛，地下水中含氟量较地面高。氟一般不以游离状态存在，而是以化合物的形式存在于自然界中。含氟的气体、蒸气和粉尘可通过呼吸道被人体吸收，通过饮水和食物摄入的氟可经消化道吸收。吸收的氟中，约 75% 与血浆蛋白结合而运送到各组织，其中在牙齿和骨骼处蓄积最多。氟主要通过肾脏随尿排出（占 50%～80%），小部分由粪便和汗液排出体外，微量由毛发、指甲、乳汁排出。氟可通过胎盘屏障进入胎儿体内。

地方性氟中毒是一种自远古时代以来一直危害人类健康的古老地方病，在世界很多地区均有发生，流行于全世界 50 多个国家和地区。我国是地方性氟中毒发病最广、波及人口最多、病情最严重的国家之一。除上海市以外，全国其余省、市、自治区均有地方性氟中毒的发生和流行。30 个省、市、自治区有饮水型病区，14 个省、市有燃煤污染型病区，6 个省、市、自治区有饮茶型病区。根据 2008 年的统计资料，我国共有高氟暴露人口 12185 万，分布在 1313 个病区县的 131203 个自然村，其中饮水型 8739 万，燃煤型 3446 万。

1. 地方性氟中毒的病区确定与划分

（1）病区确定：①当地出生成长的 8～12 周岁儿童氟斑牙患病率超过 30%；②饮水型地方性氟中毒病区，饮水含氟量超过 1.0 mg/L；燃煤污染型地方性氟中毒病区，由于燃煤污染导致的总摄氟量超过 3.5 mg。

(2)病区划分。

①轻病区:当地出生成长的 8～12 周岁儿童氟斑牙患病率超过 30%,经 X 射线检查证实无骨症或出现轻度氟骨症,饮水含氟量超过 1.0 mg/L 或总摄氟量超过 3.5 mg。

②中病区:缺损型氟斑牙患病率超过 20%,经 X 射线检查证实出现中度氟骨症,重度氟骨症患者不到 2%,饮水含氟量超过 2.0 mg/L 或总摄氟量超过 5.0 mg。

③重病区:缺损型氟斑牙患病率超过 40%,经 X 射线检查证实重度氟骨症患者数量超过 2%,饮水含氟量超过 4.0 mg/L 或总摄氟量超过 7.0 mg。

当环境氟含量与病情不符合时,以病情为准。

2.地方性氟中毒的病区类型

(1)饮水型病区:由于饮用高氟水(含氟量超过 1.0 mg/L)而引起氟中毒的病区为饮水型病区,是最主要的病区类型,主要分布在淮河-秦岭-昆仑山一线以北广大北方地区的平原、山前倾斜平原和盆地,如东北平原西部、华北平原、华东平原、中原地区、河西走廊、塔里木盆地、准噶尔盆地,从而形成了东起山东半岛、西至新疆天山山脉南部的大面积氟中毒地区。

(2)燃煤污染型病区:由于居民燃用当地含高氟煤(1590～2158 mg/kg)做饭、取暖,敞灶燃煤,炉灶无烟囱,并用煤火烘烤粮食、辣椒等,致使严重污染室内空气和食品。居民吸入污染的空气和摄入污染的食品引起地方性氟中毒的病区主要分布在陕西南部、四川、湖北、贵州、云南、湖南和江西等地区。

(3)饮茶型病区:由于长期饮用含氟量过高的茶叶而引起氟中毒的病区为饮茶型病区。饮茶型病区主要分布在内蒙古、西藏、四川、青海、甘肃和新疆等地习惯饮茶的少数民族地区,如藏族、哈萨克族、蒙古族聚居区。当地居民有饮奶茶的习惯,茶可富集氟,我国的红茶、绿茶及花茶平均氟含量为 125 mg/kg,砖茶高达 493 mg/kg,最高可达 1175 mg/kg。我国砖茶的含氟量限值为不高于 300 mg/kg。

3.地方性氟中毒的人群分布

恒牙形成期生活在高氟区的儿童均可患氟斑牙。氟骨症多见于成年人,16 岁以上,特别是 20 岁以后增加明显,主要出现在青壮年时期(16～50 岁),并且随年龄的增加,患氟骨症的患者也增多。氟中毒有"易侵袭外来人"的现象,表现为从非病区搬入病区的居民比当地居民更容易患病,且病情更重。氟斑牙与居住年限无关,氟骨症发生率随居住年限增加而升高。

4.地方性氟中毒的发病原因和机制

(1)发病原因:长期摄入过量氟是发生本病的主要原因。每人每天摄入总氟量超过 4 mg 时即可引起慢性中毒。本病好发年龄为青壮年,通常女性发病率高于男性,患病率可随年龄增长而升高。妊娠和哺乳期妇女更易发病或病情加重。营养不良,特别是蛋白质、钙、维生素供给缺乏时,机体对氟的敏感性升高。

(2)发病机制:对于氟骨症及氟斑牙的发病机制,目前仍没有完全阐明,可能与下面几种毒性作用有关:

①破坏钙、磷代谢:过量的氟进入人体后与钙结合成氟化钙,主要沉积于骨组织中,少量沉积于软骨中,使骨质硬化,甚至骨膜、韧带及肌腱等硬化,从而引起一系列症状。由于血钙减少使甲状旁腺分泌增多,溶骨作用加强,加速了骨的吸收,使骨质疏松或软化。此种现象更多见于产妇及哺乳期妇女。

②对牙齿的影响:适量的氟可取代牙釉质中羟磷灰石的羟基而形成氟磷灰石,后者是牙齿的基本成分,可使牙质光滑坚硬、耐磨,并具有抗酸作用,也可抑制口腔中的乳酸杆菌,降低糖类分解产生的酸度,从而具有预防龋齿的作用。因此,在某些低氟地区,有人提倡可在自来水中加入适量氟,以降低龋齿的发生率。但当体内摄入过量氟时,大量的氟沉积于牙组织中,可致牙釉质不能形

成正常的棱晶结构,而形成不规则的球状结构,产生斑点,在这些不规则的缺陷处色素沉着,呈现黄色、褐色或黑色,同时牙的硬度减弱,质脆易碎或断裂,常早期脱落。

③抑制酶的活性:因氟与钙、镁结合成难溶的氟化钙及氟化镁,故体内许多需要钙、镁的酶的活性被抑制。例如,抑制烯醇化酶及琥珀酸脱氢酶等,使三羧酸循环障碍、糖原合成破坏,可使骨组织营养不良;抑制骨磷酸化酶,导致骨组织钙盐的吸收和蓄积障碍。

5.氟斑牙

(1)氟斑牙的临床表现包括:

①釉面光泽度改变。牙齿釉面失去光泽,不透明,可见白垩样线条、斑点、斑块,白垩样变化布满整个牙面。

②釉面着色。牙齿釉面出现不同程度的颜色改变,呈浅黄、黄褐乃至深褐色、黑色。着色范围可由细小斑点、条纹、斑块直至布满大部分釉面。

③釉面缺损。牙齿缺损的程度不一,表面可出现细小的凹痕,小的如针尖或鸟啄样,大的可见深层釉质较大面积的剥脱。轻者缺损仅限于轴质表层,严重者缺损可发生在所有的牙面,包括邻接面,以致破坏了牙齿的整体外形。

(2)诊断标准:中国卫生部于2011年11月8日发布的《氟斑牙诊断标准》(WS/T 208—2011)从2012年4月1日起开始实施。标准规定,有明确的牙发育期间摄氟过量病史,结合临床检查,按照氟牙症的诊断要求,具有以下1项者即可诊断为氟斑牙:

①白垩样变:牙齿表面部分或全部失去光泽,出现不透明云雾状或粗糙似粉笔样的条纹、斑点、斑块,或整个牙面呈白色粉笔样改变。

②釉质着色:牙齿表面出现点、片状浅黄褐色、黄褐色、深褐色病变,严重者呈黑褐色,着色不能被刮除。

③釉质缺损:牙釉质破坏、脱落,牙面出现点状甚至地图样凹坑,缺损呈浅蜂窝状,深度仅限于釉质层,严重者釉质大片缺失。

6.氟骨症

(1)症状:氟骨症发病缓慢,患者很难说出发病的具体时间,症状也无特征性,主要有以下几点:

①疼痛。疼痛是氟骨症最普遍的自觉症状,疼痛部位可以是1~2处,也可遍及全身,通常由腰背部开始,逐渐累及四肢大关节,一直到足跟。疼痛一般呈持续性,多为酸痛,无游走性,局部也无红肿发热现象,活动后可缓解,静止后加重,尤其是每天早晨起床后常不能立刻活动。受天气变化的影响不明显。重者可出现刺痛或刀割样痛,这时患者往往不敢触碰,甚至不敢大声咳嗽和翻身,为此患者常保持一定的保护性体位。

②神经症状。除疼痛外,部分患者还可因椎孔缩小变窄,使神经根受压或营养障碍而引起一系列神经系统症状,如肢体麻木、蚁走感、知觉减退等感觉异常;肌肉松弛,有脱力感,握物无力,下肢支持躯干的控制力量也减退。

③肢体变形。轻者一般无明显体征,随病情发展可出现关节功能障碍及肢体变形,表现为脊柱生理弯曲消失,活动范围受限。

④其他症状。不少患者可有头痛、头晕、心悸、乏力困倦等类神经征表现,也有恶心、食欲缺乏、腹胀、腹泻或便秘等胃肠系统功能紊乱的症状。

轻度氟骨症患者一般无明显体征,随着病情的发展,可出现关节功能障碍及肢体变形。

(2)体征:氟骨症患者的体征随临床类型与疾病程度而异,可分为以下两型:

①硬化型:以骨质硬化为主,表现为广泛性骨质增生、硬化及骨周软组织骨化所致的关节僵硬及运动障碍、脊柱固定、胸廓固定、四肢关节强直。

②混合型:在骨质硬化即骨旁软组织骨化的同时,因骨质疏松、软化而引起脊柱及四肢变形。

(3)氟骨症的 X 射线检查表现有以下几点:

①骨质及密度改变:密度升高(硬化)的主要表现为骨小梁均匀变粗、变密,骨皮质增厚,骨髓腔变窄或消失,尤以腰椎、骨盆为明显;密度减低(疏松)的主要表现为骨小梁均匀变细、变小,骨皮质变薄,骨腔扩大,多见于腰椎、骨盆和肋骨。混合型兼有硬化和疏松两种改变。

②骨周改变:主要表现为软组织的钙化,包括韧带、肌腱附着处和骨膜、骨间膜即关节周围软组织的钙化(骨化)和骨棘形成,这也是本病的特征性表现之一。

③关节改变:关节软骨退变坏死,关节面增生凸凹不平,关节间隙变窄,关节边缘呈唇样增生,关节囊骨化或出现关节游离体。多见于脊椎及髋、膝、肘等大关节。

(4)氟骨症的诊断依据为:

①生活在高氟地区,并有饮用高氟水,食用被氟污染的粮食或吸入被氟污染的空气者。

②临床表现有氟斑牙(成年后迁入病区者可无氟斑牙),同时伴有骨关节痛、肢体或躯干运动障碍(即变形)者。

③X 射线检查表现:骨及骨周软组织具有氟骨症 X 射线检查表现者。

④实验室资料显示尿氟含量超过正常值者。

7. 地方性氟中毒的防治措施

(1)预防措施:首先应查清氟的来源,如主要来源于饮水,则应改用低氟水源,如打深井水,收集和贮存降水,利用江河水等。如更换水源有困难时,则应将饮水除氟,集中式给水可采用活性氧化铝法,分散式给水可采用碱式氯化铝和硫酸铝法除氟。对燃煤型污染区,应改造落后的燃煤方式,改良炉灶,加强排烟措施,将含氟烟尘排出室外,甚至通过更换燃料来解决;改变烘烤食物的保存方法,降低食物的氟污染。饮茶型病区应降低砖茶中的氟含量,或用低氟茶代替砖茶。

(2)治疗原则:

①控制和减少氟摄入量,针对不同类型病区,采取相应措施减少氟摄入量,最好移居到微氟区。

②合理膳食,提供维生素类、钙、蛋白质丰富的膳食,保证足够的热量,增强机体的抗氟和排氟能力。

③药物治疗,适量补钙和维生素 D,调节钙磷代谢,减少对氟的吸收。合用维生素 C 可减少对氟的吸收,促进氟排泄。有神经损伤者可采用维生素 B、三磷腺苷、辅酶 A 等对症治疗。

④对氟斑牙的治疗:可采用涂膜覆盖法、药物脱色法、修复法等治疗。

⑤其他:因氟骨症而造成骨骼严重畸形者,可进行手术治疗。

(三)地方性砷中毒

地方性砷中毒是由于一定地区的环境中砷元素过多而致生活在该环境中的居民经饮水、食物和空气等途径长期摄入过量砷所引起的,以皮肤色素沉着和(或)脱失、掌跖角化等皮肤改变为主要表现,同时伴有神经系统、周围血管、消化系统等多方面症状的全身性疾病。

砷是地壳的构成元素之一,在自然界中广泛分布于岩石、土壤和水中。环境中的砷多以含砷矿石的形式存在,如砷铁矿、雄黄(As_2S_2)、雌黄(As_2S_3)等,并多与锌、铜、铅等元素共生于其硫化物矿藏中。

砷吸收入血后首先在血液中聚集,其中 95% 的无机砷(iAs)与血红蛋白中的珠蛋白结合,然后被运输至肝、肾、脾、肺、脑、皮肤及骨骼中。无机砷进入机体后在红细胞内被砷酸盐还原酶还原,可将五价砷(iAs^{5+})还原为三价砷(iAs^{3+})。iAs^{3+}被肝细胞摄取后,在甲基转移酶的催化下生成单甲基砷酸(MMA^{5+});MMA^{5+}又在 MMA^{5+} 还原酶的作用下还原为单甲基亚砷酸(MMA^{3+})。MMA^{3+}再发生甲基化反应,生成二甲基砷酸(DMA^{5+})。不同价态、不同形式的砷代谢产物毒性差异很大,其毒性由大到小依次为:$MMA^{3+} \geq DMA^{3+} > iAs^{3+} > iAs^{5+} > MMA^{5+} = DMA^{5+}$。在众多砷化物中,MMA^{3+}的急性毒性是无机砷化合物毒性的4倍。肾脏是砷化物排泄的主要器官,部分砷可由胆汁排入肠道,随大便排出体外。另外,经皮肤、汗腺、唾液腺、泌乳、毛发、指甲脱落等途径也可排出部分砷。

1.地方性砷中毒的流行病学

地方性砷中毒也可分为饮水型和燃煤污染型,饮水型主要因饮用高砷水,直接由消化道摄入过量砷而引起中毒。我国饮水型地方性砷中毒病区主要分布在新疆维吾尔自治区的奎屯、内蒙古自治区和山西省部分地区。到目前为止,发现的饮水型高砷暴露村镇已涉及14个省区。燃煤型则是用敞灶燃烧高砷煤取暖、做饭或烘烤粮食、辣椒等,通过呼吸道和消化道摄入过量砷而引起的中毒。燃煤型仅见于我国南方某些地区,如贵州西南地区发现居民因燃用高砷煤而引起的地方性砷中毒,病区涉及6个市县。虽然我国地方性砷中毒发现时间较短,但涉及的病区面积广、人口多、情况复杂、病情严重,到目前为止,病区暴露人群超过300万,诊断患者近3万人。1992年,卫生部正式将地方性砷中毒列为国家重点防治的地方病之一。

2.地方性砷中毒的发病机制

(1)抑制多种酶的活性。进入机体的三价砷(如亚砷酸盐)与蛋白质或酶中的巯基结合,如谷胱甘肽和半胱氨酸中的巯基结合,使酶的生物活性被抑制,引起相应的代谢功能障碍。亚砷酸盐可抑制与糖原异生有关的丙酮酸脱氢酶活性。砷可积聚在线粒体中,干扰线粒体酶,损害组织呼吸,导致细胞毒性。砷极易与二氢硫辛酸辅因子反应而影响线粒体的呼吸功能;砷还可抑制琥珀酸脱氢酶的活性,使氧化磷酸化解耦联,从而影响ATP的生成,干扰细胞能量代谢。砷对线粒体重要酶系的抑制可干扰线粒体呼吸、血红素合成、糖类代谢及脂肪酸合成功能,从而使细胞功能紊乱。

(2)无机砷甲基化及三价甲基化砷的毒性。在砷的甲基化代谢过程中,代谢的中间产物三价甲基砷酸和三价二甲基砷酸在细胞毒性、抑制机体内某些氧化还原酶活性、诱发机体高氧化的应激状态、影响DNA和蛋白质合成等方面比无机砷毒性更强,这可能是无机砷暴露的重要致病因素之一。

(3)氧化应激与活性氧产生。砷可使细胞内活性氧类生成升高,导致还原型谷胱甘肽耗竭,DNA氧化性损害,引起癌变。

3.地方性砷中毒的临床表现

砷中毒的表现取决于砷的摄入量、化学形式、接触者的年龄及其他有关因素。调查显示,饮水中含砷量在20 mg/L以上就可引起急性砷中毒。含砷量大于0.5 mg/L时,长期饮用能引起慢性砷中毒。地方性砷中毒一般以慢性中毒为主。

(1)皮肤改变。色素沉着、色素脱失和角化是地方性砷中毒的特征性表现。皮肤色素沉着或出现脱色斑点,呈弥散性棕褐色或灰褐色斑点,逐渐融合成大片,多发生在躯干背部。皮肤过度角化,主要发生在手掌和脚跖,呈对称性。角化可发展至躯干、四肢的皮肤,晚期因摩擦,角化中心可出现角质栓而呈鸡眼状、疣状,表面破裂呈皲裂状,甚至发生赘生物。在水中砷含量很高的地区,色素沉着呈弥漫性和色素脱失斑点交互相称,形成所谓的"花皮病",严重者在口腔和生殖器黏膜等处也可见到色素沉着。当一位患者同时有色素沉着、色素脱失及角化时,常称为"皮肤三联征"。

(2)神经系统。慢性砷中毒患者中枢神经系统和周围神经都可受累,且症状出现早、持续时间长,主要表现为类神经征,重者可伴有头痛、头晕、记忆力减退、视力或听力下降、周围神经炎,有明显末梢神经受累症状,早期表现为蚁走感,进而发生四肢末梢感觉障碍,四肢疼痛,甚至行走困难,检查可见感觉神经传导减慢。

(3)消化系统。主要症状有食欲缺乏、恶心、腹痛、腹泻、消化不良等,部分患者可出现肝大、肝硬化等。

(4)心脑血管及末梢循环。在智利发生的慢性地方性砷中毒患者尸检中可见中小动脉内膜增生、心肌肥大与心肌梗死。0～5 岁儿童死亡病例剖检可见全身闭塞性动脉炎。"黑脚病"是在我国台湾南部沿海砷中毒病区发现的,由于下肢动脉狭窄、阻塞引起的脚部干性坏疽。其临床表现为间隙发作性脚趾发冷、发白、脉搏微弱、疼痛、间隙性跛行,一般是大趾先发病,然后向中心发展,皮肤变黑坏死。

(5)致癌作用:高砷暴露经过 20～30 年的潜伏期后,可发生皮肤癌。皮肤癌以基底细胞癌和鳞状上皮癌为多见,包括鲍恩病,过去称其为"皮肤原位癌",实际上是一种表皮内鳞状细胞癌。除皮肤癌以外,近年来报道饮水型砷中毒病区居民肺癌、肾癌、膀胱癌、肝癌等内脏癌呈高发趋势,我国内地病区尚无详细的流行病学调查资料。

4.地方性砷中毒的诊断

我国已正式发布地方性砷中毒诊断标准。饮水型砷中毒诊断主要根据饮水砷含量,燃煤污染型则根据室内空气中砷的浓度和污染食物中的砷含量,结合患者的临床症状和体征,特别是皮肤色素和掌跖角化,并结合实验室检查,诊断一般并不困难。尿砷和发砷升高可协助诊断。

5.地方性砷中毒的防治措施

(1)预防措施:对饮用水含砷超过卫生标准的病区,要改换水源或消除砷的污染源,还可采用混凝沉淀或滤过法除去砷;对于敞灶燃用高砷煤的病区,要改换炉灶,改变生活习惯,切断砷的来源。

(2)治疗原则:目前尚无有效治疗地方性砷中毒的药物和方法。由于砷在体内的半衰期短(1 周以内),故驱砷疗法在治疗上意义不大,而且砷中毒症状即使在停止砷暴露后仍可持续,因此目前主要采取对症疗法,包括:①营养支持:在膳食中增加蛋白、维生素等的摄入;②治疗末梢神经炎:应用维生素 B_1、维生素 B_{12}、肌苷、三磷腺苷、辅酶 A、辅酶 Q_{10} 等制剂,以减轻砷对神经系统的损害;③处理皮肤损害:用 5% 的二巯丙醇油膏涂抹,可缓解慢性砷中毒造成的皮肤损害。

二、土壤污染和疾病

土壤是指地球陆地表面的疏松部分,由岩石风化和生物作用形成,是由矿物质、有机质、水分和空气等组成的复杂综合体。土壤是人类生活环境的基本因素之一,是生物圈重要的组成部分。人类的衣、食、住、行都直接或间接地与土壤密切相关。土壤是一切废弃物的容纳场所,其在土壤中经过复杂的生物转化和迁移,最终被矿化而成为土壤的组成部分。土壤的构成和性状能影响小气候,改变大气的成分。土壤中的元素可通过水、食物和空气进入人体,影响正常生理功能。因此,保持土壤良好的卫生状态有重要的意义。

(一)土壤污染

在人类生产和生活活动中排出的有害物质进入土壤中,影响农作物生长发育,直接或间接危害人畜健康的现象称为"土壤污染"。

1.土壤污染的来源

(1)工业污染:包括废水、废气、固体废弃物以及汽车尾气污染。

(2)生活污染:包括生活垃圾、人畜粪便和生活污水等。

(3)农业污染:主要是农药和化肥污染。

土壤污染物的种类很多,有生物性污染物、化学性污染物和放射性污染物。生物性污染物中的病原菌来自垃圾、粪便和污水;化学性污染物包括各种有毒有害物质,其中最主要的是一些重金属(如铅、汞、镉、铬等)和农药;放射性污染物来自核试验、核电站和科研机构排出的废气、废水和固体废弃物。

2.各种污染物污染土壤的方式

(1)水污染:主要是工业废水和生活污水污染土壤。水型污染多是因污水灌田造成的,其特点是进水口附近土壤污染重,中间地带和出水口处污染渐轻。污染物一般集中于表层,但随污水灌溉的量增大和时间的延长,某些污染物可由上而下扩散,在渗水性强、地下水位高的地方容易污染地下水。废水中的污染物很复杂,可含有各种有毒化学物,如铅、汞、镉、铜、锌、氟、砷、有机磷农药、石油、洗涤剂、放射性物质以及病原菌和寄生虫卵等,是土壤污染的主要来源。在污水灌溉的农田上生长的农作物容易受到污染,有的农作物大量吸收富集某些有害物质,达到很高的浓度,可引起食用者中毒,如污水中的镉通过污水灌田而富集到稻米中,引起镉中毒。

(2)固体废弃物污染:主要是由于工业废渣、生活垃圾、粪便以及化肥与农药等对土壤的污染,其特点是污染范围比较局限和固定,但也可通过风吹和雨水淋溶冲刷而污染较大范围的土壤。有些有毒重金属废渣和放射性废渣污染土壤的持续时间可达数十年以上,不易自净。排放的固体废弃物还可成为蚊蝇孳生地,污染水源,恶化空气,破坏农田和植被等。目前在农业生产中广泛使用农药、化肥也是造成污染的主要因素,特别是一些在土壤中残留期长的农药、化肥可造成许多有毒物质在土壤中积累。施用未经无害化处理的人畜粪便是造成土壤被致病微生物和寄生虫污染的主要原因。

(3)大气污染:是由于大气中的污染物自然沉降或随降水而降落进入土壤。不同类型的厂矿排放到大气中含有汞、镉、铅、砷、锰、苯并芘等毒物的烟尘可进入土壤,如大型冶炼厂排出大量含氟污染物于大气中,落到附近土壤中的污染半径可达 5～10 km,甚至更远。大气污染物中的二氧化硫和氮氧化物形成的酸雨落入土壤中会使土壤酸化,破坏生态平衡。

(二)土壤污染对健康的危害

1.生物性污染的危害

土壤的生物性污染可引起多种传染病和寄生虫病,其对人的健康危害可分为以下三类:

(1)引起肠道传染病和寄生虫病。人体排出的含有病原菌或寄生虫卵的粪便污染了土壤,通过直接接触或污染食物、饮水经口再进入人体,可引起肠道传染病和寄生虫病的发生(人-土壤-人)。许多肠道传染病菌在土壤中能存活相当长的时间,抵抗力最低的霍乱弧菌可存活 8～16 天,沙门菌可存活 35～70 天,志贺菌可存活 1～3 个月,痢疾杆菌可存活 2～4 个月,肠道病毒在不同土壤条件下可存活 25～70 天。钩虫、蛔虫等蠕虫生活史的一个环节就在土壤中,这些寄生虫卵在土壤中的存活时间更长。

(2)引起钩端螺旋体病和炭疽病。含有病原体的动物粪便污染了土壤后,病原体就会通过人的皮肤或黏膜进入体内而传染人畜共患病(动物-土壤-人),常见的有钩端螺旋体病和炭疽病。钩端螺旋体的带菌动物为牛、羊、猪、鼠等。炭疽杆菌抵抗力最强,家畜感染此病并污染土壤后会在该地区相当长的时期内传播此病。

(3)引起破伤风和肉毒素中毒。土壤中常常存在破伤风梭菌和肉毒梭菌,这两种致病菌的抵抗力很强,在土壤中能长期存在,人可因接触土壤而感染发病(土壤-人)。

2.化学性污染的危害

土壤受化学污染物污染后,常常通过农作物和水进入人体,造成种种损害。特别是镉、铬、铊和铅等重金属和农药污染土壤后,在土壤中可残留很长时间,会对人群健康造成各种危害。

(1)镉污染:镉(cadmium,Cd)是人体的非必需元素,是毒性最强的重金属元素之一,对肾、肺、肝、睾丸、脑、骨骼及血液系统均可产生毒性,被美国毒物管理委员会列为第 6 位危及人体健康的有毒物质。机体接触镉后,可发生肾脏、肝脏、骨骼、血液及免疫系统不同程度的损伤,并有致癌作用。1993 年,镉被国际癌症研究机构(IARC)确认为人类致癌物。含镉的工业废水未经处理就灌溉农田,可在农田土壤中不同程度地蓄积镉,稻谷、蔬菜等农作物可从土壤中吸收镉。日本富山县神通川流域发生的"痛痛病"就是当地居民长期食用含镉废水灌田生产的含镉很高的稻米而引起的慢性镉中毒。长期摄入小剂量的镉可引起以肾小管损害为主的肾功能障碍,患者表现为尿中低分子蛋白质增多,尿中磷酸盐、尿糖、氨基酸增加,尿酶改变,尿镉含量增加,可达每升数十微克,最高可达 100 $\mu g/L$ 以上(正常人尿镉不超过 2 $\mu g/L$)。由于镉损害了肾小管,使肾功能异常,引起钙、磷代谢障碍,尿钙增多,导致骨质脱钙,进而引起骨骼的病变。本病多发生在 40～60 岁的妇女身上,男性病例较少。患者先是劳累时腰背疼痛,继而发展至肩、脚、膝、髋关节等部位疼痛,休息后消失。随着病情加重,可发展至全身关节疼痛、活动受限,严重者四肢弯曲变形,脊柱受压而缩短变形,全身多发性骨折。患者全身疼痛,日夜呼叫,故名"痛痛病"。此病多在营养不良的条件下发病,最后患者多因全身极度衰弱和并发其他疾病而死亡。此病发病缓慢,潜伏期为 2～8 年。镉在体内的生物半衰期为 16～33 年,经长期蓄积达到一定程度才会发病。此病无特效疗法,死亡率很高。截至 1972 年 3 月,数百名"痛痛病"患者中共死亡 34 人。世界卫生组织建议成人每周摄入的镉不应超过 400～500 μg,土壤中镉限值为 1.0 mg/kg。

目前,我国的环境镉污染仍然相当严重,全国每年仅由工业废水或固体废弃物排放到环境中的镉总量约 680 吨,已明确认定的镉污染耕地面积为 1.33 万公顷,涉及 11 个省的 25 个地区,并有 11 处污灌区土壤镉含量达到了产生"镉米"的程度,粮镉含量在 1.32～5.43 mg/kg。国家标准《环境镉污染健康危害区判定标准》(CB/T 17221—1998)规定了环境镉污染健康危害区的判定原则:有明确的工业镉污染源和环境长期受到含镉废弃物的污染,当地饮用水、灌溉水和自产粮食、蔬菜、食品单项或多项超过国家标准的地区为镉污染观察区。达到以下标准值的地区为镉污染健康危害区:①尿镉健康危害指标:镉 15 $\mu g/g$ 肌酐、β_2-微球蛋白 1000 $\mu g/g$ 肌酐、N-乙酰-β-D-氨基葡萄糖苷酶 17 U/g 肌酐;②联合反应率为 10%,联合反应率是指数项健康危害指标均达到判定值的受检者人数与受检总人数的百分比。

(2)铊污染:铊(thallium,Tl)对环境造成的污染主要是含铊废水及废渣受风吹日晒和降水淋溶污染地表水、地下水、土壤和大气所致。据报道,我国贵州兴义地区灶矾山麓矿渣中铊化合物含量为 106 mg/kg。矿渣被雨水淋溶进入土壤中,使当地土壤中的铊含量达 50 mg/kg。在这种受污染的土壤中种植的蔬菜铊含量达 11.4 mg/kg。当地居民食用此类含铊蔬菜曾发生铊中毒,患者达 200 多人。铊及其化合物的毒性很高,为强烈的神经毒物,并可对肝脏和肾脏造成损害。三价铊的毒性大于一价铊。睾丸对铊的亲和力较强,铊对男性生殖功能具有特殊的危害。流行病学调查发现,男性铊中毒患者存在睾丸萎缩、性欲减退和性交能力降低等现象。铊可通过胎盘屏障进入胎儿体内,可透过血-脑脊液屏障在脑内蓄积而产生明显的神经毒性作用。环境铊污染对人群健康的影响主要为慢性毒作用,其特征性表现有:①毛发脱落,呈斑秃或全秃;②周围神经损害,早期表现为双下肢麻木、疼痛过敏,很快出现感觉和运动障碍;③视力下降甚至失明,可发生视网膜炎、球后视神经炎及视神经萎缩。

(3)农药污染:目前我国农药有 140 多个品种,常用的有 60 多个品种,年产量为 150 多万吨。农药污染土壤后,多通过农作物进入人体,对人体健康产生各种影响。有机氯农药以其蓄积性强和远期危害而备受人们的关注。

(三)土壤的卫生防护原则

为了保护土壤不受污染,必须对工业废渣、粪便、垃圾等各种污染物进行合理的收集、运出、无害化处理和综合利用。

1.工业废渣的处理

工业废渣主要来源于燃料燃烧和冶金、化学、石油化工等工业。工业废渣的特点是产量大、种类繁多、化学成分复杂,常含有难以降解的重金属毒物,如生产金属铬时产生的铬渣,热处理、选矿过程中产生的含氰废渣,冶金化工等产生的含汞、镉、砷等的废渣。目前对工业废渣的处理主要是进行回收和综合利用,如火力发电站燃煤锅炉所产生的煤灰渣可以用作制砖、水泥、混凝土的原料,以及填洼造地等;炼铁的高炉渣可用作混凝土原料、水泥、铁路道砟等。利用废渣填造洼田、种植作物、生产建筑材料时,应经有关部门鉴定无害后才可使用,以防残毒危害。

2.粪便的无害化处理

人畜粪便的无害化处理是控制肠道传染病,增加农业肥料,改良土壤的重要措施。利用堆肥、发酵、沼气法等多种方法,可杀灭粪便中的寄生虫卵和致病微生物,消除传染疾病的危害性,并保持其肥料价值。

3.垃圾无害化处理

生活垃圾经过有效的无害化处理后才能排放或利用。

4.污水处理

含有毒污染物的工业废水必须有效地净化、回收后才可排放;医院污水含有许多致病微生物,应经专门的消毒处理。若要利用污水灌溉,则应符合《农田灌溉用水水质标准》的要求,以防止对土壤、水源及农作物的污染。

5.合理施用农药和化肥

对毒性大并在土壤中残留期长的农药、化肥,应控制使用范围和用量,同时大力发展高效、低毒、低残留的新品种农药和化肥。

第四章　膳食与健康

【案例】

　　忙碌的上班族经常遇到没时间做午餐的情况,于是去超市购买一些即食食品成了日常现象。即食食品看似不够营养,但法国《费加罗报》指出,即使是去超市购买午餐也可以得到健康平衡的饮食,只要遵循一些小小的规则就行。

　　规则一:了解饮食的要求。《费加罗报》指出,选择午餐前,首先要了解饮食的一些基本要求:均衡营养的饮食在于食物能够维持身体能量的时间,并不需要强求每顿都达到高营养、高质量。午餐是维持一整个下午活动的来源,应该得到重视。午餐的营养应该由蛋白质(肉类)、淀粉类、蔬菜(生的或熟的)构成——蛋白质能够给人饱腹感,淀粉类能够给人能量,少量加一点肥肉可以帮助人们更好地消化。

　　规则二:学会利用商品标签。要学会通过商品标签来辨认食物的成分,了解该食物是否含糖、盐过多或者添加剂过量。没必要花太多的时间区分食物的种类,而是应该关注食物是现做的还是速食的,食物的质量应该尽量向在家里做的食物的质量靠拢。具体而言,如果想吃一顿以肉类为主的午餐,肉类就应该成为主食。《费加罗报》还指出,饮食中配料的含量要少、要天然,甜品的选择以天然的酸奶为佳,一瓶果酱会比脱脂水果酸奶营养更好。

　　规则三:避免午餐过于油腻。要避免过于油腻的午餐,食品标签上蛋白质的含量多于脂类含量者为佳。不需要强求所有的食物都是天然有机的,即使吃一些不是最新鲜有机的蔬果也比什么都不吃要健康得多。许多速食食品标签上写着天然有机,但大多都是转基因食品。

　　问题讨论:

　　你是否赞同这三个规则?为什么?

　　食物是指能够满足机体正常生理和生化能量需求,并能延续正常生命的物质,是人类及其他生态学意义上的消费者赖以生存的基本条件。通常意义上的膳食指人们日常食用的饭菜。俗话说"人是铁,饭是钢,一顿不吃饿得慌",人们正是通过膳食来获得营养成分,从而维持能量平衡和物质代谢平衡。营养(nutrition)指人体消化、吸收、利用食物或营养物质的过程,也是人体从外界获取食物满足自身生理需要的过程,包括摄取、消化、吸收和体内利用等,是机体维持生长发育、组织更新和良好健康状态的基础。

　　营养学是一门探索机体代谢与食物营养素之间关系的学科,其主要研究食物中对人体有益的成分及人体摄取和利用这些成分以维持、促进健康的规律和机制,并提出改善措施。营养学可以使人们认识到食物当中哪些是对人体有益的成分,人体摄取和利用这些成分以维持和促进健康的规律和机制,并在此基础上帮助人们采取具体的、宏观的、社会性的措施改善人类健康,提高生命质量。中国的营养学起源较早,具体时间已无法考查。中国古人创立过众多营养学理论,形成了一个较为完整的体系,如阴阳理论、五行关系、四气五味等。距今 2000 多年的《黄帝内经》里就记载了中国古代关于营养与健康的认识。

目前中国城乡居民的膳食仍然是以植物性食物为主,动物性食物为辅。由于中国幅员辽阔,故各地区、各民族以及城乡之间存在膳食结构上的差异,其中富裕地区与贫困地区差别较大。而且随着社会经济的发展,中国居民的膳食结构正在向"富裕型"的方向转变。全国营养调查显示,我国膳食习惯是合食制,即每人都可吃到多种食物,各取所需,看起来较为合理,但实际上在膳食结构方面存在一些问题,在饮食制度和饮食习惯上也存在明显的缺陷。例如,中国人长期来形成的膳食分配方式可以用民间俗语"早饭早,中饭饱,夜饭少"来表达,这是由中国人的工作及生活习惯决定的。随着社会经济的发展,这种膳食方式在一些地区正在慢慢改变,一些家庭已将晚餐作为一天的正餐。部分居民的膳食分配中早餐的食物品种较少,以糖类食物为主,其他营养素供给不足。一些人群的中餐食物较为单调,不能与人体一天活动的能量及营养素需要相适应。至于哪种膳食供给方式更适合中国国情还有待进一步的研究。

第一节　营养需求与能量平衡

营养素(nutrients)是机体需要从外界环境中摄取的,用来供给能量,构成组织,调节生理功能,维持机体繁殖、生长发育和生存等一切生命活动和过程的物质,主要包括蛋白质、脂类、糖类、无机盐、维生素和水六大类。营养素的主要生理功能包括:

(1)提供能量以维持体温并满足各种生理活动及体力活动对能量的需要。能量来自三大营养素,即蛋白质、脂类和糖类。

(2)构成细胞组织,供给生长、发育和自我更新所需的材料。蛋白质、脂类、糖类与某些矿物质经代谢、转化可构成机体组织,以满足生长发育与新陈代谢的需要。

(3)调节机体的生理活动。营养素在机体各种生理活动与生物化学变化中起着调解作用,使之均衡协调地进行。

一、营养素的生理需要量与供给量

营养素的生理需要量是指能保持人体健康,达到应有的发育水平和能充分发挥效率地完成各项体力及脑力活动的、人体所需要的热能和各种营养素的必需量。营养素的最低需要量是机体为了维持适宜的营养状况,在一定时间内平均每天必须获得的该营养素的最低量。如果人体长期摄入某营养素不足,就有发生缺乏症的危险。当摄入量达到某一数值时,人们就没有发生缺乏症的危险,这一数值就称为"人体每日摄取推荐量"(recommended daily allowances,RDA)。人体每日摄取推荐量是为了保障居民既不患营养缺乏病又不患营养过剩病所提出的食物营养素供应标准,一般是在营养素生理需要量的基础上考虑人群的安全率而制定的适宜数值。所谓的"安全率"是包括人群中个体差异、应急等特殊情况下需要量的波动,同时考虑食物消化率、烹调损失及各种食物间的交互作用等,还要兼顾社会经济等因素提出的。一般在需要量的基础上加 2 个标准差,就可以达到 97%～98% 的安全率。当然,这种计算方法不包括热量(热量的人体每日摄取推荐量应等于热量生理需要量)。

中国早在 1955 年就首次公布了人体每日摄取推荐量,随后又修改了数次。制定人体每日摄取推荐量的目标是预防控制营养缺乏病,但随着我国社会经济的发展,居民生活水平持续提高,疾病谱和死亡谱均发生了改变,制定新的膳食营养素供给量势在必行,遂出现了"膳食营养素参考摄入量"(dietary reference intakes,DRIs)的概念,这是在人体每日摄取推荐量基础上发展起来的一组每日膳食营养素摄入量的参考值,包括以下几个方面:

(1)平均需要量(Estimated Average Requirement,EAR)。平均需要量是指某一特定性别、年

龄及生理状况群体中的所有个体对某营养素需要量的平均值。平均需要量是制定推荐营养素摄入量的基础,也可用于评价或计划群体的膳食摄入量或判断个体某营养素摄入量不足的可能性。

(2)推荐营养素摄入量(Recommended Nutrient Intake,RNI)。推荐营养素摄入量是指可以满足某一特定性别、年龄及生理状况群体中绝大多数个体(97%～98%)需要量的某种营养素摄入水平。推荐营养素摄入量相当于传统意义上的人体每日摄取推荐量,推荐营养素摄入量的主要用途是作为个体每日摄入某营养素的目标值。如果已知某种营养素的平均需要量及其标准差,则其推荐营养素摄入量的值就是平均需要量加2个标准差,即 RNI＝EAR＋2SD。如果资料不充分,不能计算某营养素平均需要量的标准差时,一般设定平均需要量的变异系数为10%,推荐营养素摄入量定为平均需要量的1.2倍,即RNI＝1.2EAR。

(3)适宜摄入量(adequate intake,AI)。适宜摄入量是通过观察获得的某个健康群体对某种营养素的摄入量。当某种营养素的相关研究资料不足,无法计算出平均需要量时,只能通过观察获得某个健康群体的营养素摄入量,所以适宜摄入量是低配版的推荐营养素摄入量。

(4)可耐受最高摄入量(tolerated upper intake lever,UL)。可耐受最高摄入量是某营养素或食物成分每日摄入量的安全上限,是对健康人群中几乎所有个体都不会产生毒性不良反应的最高摄入水平。可耐受最高摄入量的主要用途是减少摄入量过高的可能,避免对机体造成危害。

二、营养素的摄入量-反应关系

营养素的摄入量-反应关系可以用"U"形曲线来表示,当日常摄入量为0时,摄入不足的概率为1.0。当摄入量达到平均需要量水平时,发生营养素缺乏的概率为0.5,即有50%的可能缺乏该营养素;摄入量达到推荐营养素摄入量水平时,摄入不足的概率变得很小,也就是绝大多数个体都没有发生缺乏症的危险;摄入量达到可耐受最高摄入量水平后,若再继续增加就可能开始出现毒性不良反应。推荐营养素摄入量和可耐受最高摄入量之间是一个"安全摄入范围"。

第二节　营养素

营养素分宏量营养素和微量营养素两类。糖类是机体的重要能量来源,我国人民所摄取食物中营养素以糖类所占比重为最大。一般来说,机体所需能量的50%以上是由食物中的糖类提供的。糖类、脂类、蛋白质这三种营养素被称为"宏量营养素"。微量营养素即矿物质和维生素,意为人体需要较少的营养素。因需要量较少,所以矿物质和维生素在膳食中所占的比重也较小,故称为"微量营养素"。

一、蛋白质

【案例】

2008 年发生的中国奶制品污染事件(也称"2008 年中国奶粉污染事件""2008 年中国毒奶制品事件""2008 年中国'毒奶粉'事件")是中国的一起重大食品安全事件。事件起因是很多食用三鹿集团生产的奶粉的婴儿被发现患有肾结石,随后发现在其奶粉中被添加了化工原料三聚氰胺。中国国家质检总局公布了对国内乳制品厂家生产的婴幼儿奶粉的三聚氰胺检验报告后,事件迅速恶化,包括伊利、蒙牛、光明、圣元及雅士利在内的多个厂家的奶粉都被检出了三聚氰胺。该事件亦重创了中国奶粉制造商的信誉,多个国家禁止进口中国的乳制品。2008 年 9 月 24 日,中国国家质检总局表示,"毒奶粉"事件已得到控制,9 月 14 日以后新生产的酸奶、巴氏消毒奶、灭菌奶等主要品种的液态奶样本的三聚氰胺抽样检测中均未检出三聚氰胺。2010 年 9 月,中国多地政府下达了最后通牒:若在 2010 年 9 月 30 日前上缴 2008 年的问题奶粉则不予处罚。2011 年,中国中央电视台"每周质量报告"栏目组调查发现,仍有 7 成中国民众不敢买国产奶。

问题讨论：

为什么不法商贩要在奶粉中添加三聚氰胺？

蛋白质(protein)是一类含氮的复杂有机物,是机体细胞、组织和器官的重要组成成分,是一切生命的物质基础;而一切生命的物质表现形式,本质上都是蛋白质功能的体现,没有蛋白质就没有生命。人体含有 $10\% \sim 15\%$ 的蛋白质。人体中的蛋白质处于不断更新中,每日约有 3% 的蛋白质被更新。

(一)蛋白质对机体的作用

1.人体组织细胞的基本构成成分

蛋白质是一切生命的物质基础,是肌体细胞的重要组成部分,是人体组织更新和修补的主要原料。人体的每个组织,如毛发、皮肤、肌肉、骨骼、内脏、血液、神经等都是由蛋白质组成的。

2.参与生理功能

维持机体生命活动所必需的各种生理功能几乎都有蛋白质的主导或参与完成,如生物膜蛋白不仅是细胞信号的受体、通道,亦是膜内外物质转运所必需的;食物的消化、人体内物质的合成与降解依赖的酶也是蛋白质;免疫球蛋白维持着机体的正常防御功能;部分激素,如生长激素、胰岛素和胰高血糖素等是机体生理功能的重要调节物质;肌球蛋白可完成身体的运动功能、心脏收缩和肠道蠕动;血液中的蛋白质可完成凝血,运输营养物质、氧气、部分代谢物质,调节渗透压,维持酸碱平衡等。

3.供给能量

蛋白质中含有碳、氢、氧元素,当糖类、脂肪提供的能量不能满足机体需要时,蛋白质可被水解,每克蛋白质能产生 16.7 kJ 的热量。

(二)氮平衡

氮平衡是反应机体摄入氮和排出氮的关系的指标。氮的摄入量和排出量之间的关系可用下式来表示：

$$B = I - (U + F + S)$$

式中,B 为氮平衡,I 为摄入氮;U 为尿氮,F 为粪氮,S 为皮肤脱落细胞氮,尿氮、粪氮、皮肤脱落细胞氮的和为排出氮。正常人的摄入氮与排出氮通常相等,从而维持着零氮平衡;生长期儿童摄入氮多于排出氮,为正氮平衡;一些老年人、疾病患者和饥饿状态的人摄入氮少于排出氮,为负氮平衡。

(三)蛋白质的消化、吸收和代谢

蛋白质消化的主要部位在小肠。由胰腺分泌的胰蛋白酶和糜蛋白酶使蛋白质在小肠中被分解为氨基酸和部分二肽、三肽,再被小肠黏膜细胞吸收、代谢。每天由于皮肤、毛发和黏膜的脱落,妇女月经期的失血以及肠道菌体死亡排出等导致机体损失约 20 g 蛋白质,这种氮排出是机体不可避免的氮消耗,属于必要的氮损失。理论上,只要从膳食中获得相当于必要的氮损失的量,即可满足人体对蛋白质的需要,维持机体的氮平衡。当摄入氮和排出氮相等时即为零氮平衡。

(四)氨基酸和必需氨基酸

氨基酸(amino acid)是含有氨基和羧基的一类有机化合物的统称,是生物功能大分子蛋白质的基本组成单位,是构成动物营养所需蛋白质的基本物质。2 个氨基酸连接在一起组成的肽称为二肽,3 个氨基酸组成的肽称为三肽,4~9 个氨基酸组成的肽称为寡肽,含 10 个及 10 个以上的氨基酸的肽称为多肽。在肽链中,由于氨基酸的排列顺序不同、碳链的长短不一以及空间结构不同,构成了功能各异的蛋白质分子。

人体不能合成或合成速率不能满足机体需要,必须从食物中直接获得的氨基酸有 9 种,称为"必需氨基酸"。其中,半胱氨酸和酪氨酸为条件必需氨基酸或半必需氨基酸,因为人体可以通过蛋氨酸合成半胱氨酸,苯丙氨酸合成酪氨酸,如果膳食中能直接提供半胱氨酸和酪氨酸,则人体对蛋氨酸和苯丙氨酸的需要量可分别减少 30％和 50％。

人体利用氨基酸来合成蛋白质时,对必需氨基酸的需要具有特定的比例,如每利用1 份色氨酸就需要 5 份缬氨酸和 4 份苏氨酸,这种必需氨基酸之间的比例关系在营养学上称为"氨基酸模式"。人体及食物蛋白质中色氨酸含量最少,以色氨酸为参照,可计算出所有其他必需氨基酸的量相对于色氨酸的比值,某种蛋白质的这些比值就称为该蛋白质的氨基酸模式。

食物蛋白质的氨基酸模式与人体需要的氨基酸模式越接近,其必需氨基酸被机体利用的程度就越高,该食物蛋白质的营养价值就越高。其中,鸡蛋蛋白质与人体所需的氨基酸模式最为接近,故在评价其他蛋白质的营养价值时,常以鸡蛋蛋白质作为参考。

（五）蛋白质互补作用

为了提高植物性蛋白质的营养价值,往往将两种或两种以上的食物混合食用,以相互补充其必需氨基酸不足的作用称为"蛋白质互补作用"。比如动物性食物中有较充裕的赖氨酸,可以补充粮谷类食物中赖氨酸的不足。面粉与大豆及其制品同吃,大豆蛋白质中丰富的赖氨酸可补充小麦蛋白质中赖氨酸的不足,从而使面、豆同食时蛋白质的生理价值提高。

（六）食物蛋白质的营养学评价

评价食物蛋白质的营养价值对于食品品质的鉴定、新食品资源的研究开发和指导人群膳食等都是十分重要的。各种食物的蛋白质含量、氨基酸模式等都不一样,人体对不同蛋白质的消化、吸收和利用程度也存在差异,所以营养学上主要从食物蛋白质含量、被消化吸收的程度和被人体利用的程度三方面全面地对蛋白质进行评价。常用的指标有以下几种:

1.蛋白质的含量

虽然蛋白质的含量不等于数量,但是没有一定的数量,再好的蛋白质其营养价值也有限,所以蛋白质含量是食物蛋白质营养价值的基础。食物中蛋白质含量的测定一般使用微量凯氏定氮法,即先测定食物中的氮含量,再乘以由氮换算成蛋白质的换算系数,就可得到食物蛋白质的含量。

2.蛋白质消化率

蛋白质消化率不仅反映了蛋白质在消化道内被分解的程度,同时还反映了消化后的氨基酸和肽被吸收的程度。其计算方式为:

$$蛋白质消化率(\%) = \frac{食物氮 - (粪氮 - 粪代谢氮)}{食物氮} \times 100\%$$

上式的计算结果是食物蛋白质的真消化率。在实际应用中,往往不考虑粪代谢氮,这样不仅实验方法简单,而且所测得的结果比真消化率要低,具有一定的安全性,这种消化率称为"表观消化率",其计算公式为:

$$蛋白质表观消化率(\%) = \frac{食物氮 - 粪氮}{食物氮} \times 100\%$$

3.蛋白质利用率

蛋白质的生物价是反映食物蛋白质消化吸收后被机体利用程度的指标,生物价的值越高,表明其被机体利用的程度越高。生物价的计算公式如下:

$$生物价 = \frac{储留氮}{吸收氮} \times 100\%$$

$$储留氮 = 吸收氮 - (尿氮 - 尿内源性氮)$$

$$吸收氮 = 食物氮 - (粪氮 - 粪代谢氮)$$

蛋白质的净利用率是反映食物中蛋白质被利用程度的指标,它把食物蛋白质的消化和利用两个方面都包括了,因此更为全面。蛋白质净利用率的计算公式如下:

$$蛋白质净利用率(\%) = \frac{消化率}{生物价}$$

蛋白质的功效比值是用处于生长阶段中的幼年动物在实验期内体重增加和摄入蛋白质的量的比值来反映蛋白质的营养价值的指标,其计算公式为:

$$蛋白质功效比值 = \frac{动物体重增加(g)}{摄入蛋白质(g)}$$

氨基酸评分也叫"蛋白质化学评分",其是用被测食物蛋白质的必需氨基酸评分模式和推荐的理想模式或参考蛋白质的模式进行比较,因此反映的是蛋白质构成和利用率的关系。氨基酸评分的计算公式如下:

$$氨基酸评分 = \frac{被测蛋白质每克氮(或蛋白质)中氨基酸的含量}{理想模式或参考蛋白质中每克氮(或蛋白质)中氨基酸的含量}$$

除上述方法和指标外,其他指标还有相对蛋白质值、净蛋白质比值、氮平衡指数等。

(七)食物蛋白质的来源和参考摄入量

按人体氨基酸模式来计算,理论上成人每日摄入约 30 g 蛋白质可达到氮平衡,但考虑消化吸收、利用及安全性等因素,成人每日摄入蛋白质以 0.8 g/kg 为宜。我国轻、中、重体力劳动男性推荐摄入量为 75 g/d、80 g/d、90 g/d,女性为 65 g/d、70 g/d 和 80 g/d。孕早、中、晚期妇女分别应增加 5 g/d、15 g/d、20 g/d,哺乳期妇女应增加 20 g/d。各种动物性食物和大豆是优质蛋白质的食物来源。动物肉类的蛋白质含量为 10%~23%,奶类约为 3%,大豆含蛋白质 30%~40%。粮谷类也是我国人群蛋白质的主要食物来源之一,蛋白质含量为 7%~10%。

二、脂类

脂类(lipids)是一类能溶于有机溶剂而不溶于水的具有疏水基团的化合物,包括脂肪和类脂。脂肪一般是指由甘油分子和三个脂肪酸以酯键相连而成的三酰甘油。脂肪是人体重要的产热营养素,约占体内脂类总量的 95%,也是体内主要的储能物质。类脂则是一类在某些理化性质上与脂肪类似的物质,约占全身脂类总量的 5%,包括磷脂、胆固醇、脂蛋白等,它们是构成生物膜的重要成分。

（一）脂类对机体的作用

1.三酰甘油

三酰甘油也称"脂肪"或"中性脂肪"，每个脂肪分子由一个甘油分子和三个脂肪酸分子化合而成。三酰甘油因其脂肪酸分子碳链的长度、饱和程度和空间结构不同而具有不同的特性和功能。人体内的三酰甘油主要分布于皮下、腹腔和组织细胞间隙之间，其功能包括：

（1）储存和提供能量。当人体摄入过多脂类不能利用时，其就会以脂肪的形式储存起来，在需要时再分解产能。

（2）保温及润滑作用：脂肪不仅可以直接提供能量，皮下脂肪组织还可起到隔热的作用，内脏之间的脂肪可起到支撑和缓冲的作用。

（3）节约蛋白质。脂肪在体内代谢分解的产物可以促进糖类的能量代谢，使其更有效地释放能量。

（4）内分泌作用。脂肪组织可以分泌许多细胞因子，如瘦素、雌激素、胰岛素样生长因子等，这些因子参与机体的代谢、免疫和生长发育等功能。

2.脂肪酸

脂肪酸因其所含的脂肪酸链的长短、饱和程度和空间结构不同而呈现不同的特性和功能。按照碳链长短，脂肪酸可分为长链脂肪酸（12个碳以上）、中链脂肪酸（6～12个碳）和短链脂肪酸（6个碳以下）。按其饱和度可分为饱和脂肪酸、单不饱和脂肪酸、多不饱和脂肪酸。按其空间结构的不同，可分为顺式脂肪酸和反式脂肪酸。各种脂肪酸的结构不同，功能也不一样，对它们的一些特殊功能的研究也是营养学上一个重要的研究开发领域。目前认为，营养学上最具有价值的脂肪酸有两类，即 ω-3 系列和 ω-6 系列不饱和脂肪酸。

必需脂肪酸是指人体不可缺少且自身不能合成，必须通过食物供给的脂肪酸。必需脂肪酸大致有亚油酸和 α-亚麻酸两种。必需脂肪酸的主要功能包括：①是磷脂的重要组成部分；②是合成前列腺素（PG）、血栓素（TXA）及白三烯（LT）等类花生酸的前体物质；③与胆固醇的代谢有关；④维持正常的视觉功能。

ω-3（或 n-3）系列不饱和脂肪酸是指从甲基数起，第1个不饱和键在第3和第4碳原子之间的各种不饱和脂肪酸的统称。α-亚麻酸是 ω-3 系列脂肪酸的母体，其碳链能被延长为更长的多不饱和脂肪酸，如二十碳五烯酸和二十二碳六烯酸。其中，ω-3 系列的二十二碳六烯酸是视网膜光受体中含量最丰富的多不饱和脂肪酸，为维持视紫红质正常功能所必需。另外，二十二碳六烯酸还有促进胎儿大脑发育的作用。二十碳五烯酸具有降低胆固醇和三酰甘油的作用，还能降低血液黏度，预防动脉粥样硬化等心脑血管疾病。

3.磷脂

磷脂也称"磷脂类""磷脂质"，是含有磷酸的脂类，属于复合脂。磷脂是生物膜的主要成分，分为甘油磷脂与鞘磷脂两大类，分别由甘油和鞘氨醇组成。磷脂为两性分子，一端为亲水的含氮或磷的尾，另一端为疏水（亲油）的长烃基链。因此，磷脂分子亲水端相互靠近，疏水端也相互靠近，与蛋白质、糖脂、胆固醇等其他分子共同构成脂质双分子层，即细胞膜的结构。磷脂在机体中的功能包括：

（1）提供能量。和三酰甘油一样，磷脂也可提供能量。

（2）组成细胞膜。由于磷脂具有极性和非极性双重特性，可帮助脂类或脂溶性物质如脂溶性纤维素、激素等顺利通过细胞膜，促进细胞内外的物质交流。

（3）乳化剂作用。磷脂可以使体液中的脂肪悬浮在体液中，有利于吸收、转运和代谢。

（4）改善心血管作用。磷脂能改善脂肪的吸收和利用，防止胆固醇在血管里沉积，降低血液黏度，促进血液循环，对预防血管疾病具有一定的作用。

(5)改善神经系统的功能。食物磷脂被机体消化吸收后释放出胆碱,进而合成神经递质乙酰胆碱,可促进、改善大脑组织和周围神经系统的功能。

4.胆固醇

胆固醇是最重要的一种固醇,是细胞膜的重要成分。人体内约90%的胆固醇存在于细胞内。胆固醇也是人体内许多重要的活性物质的合成原料,如胆汁、性激素(如睾酮)、肾上腺素(如皮质醇)等,因此肾上腺皮质中胆固醇含量很高,主要作为激素合成的原料。胆汁产于肝脏,储存于胆囊内,经释放进入小肠与被消化的脂肪混合。胆汁的功能是将大颗粒的脂肪变成小颗粒,使其易于与小肠中的酶作用。在小肠末端,85%~95%的胆汁被重新吸收入血,肝脏重新吸收胆酸使之不断循环,剩余的胆汁(5%~15%)随粪便排出体外。肝脏需产生新的胆酸来弥补这5%~15%的损失,此时就需要胆固醇。

(二)脂类的消化、吸收及转运

成人每天需摄入50~100 g三酰甘油、4~8 g磷脂和300~500 mg胆固醇。脂类的主要消化场所是小肠,在脂肪酶作用下水解成游离脂肪酸、甘油单酯和甘油。甘油、短链和中链脂肪酸由小肠细胞直接吸收入血,甘油单酯和长链脂肪酸吸收后在小肠细胞中重新合成三酰甘油,并和磷脂、胆固醇、蛋白质形成乳糜微粒(chylomicron,CM),由淋巴系统进入血液循环。血中的乳糜微粒是食物脂肪的主要运输形式,最终被肝脏吸收。肝脏将来自食物中的脂肪和内源性脂肪及蛋白质等合成极低密度脂蛋白(very-low-density lipoprotein,VLDL),并随血流供应全身,满足机体对三酰甘油的需要。随着血中三酰甘油的减少,又不断地集聚血中的胆固醇,最终形成低密度脂蛋白(low-density lipoprotein,LDL)。血流中的低密度脂蛋白一方面满足机体对各种脂类的需要,另一方面可被细胞中的低密度脂蛋白受体结合进入细胞,适当调节血中胆固醇的浓度。体内还可合成高密度脂蛋白,可将体内的胆固醇、磷脂运回肝脏进行代谢,起到有益的保护作用。胆固醇可直接被吸收,如果食物中的胆固醇和其他脂类呈结合状态,则先被酶水解成游离的胆固醇,再被吸收。胆固醇是胆汁酸的主要成分,胆汁酸在乳化脂肪后一部分被小肠吸收,由血液到肝脏和胆囊被重新利用;另一部分和食物中未被吸收的胆固醇一道被膳食纤维吸附,由粪便排出体外。

(三)食物脂类来源和参考摄入量

人类的膳食脂肪主要来源于动物脂肪组织、肉类及植物种子。动物脂肪相对含饱和脂肪酸和单不饱和脂肪酸多一些。植物油主要含不饱和脂肪酸。多不饱和脂肪酸在豆油、葵花籽油和玉米油中的含量接近60%,花生油和芝麻油中接近40%。鱼贝类食物相对含二十碳五烯酸、二十二碳六烯酸较多。含磷脂较多的食物为蛋黄、动物肝脏、大豆、麦胚和花生等。

一般成人每天膳食中有25~30 g脂肪即能满足需要,并且要求植物性油脂不可低于总脂肪量的50%。中国营养学会提出,成人(不分性别和劳动强度)摄入脂肪提供的能量需占总能量的20%~30%,必需脂肪酸不少于总能量的3%。

三、糖类

【案例】

《中国居民膳食指南(2016)》指出,含糖饮料是在制作过程中人工添加单糖(葡萄糖、果糖)或双糖(蔗糖、乳糖或麦芽糖)且含糖量在5%以上的饮料。据此估计,目前我国饮料市场中超过半数的饮料均为含糖饮料。近十几年来,国内外含糖饮料的消费均呈增长趋势。《中国居民膳食指南(2016)》显示,无论是英国等发达国家还是南非等发展中国家,在不同类型的儿童含糖饮料中,各国消费量最大的都是软饮料,其次为水果/蔬菜饮料、咖啡/茶饮料等。同时,儿童含糖饮料的消费量还呈现出随年龄增加而增长的趋势。我国的情况也不例外:随着我国含糖饮料的生产和销售不断增长，儿童饮用包括含糖饮料在内的各种饮料的行为越来越普遍，饮用量也显著增加。《中国居民营养与健康状况监测报告（2010～2013）》显示，我国6～17岁的少年儿童每周至少消费1次饮料的比例为61.9%；其中12～17岁的少年儿童人均每天饮料消费量最高，为203 mL。《中国居民营养与健康状况监测报告（2010～2013）》的主编、北京大学公共卫生学院教授马冠生在2008年曾带领科研团队分别在上海、广州、济南、哈尔滨、北京、西安和南宁7个城市对9194名6～17岁的少年儿童的饮料消费行为进行了调查。结果显示，城市儿童的人均日饮用饮料量为715 mL，小学生、初中生和高中生的人均日饮用饮料量分别为81 mL、1151 mL和1229 mL。根据调查，少年儿童喜欢某种饮料的最主要原因是"好喝"。对此，马冠生表示："喜欢甜味是人类的天性，糖让人心情愉悦。饮料中含糖量越高，口味可能越好，所以更受儿童的欢迎。"

问题讨论：

你觉得喝含糖饮料有什么问题？

糖类（carbohydrate）是由碳、氢、氧三种元素组成的一大类化合物，根据组成可以分为单糖、双糖、寡糖和多糖。人体内主要的糖类是糖原和葡萄糖，糖原是人体内糖类的储存形式，而葡萄糖是糖类的运输形式。

（一）糖类的分类

糖类可根据分子大小分为三类：

（1）单糖。单糖本身为多羟基醛酮，如葡萄糖、果糖、半乳糖等，不能水解为更简单的糖。单糖一般是结晶固体，能溶于水，绝大多数单糖有甜味。

（2）寡糖。寡糖是由2～10个单糖构成的小分子多糖，也称"低聚糖"。寡糖通常不能被人体消化吸收，但可以被大肠益生菌利用。

（3）多糖。多糖是指能水解生成10个以上单糖的糖类。一般天然多糖能水解生成100～300个单糖，如淀粉、糖原、纤维素等都是多糖。多糖不溶于水，无甜味。

（二）糖类对机体的作用

1. 提供能量

膳食糖类是人类获取能量最经济、最主要的来源，1 g葡萄糖在体内完全氧化分解可以释放16.7 kJ能量，最终产物为二氧化碳和水。糖类在体内的消化、吸收、利用较其他热源物质迅速、完全并且安全，即使在缺氧的情况下，仍能通过酵解作用提供身体最必需的能量。糖类不但是肌肉活动最有效的"燃料"，而且是心脏、脑、红细胞、白细胞等重要组织唯一的能量来源。

2. 构成组织结构及生理性物质

糖类也是构成机体组织的重要物质，并参与细胞的组成和多种活动，如核糖和脱氧核糖是细胞中核酸的成分；糖与脂类形成的糖脂是组成神经组织与细胞膜的重要成分；糖与蛋白质结合形成的糖蛋白是某些具有重要生理功能的物质如抗原、抗体、酶、激素的组成成分。

3. 有节约蛋白质的作用

糖类是机体最直接、最经济的能量来源，若食物能提供足量的可利用糖类，则人体首先利用它作为能量来源，从而减少了对蛋白质的消耗，使更多的蛋白质参与组织构成等更重要的生理功能，因此糖类起到了节约蛋白质的作用。

4. 调节脂肪代谢的作用

脂肪在体内代谢也需要糖类的参与。脂肪在体内代谢所产生的乙酰基必须与草酰乙酸结合进入三羧酸循环中才能被彻底氧化，而草酰乙酸是由糖代谢产生的。因此如果膳食中糖类的摄入量过少,草酰乙酸供应相应减少,就会导致脂肪氧化不全而产生过多的酮体积聚在体内,引起酮血症。由此可见,糖类具有抗生酮的作用。

5.解毒作用

糖类经糖醛酸途径生成的葡萄糖醛酸是体内一种重要的结合解毒剂,可起到解毒的作用。

6.增强肠道功能

非淀粉多糖类(如纤维素和果胶)、抗性淀粉、功能性低聚糖等抗消化的糖类虽不能在小肠内消化吸收,但可刺激肠道蠕动,增加了结肠发酵率,发酵产生的短链脂肪酸和肠道菌群增殖有助于消化和增加排便量。

(三)糖类的消化、吸收和代谢

食物中的糖类要水解为单糖才能吸收进入血液循环。膳食中糖类的消化始于口腔。唾液中的淀粉酶可将淀粉水解为短链多糖和麦芽糖,但食物在口腔中停留时间短,进入胃后,在胃酸的作用下淀粉酶失活,故消化作用有限。糖类的消化吸收主要在小肠中进行,在肠道中,一些膳食纤维可被肠道细菌利用产生水、气体和短链脂肪酸,从而被吸收产生热量。有一部分人患有"乳糖不耐受症",他们不能或只能少量地分解吸收乳糖,大量乳糖因此未被吸收而进入大肠,在肠道细菌的作用下产酸、产气,引起胃肠不适、胀气、痉挛和腹泻等。

(四)食物中糖类的来源和参考摄入量

糖类的主要食物来源有蔗糖、谷物(如水稻、小麦、玉米、大麦、燕麦、高粱、薯类等)、水果(如甘蔗、甜瓜、西瓜、香蕉、葡萄等)、坚果、蔬菜(如莲藕、番薯等),还有很多饮料(如可乐)也含有糖类。2000 年中国营养学会推荐我国成人的糖类摄入量以占总能量的 55%～65% 为宜,其中精制糖应占总能量的 10% 以下。

四、矿物质

【案例】

随着人们生活水平的提高以及环境问题的加剧,人们对干净的空气、干净的水越来越重视。近年来,使用空气净化器和净水器成了大行其道的健康风潮。但是,喝水的问题远不如空气问题来得透明。最常见的争论就是,喝水到底是喝矿物质水还是纯净水? 在不同的商家宣传中,回答是不一样的。主张喝纯净水的一般主做 RO 净水机,主推美容护肤用水;主张喝矿物质水的一般主做超滤机,主推家用水。一条所谓的"歧视链"是"矿泉水看不起天然水,天然水看不起矿物质水,矿物质水看不起纯净水,纯净水看不起自来水"。

问题讨论:

你倾向于选择纯净水还是矿物质水? 为什么?

矿物质又称"无机盐"或"灰分",是一类无机元素的统称。这些元素是人体必需的,又不能在人体内合成,只能由食物中摄取。人体内的无机盐分为两大类:一类是常量元素,指钙、磷、镁、钠、钾、氯、硫等,每日需要量大于 100 mg,占人体总灰分的 69%～76%;另一类是微量元素,如锌、铜、铁、硒、钼、锰、碘、钴、铬等。无机盐的主要功能包括构成机体组织;构成酶和酶系统的活化剂,参与细胞代谢;在糖、脂肪和蛋白质的能量释放反应中起重要作用;参与调节生理功能,如血液的无机盐离子通过在血细胞和血浆中的分布维持正常的 pH 值,保持酸碱平衡,调节肌肉收缩,刺激传导神经,维持体液渗透压,保持水平衡及调节正常的心律;提供消化液中的电解质,是消化酶的活化剂,对消化有重要作用。

无机盐对运动员有着特殊的意义,因为在运动中人体许多生理过程会加强,大量出汗时对无机盐的需要量增加。无机盐广泛分布于食物和水中,在获得平衡膳食时不易缺乏,但在某些特殊地区有时会缺乏某些无机盐,例如西北一些山区因缺碘而引起地方性甲状腺肿。易缺乏的矿物质有铁、钙、锌等。体内无机盐充足时,过量补充反而可引起中毒。

（一）钙元素

钙(calcium)是人体含量最多的矿物质元素,占成人体重的 $1.5\%\sim2.0\%$,其中约 99% 的钙集中在骨骼和牙齿中,其余 1% 的钙分布于软组织、细胞外液和血液中,统称为"混溶钙池"。人体血液中的总钙浓度为 $2.25\sim2.75$ mmol/L,其中 46.0% 为蛋白结合钙,包括白蛋白结合钙和球蛋白结合钙,6.5% 的为与柠檬酸或无机酸结合的复合钙,其余 47.5% 为离子化钙。血浆中的离子化钙是钙的生理活性形式,正常浓度为 $0.94\sim1.33$ mmol/L。这部分钙对维持体内细胞正常的生理状态、调节机体生理功能发挥着重要的作用。

机体主要通过内分泌系统的甲状旁腺激素(PTH)、降钙素(CT)及活性维生素 D——1,25-二羟维生素 D_3 调节混溶钙池的钙与骨骼钙保持动态平衡。当血液中钙浓度降低时,甲状旁腺激素就会促使骨骼释放出可交换钙,并刺激生素 D 转变成为活性维生素 D(1,25-二羟维生素 D_3),促进肠黏膜对钙的吸收,协同甲状旁腺激素增加骨吸收,并促进肾小管的重吸收,使血钙水平恢复正常。当血钙水平升高时,降钙素可拮抗甲状旁腺激素对骨骼的溶解作用,抑制破骨细胞的生成,促进成骨细胞的增加,从而抑制骨基质的分解和骨盐溶解,促进骨盐沉积,降低血钙水平,使血清钙浓度保持恒定,以维持钙的内环境稳定,即"钙稳态"。钙稳态的维持是机体各种生理功能活动的基础。钙对机体的功能包括:

(1)构成骨骼和牙齿。

(2)维持神经和肌肉的活动。

(3)促进体内某些酶的活性,如腺苷酸环化酶、ATP 酶、琥珀酸脱氢酶、脂肪酶等。

(4)参与凝血过程,促进细胞信息传递,维持细胞膜的稳定性。

(5)调节激素分泌,维持体液酸碱平衡和细胞内胶质的稳定性,调节血压。

1.钙的吸收与代谢

正常成人每天饮食中含钙 $0.5\sim1$ g,消化液及上皮细胞脱落也释出钙约 600 mg,肠道总吸收量约 700 mg,实际每天从体外仅需补充约 100 mg。食物钙可与蛋白质、多肽、有机酸等结合,或形成不溶性盐,或以 Ca^{2+} 的形式存在,但仅能以 Ca^{2+} 的形式吸收。钙在十二指肠处吸收最多,回肠的吸收总量最大。

食物及消化液的性质可影响钙的吸收,pH 值降低易生成离子钙,有利于吸收;大量的植酸、草酸及磷酸等易与钙离子形成不溶性钙盐,影响吸收;碱性氨基酸及乳糖可促进吸收;大量脂酸可与钙形成脂肪酸钙,不利于吸收。最重要的影响因素是活性维生素 D(1,-25-二羟维生素 D_3),其能诱导生成肠黏膜细胞转运钙的有关蛋白质,增强钙摄取进入细胞,扩大细胞的钙储存,还可加强钙转运出细胞基底面,故其促进钙的吸收作用较强。甲状旁腺激素、降钙素、生长激素、肾上腺糖皮质激素(如皮质醇、可的松)等内分泌激素也对机体钙的吸收和转运有一定影响。

不能经肠道吸收的钙经粪便排出,故粪便是体内钙排泄的主要途径,人体排钙 80% 是通过此途径。

2.钙对健康的影响

婴幼儿及儿童长期缺钙和维生素 D 不足可致生长发育迟缓、骨软化、骨骼变形,严重缺乏者可导致佝偻病,出现"O"形或"X"形腿、肋骨串珠、鸡胸等症状。钙摄入不足者易患龋齿,影响牙齿质量。随着年龄的增加,中老年人的骨骼逐渐脱钙,尤其是绝经妇女因雌激素分泌减少,钙丢失加快,易引起骨质疏松症;而骨质疏松症是一种复杂的退行性疾病,除与钙的摄入有关外,还受到其他因素的影响。目前关于绝经期妇女的大样本人群补充试验及荟萃分析表明,单纯增加钙的摄入对预防和控制中老年人骨质疏松和骨折的发生作用较小。

过量摄入钙也可能产生不良作用,如高钙血症、高钙尿、血管和软组织钙化、肾结石的相对危险性增加等。也有研究表明,绝经期妇女大量补充钙剂后可致细胞外钙水平升高,由于雌激素水平降低,对心脑血管的保护性下降,从而增加了绝经期妇女发生心脑血管疾病的风险。

3.钙元素的推荐摄入量与重要来源

我国规定的钙供给量为每天成年男女 800 mg,青少年 1000 mg,孕早期 800 mg,50 岁以上 1000 mg,孕中晚期 1200 mg,乳母 1200 mg。食物中钙的来源以奶及奶制品最好,部分蔬菜和豆类含钙也较多,另外常见的虾皮中含钙也特别丰富。

（二）铁元素

1.铁元素在机体中的分布与功能

人体内 72% 的铁以血红蛋白的形式存在,参与氧气的运输,另有 3% 的铁储存于肌红蛋白中,功能是贮存氧气。还有 0.2% 的铁元素以其他化合物的形式存在,其余的铁元素则被称为"储备铁"。

2.铁元素对健康的影响

铁过量导致的铁中毒相对少见,我国相对较多见的是缺铁性贫血。缺铁性贫血的表现为食欲缺乏,疲乏无力,头晕,记忆力减退等;患儿易于烦躁、呆滞,对周围事物不感兴趣,注意力不集中;成人冷漠呆板,面色、口唇黏膜和眼结膜苍白,心慌气短,头晕眼花,怕冷;胃部胀闷、恶心、便秘或腹泻;指（趾）甲失去光泽、变薄、脆、扁平或呈舟状;有的患者可产生异食癖;严重者心脏会扩大,可听到收缩期杂音,肝脾肿大,甚至可导致死亡。

3.铁元素的推荐摄入量与重要来源

中国营养协会提出,我国居民膳食铁的适宜摄入量,成年男性为 15 mg/d,成年女性为 20 mg/d,50 岁以后则均为 15 mg/d。其可耐受最高摄入量对青少年和成人均为 50 mg/d。铁元素含量高的食物有海鲜、菌藻、调味品等,如蛤蜊(109 mg/100 g)、干木耳(97.4 mg/100 g)和芝麻酱(50.3 mg/100 g)等。

（三）锌元素

1.锌元素的功能

锌是很多金属酶的组成成分或酶的激活剂,与 RNA、DNA 和蛋白质的生物合成有密切联系。唾液中的锌蛋白对味觉和食欲有促进作用。锌可促进性器官正常发育和性机能正常,有益于皮肤健康,对机体的免疫机能有一定影响。

2.锌元素的吸收与代谢

锌元素主要在小肠吸收,膳食中含磷化合物、过量纤维素、某些微量元素以及体内锌营养状况也会影响锌的吸收。

3.锌元素对健康的影响

缺锌可导致厌食症和异食癖,影响智力、生长发育,导致机体免疫力低下。有时候缺锌可以导致肠源性肢端皮炎,另外在受伤的情况下缺锌会使伤口愈合缓慢。

4.锌元素的推荐摄入量与重要来源

据报道,成人每日进食 11~15 mg 锌即可处于零平衡或微弱的正平衡状态。中国营养学会根据国内大量调查研究资料,并参考国外有关资料提出,中国居民膳食中锌的平均需要量成年男性为 11.23 mg/d,成年女性为 8.26 mg/d,推荐摄入量成年男性为 15.5 mg/d,成年女性为 11.5 mg/d。关于锌的可耐受最高摄入量,每天补充锌 150 mg 以上可见有临床观察指标的改变,而作为膳食补充剂的锌在达到 60 mg/d 时,也会影响其他营养素的吸收和代谢。在假定 20% 的变异情况下建议成人摄入锌不超过 45 mg/d,并以此通过基础代谢率推断于其他人。锌含量高的食物有猪肉、牛肉、羊肉、鱼类等,如瘦牛肉(3.71 mg/g)、鲤鱼(2.08 mg/g)等。

五、维生素

维生素(vitamin)是维持机体正常生理功能所必需的一类微量低分子有机化合物,这类物质在体内既不是构成身体组织的原料,也不是能量的来源,而是一类调节物质,在物质代谢中起着重要的作用。维生素在许多新陈代谢反应中起着辅酶的作用,参与生物膜的形成,维持钙与磷的吸收及新陈代谢,还参与其他许多生理过程。

(一)维生素的命名原则

维生素有三个命名系统,一是按其发现的顺序以英文字母命名,如维生素 A、维生素 B、维生素 C、维生素 D、维生素 E 等;二是按其生理功能命名,如抗干眼症因子、抗坏血酸和抗凝血维生素等;三是按其化学结构命名,如视黄素、硫胺素和核黄素等。

(二)维生素的分类及功能

目前发现的维生素种类较多,一般按其溶解性分为脂溶性维生素和水溶性维生素两大类。脂溶性维生素是指不溶于水而溶于脂肪及有机溶剂(如苯、乙醚等)的维生素,包括维生素 A、维生素 D、维生素 E、维生素 K。水溶性维生素是指可溶于水的维生素,包括 B 族维生素(维生素 B_1、维生素 B_2、维生素 PP、维生素 B_6、叶酸、维生素 B_{12}、泛酸、生物素等)和维生素 C。脂溶性维生素易贮存于体内(主要在肝脏),而不易排出体外(除维生素 K 外),过量摄入容易引起毒性不良反应,但缺乏时出现症状较缓慢。水溶性维生素在体内仅有少量贮存,较易自尿中排出,但维生素 B_{12} 例外,它甚至比维生素 K 更易贮存于体内,缺乏时出现症状较快,但长期大量摄入也会有不良反应;大多数水溶性维生素以辅酶的形式参与机体的物质代谢。脂溶性维生素与水溶性维生素的区别如表 4-1 所示。

表 4-1　　　　　　　　脂溶性维生素与水溶性维生素的区别

项目	脂溶性维生素	水溶性维生素
化学组成	仅含碳、氢、氧	除碳、氢、氧外,尚有氮、硫、钴等
溶解性	不溶于水,溶于脂肪及有机溶剂	溶于水
吸收	在肠道需要胆汁的帮助才能被吸收	经肠道吸收进入血液循环
排出	不能从尿中排出(除了维生素 K),仅极少量随胆汁排出	从尿中排出
贮存性	大量贮存于体内(主要是脂肪组织与肝脏)	体内有少量的贮存
缺乏症出现时间	缓慢	较快
毒性	摄取过多易在体内蓄积而产生毒性作用	一般无毒性,过量摄取超过肾脏的处理能力时可出现毒性不良反应

(三)维生素缺乏症

维生素缺乏症是各种维生素营养不良的总称,即由不同原因造成的机体维生素的绝对或相对缺乏,并导致相应的生理、生化功能受损而产生的临床或亚临床疾病。原发性维生素缺乏症是由于膳食中维生素供给不足或其生物利用率过低引起的维生素缺乏;继发性维生素缺乏症是由于生理或病理原因妨碍了维生素的消化、吸收、利用,或因需要量增加、排泄或破坏增多而引起的条件性维生素缺乏。

（四）维生素 A

维生素 A 是指含有视黄醇结构，并具有其生物活性的一大类物质，包括已形成的维生素 A、维生素 A 原及其代谢产物。机体内的维生素 A 有三种活性形式：视黄醇、视黄醛、视黄酸。人和高等动物体内不能自行合成维生素 A，必须从食物中摄取。大多数天然的维生素 A 溶于脂肪或有机溶剂，对异构、氧化和聚合作用敏感，因而应避免与氧、高温或光接触。维生素 A 和胡萝卜素都对酸和碱稳定，一般烹调和罐头加工不易破坏；当食物中含有磷脂、维生素 E、维生素 C 和其他抗氧化剂时，视黄醇和胡萝卜素较为稳定，脂肪酸则可引起其严重破坏。密封、低温冷冻组织中的维生素 A 可以稳定存在数年。

1.维生素 A 的生理功能

（1）维持正常的视觉功能。眼的光感受器是视网膜中的视杆细胞和视锥细胞。这两种细胞都存在感光色素，即感弱光的视紫红质和感强光的视紫蓝质。

（2）维护上皮组织细胞的健康和促进免疫球蛋白的合成。维生素 A 可参与糖蛋白的合成，这对于上皮的正常形成、发育与维持十分重要。

（3）维持骨骼的正常生长发育。维生素 A 可促进蛋白质的生物合成和骨细胞的分化。

（4）促进生长与生殖。维生素 A 有助于细胞增殖与生长。

（5）抑制肿瘤生长。临床试验表明，维 A 酸（视黄酸）类物质有延缓或阻止癌前病变、防止化学致癌的作用，特别是对于上皮组织肿瘤，临床上将其作为辅助治疗剂已取得了较好的效果。β-胡萝卜素具有抗氧化作用，有报道其是机体一种有效的捕获活性氧的抗氧化剂，对于防止脂质过氧化，预防心血管疾病、肿瘤及延缓衰老均有重要意义。

2.维生素 A 的吸收与代谢

食物中的维生素 A 在小肠经胰液或小肠细胞刷状缘中的视黄酯水解酶分解为游离型后进入小肠细胞，然后在微粒体中酯酶的作用下再次合成维生素 A 棕榈酸酯。维生素 A 和类胡萝卜素在小肠内的吸收过程是不同的，类胡萝卜素的吸收方式为物理性扩散，吸收量与肠内浓度相关；维生素 A 则为主动吸收，需要消耗能量，吸收速率比类胡萝卜素快 7～30 倍。维生素 A 与类胡萝卜素均可与乳糜微粒结合，通过淋巴系统进入血液循环，然后转到肝脏。当周围靶组织需要维生素 A 时，肝脏中储存的维生素 A 棕榈酸酯便经酯酶水解为视黄醇后，以 1∶1 的比例与视黄醇结合蛋白结合，再与前白蛋白结合，形成复合体后释放入血，经血循环转运至靶组织。视黄酸在转运过程中不需要与视黄醇结合蛋白结合，而是以低水平与血浆白蛋白结合转运。维生素 A 的半衰期平均为 128～154 天。

肝脏是储存维生素 A 的主要器官，视黄醇主要以棕榈酸视黄酯的形式储存在肝星状细胞（80%～95%）和肝主细胞内。肾脏中视黄醇的储存量约为肝脏的 1%，眼色素上皮细胞也有少量的视黄醇储存。维生素 A 在体内可被氧化成一系列代谢产物，后者与葡萄糖醛苷结合后可随胆汁进入肠道与粪便一起排泄。

动物中视黄醇酯和植物中的维生素 A 原在胃内蛋白酶的作用下从食物中释出，然后在小肠胆汁和胰脂酶的作用下消化分解。其中 β-胡萝卜素在加氧酶的作用下形成 2 分子维生素 A。血液循环中的维生素 A 主要以全视黄醇结合蛋白的形式存在。视黄醇在体内被氧化为视黄醛后可进一步氧化为视黄酸，前两者具有相同的生物活性，后者生物活性不全，是代谢排泄形式。

3.维生素 A 的缺乏与过量

婴幼儿和儿童缺乏维生素 A 的发生率远高于成人。某些疾病，如消耗性疾病（麻疹、肺结核、肺炎、猩红热等）、消化道疾病（胆囊炎、胰腺炎、肝硬化、胆管阻塞、慢性腹泻等）及血吸虫病和酗酒等皆可影响维生素 A 的吸收和代谢，故这些疾病极易伴发维生素 A 的缺乏。

维生素 A 缺乏最早的症状是暗适应能力下降，近一步发展为夜盲症，严重者可致眼干燥症，其至失明;儿童缺乏维生素 A 最重要的临床诊断体征是出现毕脱斑,这是角膜两侧和结膜外侧因干燥而出现皱褶,导致角膜上皮堆积,形成大小不等的形似泡沫的白斑。维生素 A 缺乏还会引起机体不同组织上皮干燥、增生及角化,以致出现各种症状,如皮脂腺及汗腺角化、皮肤干燥、毛囊角化过度、毛囊丘疹与毛发脱落、食欲缺乏、易感染等。特别是儿童、老人缺乏维生素 A 容易引起呼吸道炎症,严重时可引起死亡。另外,维生素 A 缺乏时,血红蛋白合成发生障碍,机体免疫功能低下,儿童生长发育迟缓。

维生素 A 过量的表现大致可以分为两种情况,一是一次性摄入大量的维生素 A,可造成急性维生素 A 过多;另外一种是慢性累积性中毒。成人维生素 A 过量的症状一般在大量摄入维生素 A 后的 6～8 h 发生,可能表现为过度兴奋,也有人表现为嗜睡,可能会有头疼、呕吐等颅内压升高的症状,12～20 h 后会出现皮肤红肿且变厚,接下来发生脱皮,在脚底、手掌等表皮最厚的地方表现最为明显,需要几周的时间才会慢慢恢复。婴幼儿主要表现为颅内压升高,除了有嗜睡或呕吐外,还会出现前囟丰满、眼底水肿等症状。维生素 A 过量症状的第二种情况是慢性中毒表现,大多数是因为慢性累积所致。成人维生素 A 过量的症状变化比较缓慢而持久,早期会有食欲缺乏、体重下降,接下来慢慢会出现皮肤干燥、脱屑、皲裂、脱发,可能出现长骨连接处肿胀并疼痛,肝脾大,骨皮质增生,有的人会发生血钙升高、高尿钙等,甚至会出现肝硬化。

4.维生素 A 的推荐摄入量与重要来源

维生素 A 的推荐摄入量如表 4-2 所示,维生素 A 含量较高的食物有动物肝脏、奶油、蛋黄粉、胡萝卜、西兰花、苋菜等。

表 4-2   中国居民维生素 A 推荐摄入量(RNI)

年龄/岁	RNI(μgRE*)	年龄/岁		RNI(μgRE*)
0～0.5	400	14～18		男 800,女 700
0.5～1	400	＞18		男 800,女 700
1～4	500		孕初期	800
4～7	600	孕妇	孕中期	900
7～11	700		孕后期	900
11～14	700	乳母		1200

* 注:RE 为视黄醇当量。

(五)维生素 D

维生素 D 为固醇类衍生物,具有抗佝偻病作用,又称"抗佝偻病维生素"。目前认为,维生素 D 也是一种类固醇激素,维生素 D 家族中最重要的成员是维生素 D_2(麦角钙化醇)和维生素 D_3(胆钙化醇)。维生素 D 均为不同的维生素 D 原经紫外线照射后的衍生物。植物不含维生素 D,但维生素 D 原在动植物体内都存在。维生素 D 是一种脂溶性维生素,有五种化合物,与健康关系较密切的是维生素 D_2 和维生素 D_3。它们有以下三点特性:①存在于部分天然食物中;②人体皮下储存有从胆固醇生成的 7-脱氢胆固醇,受紫外线的照射后,可转变为维生素 D_3;③适当的日光浴足以满足人体对维生素 D 的需要。维生素 D_2 是由酵母菌或麦角中的麦角固醇(ergosterol)经日光或紫外线照射后形成的产物,并且能被人体吸收。维生素 D_3 是由储存于皮下的胆固醇衍生物 7-脱氢胆固醇在紫外线照射下转变而成的。由于维生素 D_3 在皮肤中产生,但要运往靶器官才能发挥生理作用,故认为维生素 D_3 实质上是一种激素。从膳食或由皮肤合成的维生素 D 没有生理活性,必须到其他部位激活才具有生理作用,因此它们是有活性作用的维生素 D 的前体,又称为"激素原"。在某些特定条件下,如工作或居住在日照不足、空气污染(阻碍紫外线照射)的地区,维生素 D 必须由膳食供给才成为一种真正意义上的维生素,故又认为维生素 D 是条件性维生素。维生素 D 的生理功能包括：

（1）促进小肠对钙的吸收转运。

（2）促进肾小管对钙、磷的重吸收。

（3）对骨细胞呈现多种作用。

（4）通过维生素 D 内分泌系统调节血钙平衡。

（5）参与机体多种功能的调节。

维生素 D 缺乏可导致肠道吸收钙、磷减少，肾小管对钙和磷的重吸收减少，影响骨钙化，造成骨骼和牙齿的矿物质异常。婴儿缺乏维生素 D 将引起佝偻病；成人，尤其是孕妇、乳母和老人缺乏维生素 D 可使已成熟的骨骼脱钙而发生骨质软化症和骨质疏松症。

过量摄入维生素 D 可引起维生素 D 过多症。维生素 D 的中毒剂量虽然尚未确定，但摄入过量的维生素 D 可能会产生不良反应。维生素 D 的中毒症状包括食欲缺乏、体重减轻、恶心、呕吐、腹泻、头痛、多尿、烦渴、发热、血清钙磷升高，以至发展成动脉、心肌、肺、肾、气管等软组织转移性钙化和肾结石，严重的维生素 D 中毒可导致死亡。预防维生素 D 中毒最有效的方法是避免滥用。维生素 D 过量造成的主要不良反应是血钙过多，早期征兆主要包括痢疾或者便秘、头痛、没有食欲、头晕眼花、走路困难、肌肉骨骼疼痛以及心律不齐等，晚期症状包括发痒、肾功能下降、骨质疏松症、体重下降、肌肉和软组织石灰化等。

1.维生素 D 的吸收与代谢

食物中的维生素 D 可与其他脂溶性物质一起形成胶团并被动吸收进入小肠黏膜细胞，经淋巴系统进入血液；在血液中由维生素 D 结合蛋白（DBP）携带运输；维生素 D_3（或 D_2）在肝、肾中依次经两次羟化作用，分别生成 25-羟基维生素 D、1,25-二羟基维生素 D 或 24,25-二羟基维生素 D。1,25-二羟基维生素 D 合成后由肾脏释放入血，并运输至各个靶器官产生生物学效应。1,25-二羟基维生素 D_3 的分解代谢与 24,25-二羟基维生素 D_3 的代谢途径相似：24 位羧基化后可进一步氧化成 24 位氧络物，然后 23 位羧基化，侧链分裂；26 和 27 位的碳可氧化，产生的水溶性代谢产物有维生素 D_3-23 羧酸，也可产生内酯及酸酯。维生素 D 的分解代谢主要在肝内进行，并将其代谢产物排入胆汁中。口服维生素 D 比从皮肤中得来的易于分解。25-羟基维生素 D_3 及 1,25-二羟基维生素 D_3 也可以葡糖苷酸的形式通过胆肝形成肝肠循环或从大便中排出。口服生理剂量的维生素 D 48 h 后，30% 的维生素 D 从大便中排出，仅 2%～4% 从尿中排出。

2.维生素 D 的参考摄入量与食物来源

维生素 D 既可来源于膳食，又可由皮肤合成，因而较难估计膳食维生素 D 的供给量。目前我国制定的膳食营养素参考摄入量是：在钙、磷供给充足的条件下，儿童、青少年、成人、孕妇、乳母的维生素 D 推荐营养素摄入量及 0～1 岁婴儿的适宜摄入量均为 10 μg/d。65 岁以上老人为 15 μg/d；11 岁及以上人群（包括孕妇、乳母）的可耐受最高摄入量为 50 μg/d，0～4 岁、4～7 岁、7～11 岁人群的可耐受最高摄入量分别为 20 μg/d、30 μg/d、45 μg/d。鉴于目前出现了大量关于低维生素 D 水平与慢性病的报道，因此越来越多的专家提出应增加维生素 D 的推荐摄入量、适宜摄入量和可耐受最高摄入量。维生素 D 的量可用 IU 或 μg 表示，两者的换算关系是：1 IU＝0.025 μg，即 1 μg＝40 IU。

动物性食品是非强化食品中天然维生素 D 的主要来源，如含脂肪高的海鱼和鱼卵、动物肝脏、蛋黄、奶油和奶酪中相对较多，而瘦肉、奶、坚果中仅含微量的维生素 D。不过，通过日光浴可以促进维生素 D 在体内合成，所以要坚持补充鱼肝油滴剂。

（六）维生素 E

维生素 E 是指含苯并二氢吡喃结构，具有 α-生育酚生物活性的一类物质，包括生育酚和生育三烯酚。其中，α-生育酚的生物活性最高，故通常以 α-生育酚作为维生素 E 的代表进行研究。α-生育酚是黄色油状液体,溶于酒精、脂肪和有机溶剂,对热和酸稳定,对碱不稳定,对氧极为敏感,油脂酸可加速维生素 E 的破坏。食物中的维生素 E 在一般烹调时损失不大,但油炸时维生素 E 活性明显降低。

1.维生素 E 的生理功能

维生素 E 的生理功能主要是抗氧化作用,预防衰老,与动物的生殖功能和精子生成有关,以及调节血小板的黏附力和聚集作用。另外,维生素 E 可抑制体内的胆固醇合成限速酶,即 3-羟基-3-甲基戊二酰辅酶 A 还原酶的活性,从而降低血浆胆固醇水平。维生素 E 还可抑制肿瘤细胞的生长和增殖,其作用机制可能与抑制细胞分化、抑制与细胞生长密切相关的蛋白激酶的活性有关。

2.维生素 E 的吸收与代谢

生育酚在食物中可以游离的形式存在,而生育三烯酚则以酯化的形式存在,其必须经胰脂酶和肠黏膜酯酶水解,然后才会被吸收。游离的生育酚或生育三烯酚在胆汁的作用下以胶团的形式被动扩散吸收,后掺入乳糜微粒,经淋巴导管进入血液循环,吸收率为 20%～50%,最高可达 80%。随着维生素 E 摄入量增加,吸收率会降低。维生素 E 主要由低密度脂蛋白运输,在保护低密度脂蛋白免遭氧化损伤方面起着重要的作用。由于维生素 E 溶于脂质并主要由脂蛋白转运,所以血浆维生素 E 的浓度与血浆总脂浓度呈正相关。

3.维生素 E 的缺乏与过量

维生素 E 缺乏在人类中较为少见,但可出现在低体重的早产儿、血 β-脂蛋白缺乏症患者和脂肪吸收障碍的患者身上。缺乏维生素 E 时,可出现视网膜退行性病变、蜡样质色素积聚、溶血性贫血、肌无力、神经退行性病变、小脑共济失调等。维生素 E 缺乏引起神经-肌肉退行性变化的机制目前仍不清楚,一种可能的解释是维生素 E 缺乏引起神经-肌肉组织抗氧化能力减弱,无法抵抗自由基对其的损伤。维生素 E 缺乏时,男性睾丸萎缩不产生精子,女性胚胎与胎盘萎缩引起流产,阻碍脑垂体调节卵巢分泌雌激素等诱发更年期综合征,致使卵巢早衰。人体代谢过程中产生的自由基不仅可引起生物膜脂质过氧化,破坏细胞膜的结构和功能,形成脂褐素;而且可使蛋白质变性,酶和激素失活,免疫力下降,代谢失常,促使机体衰老。在脂溶性维生素中,维生素 E 的毒性相对较小,但摄入大剂量维生素 E(每天摄入 80 mg～3.2 g)有可能出现中毒症状,如肌无力、视觉模糊、复视、恶心、腹泻。

4.维生素 E 的参考摄入量与食物来源

我国成人(包括孕妇)的维生素 E(α-生育酚)适宜摄入量是 14 mg/d,乳母的适宜摄入量(α-生育酚)为 17 mg/d。成人(包括孕妇、乳母)可耐受最高摄入量(α-生育酚)为 700 mg/d。有专家建议,在制定维生素 E 的推荐摄入量时需要考虑膳食能量或膳食多不饱和脂肪酸的摄入量,成人膳食能量为 8360～12540 kJ(2000～3000 kcal)时,维生素 E(α-生育酚)的适宜摄入量为 7～11 mg/d;或每摄入 1 g 多不饱和脂肪酸应摄入 0.4 g 维生素 E(α-生育酚)。维生素 E 在自然界中分布甚广,一般情况下不会缺乏。维生素 E 含量丰富的食品有植物油、麦胚、坚果、种子类、豆类及其他谷类胚芽,蛋类、肉类、鱼类、水果及蔬菜中含量甚少;有些油制品中含有的 γ-生育酚多于 α-生育酚;食物加工、储存和制备过程中可损失部分维生素 E。

富含维生素 E 的食物有果蔬、坚果、瘦肉、乳类、蛋类、压榨植物油、柑橘皮等,果蔬包括猕猴桃、菠菜、卷心菜、菜花、羽衣甘蓝、莴苣、甘薯、山药,坚果包括杏仁、榛子、胡桃,压榨植物油包括向日葵籽、芝麻、玉米、橄榄、花生、山茶等。此外,红花、大豆、棉籽、小麦胚芽、鱼肝油等都含有一定量的维生素 E,含量最为丰富的是小麦胚芽,最初多数自然维生素 E 都是从麦芽油中提取的,现通常从菜油、大豆油中获得。

(七)维生素 B₁

维生素 B₁ 又称"硫胺素""抗神经炎维生素"或"抗脚气病维生素",在有氧化剂存在时容易被氧化产生脱氢硫胺素,后者在有紫外线照射时呈现蓝色荧光。维生素 B_1 是由嘧啶环和噻唑环通过亚甲基结合而成的一种 B 族维生素,为白色结晶或结晶性粉末,有微弱的特殊臭味,味苦,有吸湿性,露置在空气中易吸收水分,在碱性溶液中容易分解变质。pH 值为 3.5 时可耐 100 ℃ 的高温,pH 值超过 5 时易失效。遇光和热效价下降,故应置于遮光、阴凉处保存,不宜久贮。维生素 B_1 在酸性溶液中很稳定,在碱性溶液中不稳定,易被氧化和受热破坏。还原性物质亚硫酸盐、二氧化硫等能使维生素 B_1 失活。维生素 B_1 广泛分布于骨骼肌、心肌、肝脏、肾脏和脑组织中,半衰期为 9～10天。维生素 B_1 类物质有硫胺素、盐酸硫胺素、硝酸硫胺素等。

1.维生素 B_1 的生理功能

TPP 是维生素 B_1 主要的辅酶形式,在体内参与两个重要的反应,即 α-酮酸的氧化脱羧反应和磷酸戊糖途径的转酮醇反应。维生素 B_1 缺乏时可影响某些神经递质的合成和代谢,另外 TPP 可能具有调控某些离子通道的功能,其作用机制与维生素 B_1 的磷酸化有关。

2.维生素 B_1 的吸收和代谢

食物中的维生素 B_1 有三种形式,即游离形式、硫胺素焦磷酸酯形式和蛋白磷酸复合物形式。结合形式的维生素 B_1 在消化道裂解后被吸收,吸收的主要部位是空肠和回肠。大量饮茶会降低肠道对维生素 B_1 的吸收。酒精中含有抗硫胺素物质,叶酸缺乏可导致维生素 B_1 吸收障碍。维生素 B_1 可由尿液排出,不能被肾小管重吸收。维生素 B_1 在肝脏代谢,代谢产物主要通过肾脏随尿液排出体外,排出量与摄入量有关。少量由汗液排出。

3.维生素 B_1 的缺乏与过量

维生素 B_1 缺乏常由于摄入不足、需要量升高和吸收利用障碍所致;肝损害、饮酒也可引起;长期透析的肾病患者、完全胃肠外营养的患者以及长期慢性发热患者也可发生维生素 B_1 缺乏。初期症状有疲乏、淡漠、食欲差、恶心、忧郁、急躁、沮丧、腿麻木和心电图异常等,一般可分成以下几类:

(1)干性脚气病。干性脚气病初期症状主要表现为烦躁不安、易激动、头痛,之后以多发性神经炎症状为主,如下肢倦怠、无力、感觉异常(针刺样、烧灼样疼痛)、肌肉无力、肌肉酸痛(腓肠肌为主)。还会出现上升型对称性周围神经炎,表现为肢端麻木,先发生在下肢,脚趾麻木且呈袜套状分布。同时可能会伴随有消化道症状,主要表现为食欲缺乏、恶心、呕吐、腹痛、腹泻或者便秘、腹胀。

(2)湿性脚气病。湿性脚气病以水肿和心脏症状为主,即缺乏维生素 B_1 而导致的心血管系统障碍,表现为右心室扩大,出现水肿、心悸、气促、心动过速、心前区疼痛等症状,严重者表现为心力衰竭。

(3)婴儿脚气病。婴儿脚气病多发生于 2～5 月龄的婴儿,且多是维生素 B_1 缺乏的母乳所喂养的婴儿,其发病突然,病情急,初期表现为食欲缺乏、呕吐、兴奋、心跳快,呼吸急促和困难,严重时身体会出现青紫、心脏扩大、心力衰竭和强直性痉挛,这些症状出现后的 1～2 天患儿易突然死亡,故抢救时间非常紧迫。患婴儿脚气病的婴幼儿脚部略有水肿,用手指压迫时即出现凹陷,压力解除后凹陷不能立即消失。婴儿脚气病患者较多,也较为常见。

维生素 B_1 一般不会引起过量中毒,只有短时间服用超过推荐营养摄入量 100 倍以上时有可能出现头痛、惊厥和心律失常等。

4.维生素 B_1 的推荐摄入量与食物来源

成年男性的维生素 B_1 推荐营养摄入量为 1.4 mg/d,女性为 1.2 mg/d,可耐受最高摄入量为 50 mg/d。维生素 B_1 广泛存在于天然食物中,但含量随食物种类而异,且受收获、储存、烹调、加工等条件影响。维生素 B_1 含量最为丰富的食物为葵花籽仁、花生、大豆粉、瘦猪肉,其次为小麦粉、小米、玉米、大米等谷物食物,鱼类、蔬菜和水果中含量较少。建议食用碾磨度不太精细的谷物,可防止维生素 B_1 缺乏。维生素 B_1 和其他水溶性维生素一样,在水果蔬菜的清洗、整理、烫漂和沥滤期间均有损失,在谷类碾磨时损失更大。

（八）维生素 C

维生素 C 又称"抗坏血酸"，是一种含有 6 个碳原子的酸性多羟基化合物，分子式为 $C_6H_8O_6$，分子量为 176.12。天然存在的抗坏血酸有 L 型和 D 型两种，后者无生物活性。维生素 C 是无色无臭的片状晶体，易溶于水，不溶于有机溶剂。在酸性环境中稳定，遇氧、热、光、碱性物质，特别是有氧化酶及痕量铜、铁等金属离子存在时可被氧化破坏。氧化酶一般在蔬菜中含量较多，故蔬菜在储存过程中都有不同程度的维生素 C 流失。某些果实中含有生物类黄酮，能保护维生素 C 的稳定性。食物中的维生素 C 有还原型与氧化型（脱氢型）之分，两者可通过氧化还原反应相互转变，均具有生物活性。人体血浆中的维生素 C 主要以还原的形式存在，还原型和氧化型之比为 15∶1，故测定还原型维生素 C 即可了解血中维生素 C 的水平。

1. 维生素 C 的生理功能

维生素 C 是一种生物活性很强的物质，在体内具有多种生理功能。

（1）抗氧化作用。维生素 C 是机体内一种很强的抗氧化剂，可直接与氧化剂作用，使氧化型谷胱甘肽还原为还原型谷胱甘肽，从而发挥抗氧化作用。维生素 C 也可还原超氧化物、羟基、次氯酸及其他活性氧化物等。

（2）作为羟化过程底物和酶的辅助因子。羟脯氨酸和羟赖氨酸是细胞间质胶原蛋白的重要组成成分，羟脯氨酸和羟赖氨酸的合成需要维生素 C。

（3）改善铁、钙和叶酸的利用。维生素 C 能使难以被吸收利用的三价铁还原成二价铁，促进肠道对铁的吸收，提高肝脏对铁的利用率，有助于治疗缺铁性贫血。维生素 C 可促进钙的吸收，在胃中形成一种酸性介质，防止不溶性钙络合物的生成及发生沉淀。维生素 C 可将叶酸还原成有生物活性的四氢叶酸，防止发生巨幼红细胞贫血。

（4）促进类固醇的代谢。维生素 C 可参与类固醇的羟基化反应，促进代谢的进行，如由胆固醇转变成胆酸、皮质激素及性激素，降低血清胆固醇水平，预防动脉粥样硬化的发生。

（5）清除自由基。维生素 C 是一种重要的自由基清除剂，它通过逐级供给电子而变成三脱氢抗坏血酸和脱氢抗坏血酸，以清除游离氧和羟基等自由基，发挥抗衰老作用。

（6）参与合成神经递质。维生素 C 充足时，大脑可促进两种神经递质——去甲肾上腺素和 5-羟色胺的产生。

2. 维生素 C 的吸收和代谢

维生素 C 主要通过主动转运的形式由小肠上段吸收进入血液循环。维生素 C 在吸收前会被氧化成脱氢型维生素 C，后者通过细胞膜的速率更快。脱氢型维生素 C 一旦进入小肠黏膜细胞或其他组织细胞，在其还原酶的作用下很快便被还原成维生素 C，在这种氧化还原反应中谷胱甘肽被氧化成氧化型谷胱甘肽。胃酸缺乏时，维生素 C 的吸收减少。

很多动物可以在体内利用葡萄糖合成维生素 C，因此不需要外源性维生素 C。而人、猴和豚鼠体内不能合成维生素 C，仍需由食物供给。与大多数水溶性维生素不同，维生素 C 在体内有一定量的储存，故摄入无维生素 C 膳食时在一定时期内不会出现缺乏症状。维生素 C 被吸收后可分布于体内所有的水溶性结构中，其总转换率为 45～60 mg/d。正常成人体内可储存 1.2～2.0 g 的维生素 C，最高为 3.0 g。含量最高的组织是垂体，其次为肾上腺、肾脏、脾脏和肝脏，胰腺和胸腺也可储存一定量的维生素 C，血浆和唾液中含量最低。当组织中的维生素 C 达到饱和后，多余的维生素 C 将从组织中排出。维生素 C 主要随尿排出，其次随汗液和粪便排出。尿中维生素 C 的排出量与体内储存量、摄入量和肾功能有关。一般情况下，血浆维生素 C 的含量与尿排出量有密切的关系。

3. 维生素 C 的缺乏与过量

维生素 C 在体内分解代谢时，最终的重要产物是草酸，长期服用维生素 C 可出现草酸尿，以致形成泌尿道结石。过量服用维生素C可引起不良反应:每日服用1~4 g可引起腹泻、皮疹、胃酸增多、胃液返流,有时尚可见泌尿系结石、尿内草酸盐与尿酸盐排出增多、深静脉血栓形成、血管内溶血或凝血等,有时维生素C可导致白细胞吞噬能力降低。每日用量超过5 g时可导致溶血,重者可致命。孕妇服用大剂量时可能产生婴儿坏血病。

膳食摄入减少或机体需要增加又得不到及时补充时,可使体内的维生素C储存减少,引起缺乏。若体内储存量低于300 mg,将出现缺乏症状,主要引起坏血病。临床表现如下:

(1)前驱症状。起病缓慢,一般4~7个月。患者多有全身乏力、食欲缺乏的表现,成人早期还有齿龈肿胀,间或有感染发炎。婴幼儿会出现生长迟缓、烦躁和消化不良的表现。

(2)出血。患者全身点状出血,起初局限于毛囊周围及齿龈等处,进一步发展可有皮下组织、肌肉、关节和腱鞘等处出血,甚至形成血肿或瘀斑。

(3)牙龈炎。牙龈可见出血、红肿,尤以牙龈尖端最为显著。

(4)骨质疏松。维生素C缺乏引起胶原蛋白合成障碍、骨有机质形成不良而导致骨质疏松。

4.维生素C的参考摄入量与食物来源

《中国居民膳食营养素参考摄入量》(2013年版)规定维生素C的推荐营养摄入量为100 mg/d,预防非传染性慢性摄入量为200 mg/d,可耐受最高摄入量为2000 mg/d。在高温、寒冷和缺氧条件下劳动或生活,经常从事接触铅、苯和汞等有毒作业工种的人群,某些疾病的患者,孕妇和乳母均应增加维生素C的摄入量。维生素C的主要食物来源是新鲜蔬菜与水果。在蔬菜中,辣椒、茼蒿、苦瓜、豆角、菠菜、土豆、韭菜等中维生素C的含量丰富;在水果中,酸枣、鲜枣、草莓、柑橘、柠檬等中维生素C的含量最多;在动物的内脏中也含有少量维生素C。

第三节　能量平衡与健康

【案例】

"冬天不减肥,夏天徒伤悲",不少年轻女性为保持身材苗条,常通过节食的方法来达到减肥的目的。虽然控制饮食能在短期内减轻体重,但长此以往可能会造成营养不良,有损身心健康。马鞍山市的某青年女性认为节食就能减肥,所以一日三餐并不正常进食,而且常常不吃早饭,午饭也只是吃几口,晚饭基本不吃。这样做起初没有大碍,但是该青年女性慢慢地出现了头晕等症状,直到有一天因为体力不支而晕倒在家中。

问题讨论:

你认为该青年女性晕倒的原因是什么?

热能包括热和能两种。在体内,热量维持体温的恒定,并不断向环境散发,能量可维持各种生理和体力活动的正常进行。国际上通用的热能单位是"焦耳"(J)。能量还可以用热能单位"卡"(cal)来表示,各单位的换算关系为:1 kcal=1000 cal,1 cal=4.18 J。

一、人体的热能消耗

机体所需的能量来源于食物中的糖类、脂肪和蛋白质。这些能源物质分子结构中的碳氢键蕴藏着化学能,在氧化过程中碳氢键断裂,生成二氧化碳和水,同时释放出蕴藏的能量。这些能量的50%以上迅速转化为热能,用于维持体温,并向体外散发;其余不足50%则以高能磷酸键的形式贮存于体内,供机体利用。体内最主要的高能磷酸键化学物是三磷腺苷(ATP)。此外,还可有高能硫酯键等。机体利用ATP合成各种细胞组成分子、生物活性物质和其他一些物质;细胞利用ATP进行各种离子和其他一些物质的主动转运,维持细胞两侧离子浓度差所形成的势能;肌肉可利用ATP所含有的自由能进行收缩和舒张,完成多种机械功。总的看来,除骨骼肌运动时所完成的机械功(外功)以外,其余的能量最后都转变为热能,如心肌收缩所产生的势能(动脉血压)与动能(血液流速),均于血液在血管内流动的过程中,因克服血流内外阻力而转化为热能。在人体内,热能是最低级形式的能量,热能不能转化为其他形式的能,不能用来做功。

(一)基础代谢

基础代谢消耗的热能是维持生命的最低热能消耗,可利用身高、体重等指标计算出每天基础代谢的热能消耗。基础代谢率(basal metabolic rate,BMR)是指单位时间内每平方米体表面积人体基础代谢所消耗的能量,用 $kJ/(m^2 \cdot h)$ 来表示。人体的基础代谢不仅存在个体间的差异,同一个体自身的基础代谢也常有变化。影响人体基础代谢的因素有:

(1)体格的影响。体表面积大者散发热能也多,所以同等体重者,瘦高的基础代谢高于矮胖的。

(2)不同生理、病理状况的影响。儿童和孕妇的基础代谢相对较高。成年后,随年龄的增长,基础代谢水平不断下降。生病发热时,甲状腺激素等有关激素水平异常时,也能改变基础代谢的热能消耗。

(3)环境条件的影响。炎热、寒冷、过多摄食、精神紧张等都可使基础代谢水平升高。

(二)体力活动

体力活动所消耗的热能占人体总热能消耗的 $15\%\sim30\%$,是人体热能消耗变化最大的部分,也是人体控制热能消耗、保持能量平衡、维持健康的最重要部分。体力活动所消耗热能的多少与肌肉发达程度、体重和活动时间、强度等有关。

(三)食物的特殊动力作用

食物的特殊动力作用又称"食物热效应",是指人体在摄食过程中所引起的额外能量消耗,是摄食后一系列消化、吸收利用及营养素与其代谢产物之间在相互转化过程中所消耗的能量。不同的食物其热效应不等。蛋白质的食物热效应最大,脂肪的食物热效应最少。糖类、脂肪、蛋白质的食物热效应约消耗其本身产生能量的 10%。

(四)生长发育

正在生长发育的婴幼儿、儿童、青少年还要额外消耗能量以满足新生组织形成及新生组织新陈代谢的需要;孕妇的能量消耗主要用于子宫、乳房、胎盘、胎儿的生长发育及体脂储备;乳母的能量消耗除自身需要外,也用于乳汁合成与分泌。

二、膳食中的能量来源与能量平衡

人体所需要的能量通常主要由食物来提供。食物中所含有的营养素当中只有糖类、脂肪、蛋白质能够在体内产生能量,营养学上将这三种营养素称为"产能营养素"。另外,乙醇也能提供较高的热能。

食物能值是食物彻底燃烧时所测定的能值,亦称"物理燃烧值"或"总能值"。食物能值通常是用弹式测热器进行测定。用此法测定的每克糖类、脂肪、蛋白质的能值分别为:糖类 17.15 kJ(4.1 kcal),脂肪 39.54 kJ(9.45 kcal),蛋白质 23.64 kJ(5.65 kcal)。

产热系数即能量系数,是指每克脂肪、糖类、蛋白质在体内氧化产生的能量。能量平衡是指人体能量代谢的最佳状态,即能量摄入等于能量总消耗,且体内储备处于稳定的状态。

三、体重、体型与健康

2015 年的《中国居民营养与健康状况调查》指出:目前我国超重人数达 2 亿,平均每 7.5 个中国人中就有一个是体重超标的胖人。然而,在现实生活中还存在一些体重虽然达标,但却拥有"大肚腩"的中央肥胖型人群。这种隐形肥胖对健康的危害跟普通肥胖相比有过之而无不及。

（一）体重指数

体重指数(body mass index,BMI)又称"身体质量指数",简称"体质指数",是用体重千克数除以身高数(以米为单位)平方得出的数字,是目前国际上常用的衡量人体胖瘦程度以及是否健康的一项指标,主要用于统计用途。当我们需要比较及分析一个人的体重对不同高度的人所带来的健康影响时,BMI值是一个中立而可靠的指标。BMI的具体计算公式是:

$$BMI = \frac{体重(kg)}{身高^2(m^2)}$$

国际卫生组织建议,健康成人的BMI范围为18.5~24.9 kg/m²,BMI为25~30 kg/m²者为超重,超过30 kg/m²者为肥胖,低于18.5 kg/m²者为消瘦。我国由于人种原因,体形、体重普遍低于欧美国家,所以我国的标准为:健康成人的BMI为18.5~23.9 kg/m²,24~27.9 kg/m²者为超重,超过28 kg/m²者为肥胖,低于18.5 kg/m²者为消瘦。

中国肥胖问题工作组的相关汇总分析报告表明,体重指数升高,冠心病和脑卒中的发病率也会上升,超重和肥胖是冠心病和脑卒中发病的独立危险因素。体重指数每增加2,冠心病、脑卒中、缺血性脑卒中的相对危险分别增加15.4%、6.1%和18.8%。一旦体重指数达到或超过24时,患高血压、糖尿病、冠心病和血脂异常等严重危害健康的疾病的风险就会显著增加。

（二）腰围

腰围指的是经脐点的腰部水平周长,是反映脂肪总量和脂肪分布的综合指标,世界卫生组织推荐的测量方法是:被测者站立,双脚分开25~30 cm,体重均匀分配。我国的腰围标准为:男性不超过85 cm,女性不超过80 cm。

腰围在一定程度上可以反映个体内脏脂肪的含量。内脏脂肪过多不仅可以损伤内脏功能,更会引起心血管疾病、动脉硬化、糖尿病等。有研究表明,相比于体重指数和腰臀围比,腰围能更好地预测心血管疾病。腰围过大会增加糖尿病、冠心病、脑卒中三种慢性疾病的患病风险,易患程度以糖尿病为最高,其次是脑卒中,最后是冠心病。

（三）腰臀围比

腰臀围比是指腰围与臀围的比值,是判断脂肪分布的指标,具体计算方法是:

$$腰臀围比 = \frac{腰围(cm)}{臀围(cm)}$$

体内脂肪堆积的部位与某些疾病的发生、发展有着密切的关系。我国腰臀围比标准值为男性低于0.9,女性低于0.8。当男性腰臀围比大于等于0.94,女性腰臀围比大于等于0.82时,其患冠心病、脑卒中等心脑血管疾病及糖尿病的危险性就会大大增加。

（四）脂肪含量

脂肪含量即脂肪率,是指身体成分中脂肪组织所占的比率。测量脂肪率比单纯地只测量体重更能反映人体内的脂肪水平(肥胖程度)。相关研究表明,人体内脂肪超标的话就会导致高血脂,出现血液黏稠度升高,容易诱发脑血栓、心肌梗死等。同时,脂肪含量超高的话,还可以引起脂肪肝、肝硬化、肥胖症等。表4-3为人体脂肪率标准对照表。

表 4-3　　　　　　　　　　　　　　　人体脂肪率标准对照表

性别	年龄	偏瘦	标准	微胖	肥胖
男性	30 岁以下	13％以下	14％～20％	21％～25％	25％以上
	30 岁以上	16％以下	17％～23％	24％～25％	25％以上
女性	30 岁以下	16％以下	17％～24％	25％～30％	30％以上
	30 岁以上	19％以下	20％～27％	28％～30％	30％以上

第四节　合理营养

一、合理营养的基本要求

合理营养是指通过合理的膳食和科学的加工,向机体提供足够数量的能量和各种营养素,并保持各营养素种类齐全,相互间比例恰当,以满足人体的正常生理需要,维持人体健康。合理营养要根据具体人群的不同年龄、性别、劳动强度和生理等状况,确定每人每日各种营养素的需要量,同时考虑各种营养素的质量、数量相互之间的比例。合理营养应该满足的基本要求为:

(1)能量和营养素种类齐全、数量充足、比例适当。人体需要的营养素有 40 余种,除母乳外,天然食物中没有任何一种能完全满足人体的营养需求。平衡膳食是合理营养的核心要求,是达到合理营养的手段。但人体对营养素的需求因年龄、性别、劳动强度等的不同而存在很大差异。因此,人群不同,对食物的选择和搭配就不尽相同。

(2)合理的加工与烹调。烹调加工不仅赋予了食物不同的感官性状,同时还能杀灭病原微生物,保证食用安全。食物中的某些营养成分经烹调加工后更易被机体消化吸收,但不合理的烹调加工不仅会导致食物中营养素过多流失,还有可能产生一些危害机体健康的因素。因此,合理、科学的烹调加工对合理营养亦非常重要。

(3)合理的膳食制度和良好的饮食习惯。膳食制度是指根据人群的生理需要和生活、学习、劳动情况等,将全天的食物定时、定量、定质地分配食用的一种制度,主要包括一天的餐次、餐间间隔时间、各餐食物的分配情况等。一般对健康成年人而言,餐次以三餐为宜,两餐之间的间隔时间为 4～6 h,三餐的能量分配为早餐 30％、午餐 40％、晚餐 30％。

(4)无毒无害,保证安全。食物既为人体提供了营养物质,又可能存在对人体有害的成分。为保证人群的健康,食物中的各种成分都应符合我国食品卫生国家标准的规定。

二、食物的营养价值

当评定食品中某营养素的营养价值时,应对其所含营养素的种类及含量进行分析确定。食品中所提供的营养素的种类和营养素的相对含量越接近于人体需要或组成,该食品的营养价值就越高。需要注意的是,营养素的质与量同样重要,如同等重量的蛋白质,因其所含必需氨基酸的种类、数量、比值不同,其在促进生长发育方面的作用也不同。另外,除食物本身的品质外,食物的加工方式也会影响其营养价值。过度加工一般会引起某些营养素损失,但某些食品(如大豆)通过加工制作可提高蛋白质的利用率。因此,食品加工处理应选用合理的加工技术。

有专家推荐营养质量指数(INQ)作为评价食品营养价值的指标。INQ 是以食品中营养素能满足人体营养需要的程度(营养密度)与这种食品能满足人体热能需要的程度(热能密度)之比来评定食品的营养价值。INQ＝1 表示该食品营养素与热能的供给是平衡的,INQ＞1 表示该食品营养素的供给量高于热能,INQ＜1 表示该食品中营养素的供给少于热能的供给,长期摄入会发生营养不平衡。一般认为属于前两种的食品营养价值高,后一种的营养价值低。评定食品营养价值的

意义是:

(1)全面了解各种食物的天然组成成分,以充分利用食物资源。

(2)了解在加工过程中食品营养素的变化和损失,以充分保存营养素。

(3)指导人们科学选购食品及合理配制营养平衡膳食。

(一)粮谷类

1.谷类结构和营养素分布

谷类有相似的结构:最外层是谷皮,谷皮内是糊粉层,再内为占谷粒绝大部分的胚乳和位于一端的胚芽。谷类各营养成分分布不均匀,谷皮由纤维素、半纤维素等组成,含较高的矿物质和脂肪;糊粉层含有较多的磷和丰富的维生素 B 及无机盐;胚乳中含有大量淀粉和一定量的蛋白质;胚芽富含脂肪、蛋白质、无机盐、维生素 B 和维生素 E。

2.谷类的营养成分

(1)蛋白质。谷类中蛋白质含量一般为 7.5%~15%,主要由谷蛋白、白蛋白、醇溶蛋白和球蛋白组成。一般谷类蛋白质的必需氨基酸组成不平衡,普遍赖氨酸含量少,有些谷类苏氨酸、色氨酸含量也不高。为提高谷类蛋白质的营养价值,常采用赖氨酸强化和蛋白质互补的方法。此外,种植高赖氨酸玉米等也是一种好方法。

(2)糖类。谷类中的糖类主要为淀粉,含量在 70% 以上,此外为糊精、果糖和葡萄糖等。淀粉分为直链淀粉和支链淀粉,一般直链淀粉比例为 20%~25%,糯米几乎全为支链淀粉。研究认为,直链淀粉使血糖升高的幅度较小,因此目前高科技农业已培育出了含直链淀粉达 70% 的玉米品种。

(3)脂肪。谷类中脂肪含量为 1%~4%。从米糠中可提取米糠油、谷维素和谷固醇。从玉米和小麦胚芽中可提取玉米油和麦胚油,其中 80% 为不饱和脂肪酸,亚油酸占 60%,有良好的保健功能。

(4)矿物质。谷类中矿物质含量为 1.5%~3%,主要是磷、钙,多以植酸盐的形式存在,消化吸收差。

(5)维生素。谷类是维生素 B 的重要来源,如硫胺素、核黄素、烟酸、泛酸和吡哆醇等。玉米和小米含少量胡萝卜素。过度加工的谷物维生素会大量损失。我国于 20 世纪 50 年代初的标准米("95 米")和标准粉("85 面")比精白米、精白面保留了较多的维生素 B 和无机盐,在节约粮食和预防某些营养缺乏病方面收到了良好的效益。目前应对居民普遍食用的精白米、精白面进行营养强化,以克服其缺陷。

(二)大豆

1.大豆的营养成分

大豆含有 35%~40% 的蛋白质,是天然食物中含蛋白质较高的食品之一。大豆的氨基酸组成很接近人体需要,且富含谷类蛋白较为缺乏的赖氨酸,是谷类蛋白互补的天然理想食品。大豆蛋白是优质蛋白。大豆含脂肪 15%~20%,其中不饱和脂肪酸占 85%,以亚油酸为最多,达 50% 以上。大豆油含 1.6% 的磷脂,并含有维生素 E。大豆含糖类 25%~30%,其中一半为可供利用的淀粉、阿拉伯糖、半乳聚糖和蔗糖,另一半为人体不能消化吸收的棉籽糖和水苏糖,可引起腹胀,但有保健作用。大豆含有丰富的钙、硫胺素和核黄素。

2.大豆的营养价值

除去大豆内的有害成分后可使大豆蛋白质的消化率增加,从而提高了大豆的营养价值。比如,大豆制成豆芽后,可产生一定量的抗坏血酸。目前大豆蛋白制品主要有四种:分离蛋白质、浓缩蛋白质、组织化蛋白质和油料粕粉。

（三）蔬菜水果类

蔬菜水果的营养成分包括：

（1）糖类。蔬菜水果中的糖类包括糖、淀粉、纤维素和果胶类物质，其所含种类及数量因食物的种类和品种不同而有很大差别。

（2）维生素。新鲜蔬菜水果是维生素 C、胡萝卜素、核黄素和叶酸的重要来源。

（3）无机盐。蔬菜水果中无机盐含量丰富，如钙、磷、铁、钾、钠、镁、铜等，是人体无机盐的重要来源，对维持机体酸碱平衡起着重要的作用。绿叶蔬菜一般含钙在 100 mg/100 g 以上，含铁 1～2 mg/100 g，但要注意在烹调时去除部分草酸，这样有利于无机盐的吸收。

（4）芳香物质、有机酸和色素。蔬菜水果中常含有各种芳香物质和色素，使食品具有特殊的香味和颜色，可赋予蔬菜水果良好的感官性状。芳香物质为油状挥发性物质，也称"油精"。水果中的有机酸以苹果酸、柠檬酸和酒石酸为主，此外还有乳酸、琥珀酸等，有机酸因水果种类、品种和成熟度的不同而异。有机酸可促进食欲，有利于食物的消化。同时，有机酸可使食物保持一定的酸度，对维生素 C 的稳定性具有保护作用。此外，蔬菜水果中还含有一些酶类、杀菌物质和具有特殊功能的生理活性成分。

（四）菌藻类

从广义上讲，菌藻类食物属于蔬菜类，包括食用菌和藻类。食用菌是指供人类食用的真菌，我国食用菌类的历史悠久，有 500 多个品种，常见的有蘑菇、香菇、银耳、木耳等。藻类是无胚并以孢子方式进行繁殖的低等植物，可供人类食用的有海带、紫菜、发菜等。菌藻类食物营养价值丰富，富含多种营养素和一些生物活性成分，且味道鲜美。

1.菌藻类的营养成分

菌藻类是一类低能量，蛋白质、膳食纤维、维生素和微量元素含量丰富的食物。菌藻类食物中蛋白质的含量可达 20% 以上，如蘑菇的蛋白质含量为 21.0 g/100 g，香菇的蛋白质含量为 20.08 g/100 g，紫菜的蛋白质含量为 26.7 g/100 g，与动物性食品瘦猪肉、牛肉的蛋白质含量相当。菌藻类蛋白质氨基酸的组成亦较合理，必需氨基酸含量占 60% 以上，是人们膳食中植物蛋白质的良好补充。菌藻类糖类含量为 20%～35%，膳食纤维丰富，还有部分糖类为植物多糖，具有很好的保健作用。菌藻类脂肪含量很低，约为 1.0%。

菌藻类食物中维生素 B（如维生素 B_1、维生素 B_2 和烟酸）含量丰富，尤其是含维生素 B_2 较多，其中蘑菇每 100 g 含维生素 B_2 达 1.10 mg，香菇每 100 g 含维生素 B_2 达 1.26 mg，比其他植物性食物都高，是维生素 B_2 的良好食物来源。某些菌藻类中脂溶性维生素（如维生素 E）含量丰富，如蘑菇每 100 g 含维生素 E 达 6.18 mg，黑木耳每 100 g 含维生素 E 达 11.34 mg，发菜每 100 g 含维生素 E 达 21.7 mg。胡萝卜素含量差别较大，蘑菇和紫菜中每 100 g 含胡萝卜素达 1 mg 以上，其他菌藻类中则较低。

菌藻类食物中微量元素含量丰富，尤其是铁、锌和硒，其含量是其他食物的数倍甚至十几倍。黑木耳中含铁丰富，为 97.4 mg/100 g，紫菜为 54.9 mg/100 g，发菜为 99.3 mg/100 g，所以菌藻类食物是良好的补铁食品。菌藻类含锌也很丰富，如香菇每 100 g 含锌达 8.57 mg，蘑菇每 100 g 含锌达 3.29 mg，黑木耳每 100 g 含锌达 3.18 mg。尤其值得提出的是，菌藻类食物中含有较多的硒，蘑菇的硒含量高达 39.2 mg/100 g，海产植物如海带、紫菜还含有丰富的碘。

2.菌藻类食物的合理使用

鲜木耳中含有一种光感物质，食用后会随血液循环分布到人体表皮细胞中，受太阳照射后会引发日光性皮炎。这种光感物质还易被人体咽喉黏膜吸收，导致咽喉水肿。银耳易被酵米面黄杆菌污染，食用后会导致食物中毒。有些色泽非常明亮晶莹的银耳是用硫黄熏蒸过的，要注意辨别。

海产的藻类如海带等易被海水中的重金属污染。

（五）畜肉类、禽类和鱼类

1.畜肉类的营养价值

（1）蛋白质。畜肉类蛋白质含量为10％～20％,其中肌浆中的蛋白质占20％～30％,肌原纤维中的蛋白质占40％～60％,间质蛋白占10％～20％。畜肉蛋白中必需氨基酸充足,在种类和比例上接近人体需要,有利于消化吸收,是优质蛋白质。不过,其必需氨基酸的构成不平衡,主要是胶原蛋白和弹性蛋白,其中色氨酸、酪氨酸、蛋氨酸含量少,蛋白质利用率低。畜肉中含有能溶于水的含氮浸出物,可使肉汤具有鲜味。

（2）脂肪。一般畜肉的脂肪含量为10％～36％,肥肉高达90％,其在动物体内的分布随肥瘦程度、部位有很大差异。畜肉类脂肪以饱和脂肪酸为主,常温下呈固态,主要成分为三酰甘油,含少量卵磷脂、胆固醇和游离脂肪酸。胆固醇在肥肉中含量约为109 mg/100 g,在瘦肉中含量约为81 mg/100 g,在内脏中含量约为200 mg/100 g,在脑中含量最高,约为2571 mg/100 g。

（3）糖类。畜肉类中糖类主要以糖原的形式存在于肝脏和肌肉中。

（4）矿物质。畜肉类中矿物质的含量为0.8～1.2 mg/100 g,其中钙含量为7.9 mg/100 g。此外,畜肉类铁、磷含量较高,铁以血红素的形式存在,不受食物其他因素影响,生物利用率高,是膳食铁的良好来源。

（5）维生素。畜肉类中维生素B含量丰富,内脏如肝脏中富含维生素A、核黄素等。

2.禽肉的营养价值

禽肉的营养价值与畜肉相似,不同点在于脂肪含量少,熔点低（20～40 ℃）,含有20％的亚油酸,易于消化吸收。禽肉蛋白质含量约为20％,其氨基酸组成接近人体需要。禽肉含氮浸出物较多。

3.鱼类的营养价值

（1）蛋白质。鱼类蛋白质含量一般为15％～25％,易于消化吸收,其营养价值与畜肉、禽肉相似。鱼类氨基酸组成中色氨酸含量偏低。

（2）脂肪。鱼类脂肪含量一般为1％～3％,更大的范围是0.5％～11％。鱼类脂肪主要分布在皮下和内脏周围,多由不饱和脂肪酸组成,占80％,熔点低,消化吸收率达95％。鱼类脂肪中的二十碳五烯酸（EPA）和二十二碳六烯酸（DHA）具有降血脂、防止动脉粥样硬化的作用。鱼类胆固醇含量一般为100 mg/100 g,但鱼子中含量高,为354～934 mg/100 g。

（3）矿物质。鱼类中矿物质含量为1％～2％,稍高于肉类,磷、钙、钠、钾、镁、氯丰富,是钙的良好来源。虾皮中含钙量很高,为991 mg/100 g,且含碘丰富。

（4）维生素。鱼类是良好的维生素来源,如每100 g黄鳝中含维生素 B_2 高达2.08 mg。海鱼的肝脏富含维生素 A 和维生素 D。

（六）蛋奶类

1.奶类的营养价值

奶类是营养成分齐全、组成比例适宜、容易消化吸收的理想天然食物。奶类能满足出生幼儿生长发育的全部需要,也是体弱年老者及患者的较理想食物,主要可提供优质蛋白质、维生素 A、核黄素和钙。

奶是由蛋白质、乳糖、脂肪、矿物质、维生素、水等组成的复合乳胶体,多呈乳白色,味道温和,稍有甜味,具有特有的香味与滋味。牛奶的比重为1.028～1.032,比重大小与奶中固体物质含量有关。除脂肪外,牛奶的各种成分含量均较稳定,因此脂肪含量和比重可作为评定鲜奶质量的指标。

(1)蛋白质。牛奶的蛋白质平均含量为 3%,其中酪蛋白占 79.6%,乳清蛋白占 11.5%,乳球蛋白占 3.3%。其消化吸收率高(87%～89%),生物学价值为 85,必需氨基酸含量及构成与鸡蛋近似,属优质蛋白。由于牛奶中蛋白质含量较人乳高 3 倍,且酪蛋白与乳清蛋白的构成比与人乳蛋白正好相反,故可利用乳清蛋白改变其构成比,调制成近似母乳的婴儿食品。

(2)脂肪。牛奶中脂肪含量约为 3%,呈较小的微粒分散于乳浆中,易消化吸收。乳脂中油酸含量占 30%,亚油酸和亚麻酸分别占 5.3% 和 2.1%。

(3)糖类。牛奶中所含的糖类为乳糖,其含量(3.4%)比人奶(7.4%)低。乳糖有调节胃酸,促进胃肠蠕动的作用,有利于钙吸收和消化液分泌;还可促进肠道乳酸菌的繁殖而抑制腐败菌的繁殖生长。用牛奶喂养婴儿时,除调整蛋白质含量和构成外,还应注意适当增加甜度。有的人食用牛奶后会发生腹胀、腹泻,是因为其肠道缺乏乳糖酶所致,称为"乳糖不耐受症"。

(4)无机盐。牛奶中的矿物质含量为 0.6%～0.7%,富含钙、磷、钾,其中钙含量尤为丰富,容易消化吸收。牛奶中铁含量很低,每 100 mL 仅含 0.003 mg 铁,所以用牛奶喂养婴儿时应注意铁的补充。

(5)维生素。牛奶中含维生素 A 较多(24 μg/100 mL),但维生素 B₁ 和维生素 C 含量很少,每 100 mL 分别含 0.03 mg 和 1 mg。牛奶中维生素的含量随季节有一定变化。

2.奶制品的营养价值

鲜奶经过加工可制成许多产品,主要包括炼乳、奶粉、调制奶粉、奶油和奶酪等。

消毒鲜奶是鲜牛奶经过过滤、加热杀菌后分装出售的饮用奶,其营养价值与鲜牛奶差别不大。市售消毒牛奶常强化维生素 D 等。

奶粉根据食用要求又分为全脂奶粉、脱脂奶粉、调制奶粉等。

(1)全脂奶粉。鲜奶消毒后,除去 70%～80% 的水分,采用喷雾干燥法将奶制成雾状微粒。这样生产的奶粉溶解性好,对蛋白质的性质,奶的色、香、味及其他营养成分影响很小。

(2)脱脂奶粉。脱脂奶粉的生产工艺同全脂奶粉,但原料奶会经过脱脂的过程。由于脱脂使脂溶性维生素损失,故此种奶粉适合于腹泻的婴儿及要求少油膳食的患者。

(3)调制奶粉。调制奶粉又称"人乳化奶粉",是以牛奶为基础,按照人乳组成的模式和特点加以调制而成,使各种营养成分的含量、种类、比例接近母乳,如改变牛奶中酪蛋白的含量和酪蛋白与乳清蛋白的比例,补充乳糖的不足,以适当比例强化维生素 A、维生素 D、维生素 B₁、维生素 C、叶酸和微量元素等。

酸奶是将鲜奶加热消毒后加入嗜酸乳酸菌,在 30 ℃ 左右的环境中培养,经 4～6 h 发酵制成。酸奶营养丰富,容易消化吸收,还可刺激胃酸分泌。乳酸菌在肠道中繁殖时可抑制一些腐败菌的繁殖,调整肠道菌丛,防止腐败胺类对人体产生不利的影响。此外,牛奶中的乳糖已被发酵成乳酸,不会让患有乳糖不耐受症的人出现腹痛、腹泻,因此酸奶是适宜消化道功能不良、婴幼儿和老年人食用的食品。

3.蛋类的营养价值

常见的蛋类有鸡蛋、鸭蛋、鹅蛋和鹌鹑蛋等。其中产量最大、食用最普遍、食品加工工业中使用最广泛的是鸡蛋。

(1)蛋的结构。各种禽蛋的结构都很相似,主要由蛋壳、蛋清、蛋黄三部分组成。以鸡蛋为例,每只蛋平均重约 50 g,蛋壳重量占全部重量的 11%,其主要成分是碳酸钙(96%),其余为碳酸镁和蛋白质。蛋壳表面布满直径 15～65 μm 的小孔,在蛋的钝端角质膜分离成一气室。蛋壳的颜色由白到棕色,深度因鸡的品种而异。鸡蛋壳的颜色是由于卟啉的存在所致,与蛋的营养价值无关。蛋清包括两部分,外层为中等黏度的稀蛋清,内层包围在蛋黄周围的为角质冻样的稠蛋清。蛋黄表面包有卵黄膜,有两条韧带将蛋黄固定在蛋的中央。

(2)蛋的组成成分及营养价值。蛋清和蛋黄分别占鸡蛋总可食部分的 2/3 和 1/3。蛋清中的营养素主要是蛋白质,其不但含有必需氨基酸,且氨基酸组成与人体组成接近,生物学值达 95 以上。全蛋蛋白质几乎都能被人体完全吸收利用,是食物中最理想的优质蛋白质。在进行各种食物蛋白质的营养质量评价时,常以全蛋蛋白质作为参考蛋白。蛋清也是核黄素的良好来源。蛋黄比蛋清含有更多的营养成分,钙、磷、铁等无机盐多集中于蛋黄中。蛋黄还含有较多的维生素 A、维生素 D、维生素 B_1 和维生素 B_2。维生素 D 的含量随季节、饲料组成和鸡受光照时间的不同而不同。蛋黄中含磷脂较多,还含有较多的胆固醇,每 100 g 蛋黄约含胆固醇 1500 mg。蛋类的铁含量较多,但因有卵黄高磷蛋白的干扰,其吸收率只有 3%。生蛋清中含有抗生物素和抗胰蛋白酶,前者可妨碍生物素的吸收,后者可抑制胰蛋白酶的活力,但当蛋煮熟时即被破坏。

(3)加工烹调对营养价值的影响。一般烹调方法温度不超过 100 ℃,对蛋的营养价值影响很小,仅维生素 B 会有一些损失。煮蛋时蛋白质变得软且松散,容易消化吸收,利用率较高。烹调过程中的加热不仅具有杀菌作用,而且具有提高消化吸收率的作用,因为生蛋清中存在的抗生物素和抗胰蛋白酶经加热后被破坏。皮蛋制作过程中加入烧碱可产生一系列化学变化,使蛋清呈暗褐色透明体,蛋黄呈褐绿色。由于烧碱(氢氧化钠)的作用,会使维生素 B 遭到破坏,但维生素 A、维生素 D 保存尚好。

第五节 膳食结构与膳食指南

【案例】

2018 年 5 月 20 日的一则新闻中报道说,中国营养学会和雀巢公司联合发布了我国大、中城市小学生饮食情况调研报告。在对 12 个大、中城市的 4800 位 6~12 岁学生的母亲进行调查后发现,在牛奶、谷物、蔬菜、水果的摄入以及饮食多样化等方面,实际情况均与《中国居民膳食指南(2016)》《中国学龄儿童膳食指南(2016)》的推荐标准相差较远。调研报告显示,目前我国家长对于孩子营养的重视程度较高且态度积极,但营养知识明显缺乏,孩子饮食行为不合理的现象突出。

根据《中国居民膳食指南(2016)》《中国学龄儿童膳食指南(2016)》要求的健康饮食行为,平均每天应摄入 12 种以上的食物,以保持平衡膳食及食物的多样化;学生每日早餐至少应该包括 3 类及以上的食物,每天应摄入奶或奶制品 300 mL;一日三餐都应摄入充足的谷类食物,还要保证每日一定数量的蔬菜、水果和水分的摄入量。但调研发现,在实际生活中,每天选择食物种类超过 12 种的家长仅占 10%;有 97% 的家长认为学生应该天天喝奶,但有 61.8% 的学生每日牛奶摄入量不足;99% 的家长认为学生每天早餐应该营养充足,但实际早餐选择 3 类及以上食物的只有 38%;76% 的学生每日蔬菜摄入量不足 300 g,70% 的学生每日饮水量不足 800 mL。

问题讨论:

你认为我国目前儿童的营养问题有哪些?该采取什么措施?

一、膳食结构

膳食结构是指膳食中各类食物的数量及其在膳食中所占的比重。由于影响膳食结构的因素是逐渐变化的,所以膳食结构不是一成不变的,通过适当的干预可以促使其向更利于健康的方向发展。当今世界大致有四种膳食结构:

(一)发达国家模式

发达国家模式也称"富裕型模式",以高蛋白、高脂肪、高能量的动物性食物为主,通常动物性食品年人均消费达 270 kg,而粮食的直接消费量只有 60~70 kg。此模式可导致冠心病、糖尿病、大肠癌和乳腺癌等发病率增加,严重威胁居民的身体健康。

（二）发展中国家模式

发展中国家模式也称"温饱模式"，以植物性食物为主，能量基本上可满足人体的需要。一些经济不发达国家年人均消费谷类与薯类达 200 kg，肉、蛋、鱼仅为 5 kg，常可导致一些营养缺乏病。

（三）日本模式

日本模式也称"营养模式"，其既保留了发展中国家模式的一些特点，又吸取了发达国家模式的一些长处。日本模式中植物性和动物性食物消费比较均衡，其中植物性食物占较大比例，但动物性食物仍有适当数量，人均年摄取粮食约 110 kg，动物性食品约 135 kg，食物结构比较合理，基本符合营养要求，不过动物性食物仍稍偏高，但营养失调轻微。

（四）地中海模式

地中海模式是居住在地中海地区的居民特有的膳食，特点是饱和脂肪酸摄入量低，不饱和脂肪酸摄入量高，蔬菜和水果摄入量高，膳食含大量糖类。该地区大部分成人有饮用葡萄酒的习惯。地中海地区的居民心血管疾病的发生率很低。

二、膳食指南与膳食宝塔

（一）膳食指南

近年来，我国城乡居民的膳食状况明显改善，儿童、青少年的平均身高增加，营养不良患病率下降。但在贫困农村地区，仍存在营养不足的问题。同时，我国居民膳食结构及生活方式也发生了重要变化，与之相关的慢性非传染性疾病，如肥胖、高血压、糖尿病、血脂异常等患病率的增加已成为威胁国民健康的突出问题。为了适应居民营养与健康的需要，帮助居民合理选择食物，1989 年我国首次发布了《中国居民膳食指南》，1997 年和 2007 年进行了两次修订，2016 年 5 月又发布了《中国居民膳食指南（2016）》等指导性文件。

《中国居民膳食指南（2016）》是以理想膳食结构为导向，汇集了近年来国内外最新研究成果，外加近 10 年我国居民的膳食营养结构及疾病谱变化的新资料，参考了国际组织及其他国家膳食指南的制定依据，充分考虑我国营养和社会经济发展现状，还广泛征求筛选了相关领域专家、管理者、食品从业者、消费者的重要建议，最终提出的符合我国居民营养与健康状况和基本需求的膳食指导建议。

膳食指南是由政府和科学团体根据营养科学的原则和人体的营养需要，结合当地食物生产供应情况及人群生活实践，专门针对食物选择和身体活动提出的指导意见。《中国居民膳食指南（2016）》由一般人群膳食指南、特定人群膳食指南和中国居民平衡膳食宝塔三部分组成，一般人群膳食指南适用于 2 岁以上的健康人群，结合我国居民的营养问题，共提出了六条核心推荐条目，明确了平衡膳食、能量平衡、多吃的食物、少吃的食物和限制的食物。一般人群膳食指南的内容包括：①食物多样，谷类为主；②吃动平衡，健康体重；③多吃蔬果、奶类、大豆；④适量吃鱼、禽、蛋、瘦肉；⑤少盐少油，控糖限酒；⑥杜绝浪费，节约食物。

特定人群包括孕妇、乳母、婴幼儿、儿童青少年、老年人和素食人群，根据这些人群的生理特点及营养需要，制定了相应的膳食指南，0～2 岁的婴幼儿喂养指南全面地给出了核心推荐和喂养指导，其他特定人群均是在一般人群膳食指南的基础上对其膳食选择提出补充指导。

（二）膳食宝塔

中国居民平衡膳食宝塔（以下简称"宝塔"）是根据《中国居民膳食指南（2016）》的核心内容和推荐，结合中国居民膳食的实际情况，把平衡膳食的原则转化为各类食物的数量和比例的图形化表示，体现了一种在营养上比较理想的膳食模式，如图 4-1 所示。

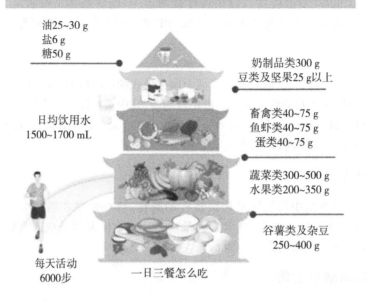

图 4-1 中国居民平衡膳食宝塔(2016)

中国居民平衡膳食宝塔共分五层,各层面积大小不同,体现了五类食物和食物量的多少,其食物数量是根据不同能量需要而设计的。宝塔旁边的文字注释标明了能量为 6690～10030 kJ(1600～2400 kcal)时,一段时间内成人每人每天各类食物摄入量的平均范围:第一层为谷薯类食物,成人每人每天应摄入谷、薯、杂豆类食物 250～400 g,其中全谷物(包括杂豆类)50～150 g,新鲜薯类 50～100 g;第二层为蔬菜水果,每人每天应摄入蔬菜 300～500 g,水果 200～350 g,深色蔬菜占总蔬菜摄入量的一半以上;第三层为鱼、禽、肉、蛋等动物性食物,每天应摄入120～200 g,其中畜禽肉 40～75 g,水产品 40～75 g,鸡蛋 1 个(约 50 g);第四层为乳类、大豆和坚果,每天应摄入相当于鲜奶 300 g 的乳类及乳制品,大豆和坚果制品摄入量为 25～35 g,其中坚果每周 70 g 左右;第五层为烹调油和盐,每天烹调油摄入量不超过 25～30 g,食盐摄入量不超过 6 g。

水和身体活动的图示也包含在了可视化图形中,强调了增加身体活动和足量饮水的重要性。水的需要量主要受年龄、身体活动、环境温度等因素影响,轻体力活动的成年人每天至少需饮水1500～1700 mL(7～8 杯),在高温或强体力活动条件下应适当增加饮水量。提倡饮用白开水和茶水,不喝或少喝含糖饮料。鼓励养成天天运动的习惯,坚持每天做一些消耗能量的活动。推荐成年人每天进行至少相当于快步走 6000 步以上的身体活动,每周最好进行 150 min 中等强度的运动。

第六节 膳食调查与体格测量

营养调查是指运用各种手段准确地了解某人群或特定个体各种营养指标的水平,以判断其营养和健康状况。我国营养调查的主要项目一般由四部分组成:①膳食调查;②人体测量;③人体营养水平的生化检验;④营养相关疾病临床体征及症状检查。

一、膳食调查

(一)膳食调查的一般要求

要满足身体的各种营养需求,需要有足够的热能维持体内外的活动;有适当量的蛋白质供生长发育和身体组织的修复更新,维持正常的生理功能;有充分的无机盐参与构成身体组织和调节生理机能;有丰富的维生素以保证身体健康,维持身体的正常生长发育,并增强身体的抵抗力;有适量的膳食纤维以维持正常的排泄及预防某些肠道疾病;有充足的水分以维持体内各种生理活动的正常进行。

(二)膳食调查方法

(1)24 h 回顾法。24 h 回顾法即通过回忆过去 24 h 所摄取的食物性质和数量。但单凭一个 24 h 伙食回顾并不能反映整体饮食摄入情况,一般需要调查连续 3 天的情况,3 天内最好包括 1 个周末假日的时间。记录人员一般通过一些食物模型和绘图来帮助被调查者明确食物的大小等。

(2)记账法。记账法是临床上常用的一种饮食记录法,即患者每天将自己所摄取的所有食物种类和数量像流水账一样进行记录,一般要求记录时间为 3 天,也可更长。可借助食物模型或食物秤了解食物的重量。记录内容应包括每天进食的时间、所有食物(包括正餐和点心)、摄入食物的名称、食物摄入量、烹调方法,以及食物制作过程中的特殊方法和步骤等。

(3)称重法。称重法即对每天所吃全部食物进行称量,然后对所用食物的种类和量进行记录。该方法比较准确,但耗时耗力,主要在某些需要精确称量的患者治疗膳食中应用,如低蛋白膳食、糖尿病膳食等。

(4)食物频率法。食物频率法是一种问卷调查,主要通过对患者在一段时间内(如过去 1 个月或 1 年)的饮食习惯的了解来评估其营养摄入情况。食物频数的调查应包括食物类别清单,如谷类、蔬菜、水果、牛奶、肉类、豆类等,并询问患者每天、每周、每月大致所摄取某种食物的频率。食物的定量需要在记录食物频数的基础上增加大致食物量的估计,该方法也称为"半定量食物频数法"。

(5)饮食史法。饮食史法主要询问患者摄入所有食物的主观和客观信息,如禁忌食物、过敏食物、嗜好食物和摄入的食物。通过对过去和现在的饮食情况的了解,以便制定可接受的饮食治疗方案。

(三)膳食调查结果的整理

根据膳食调查的目的,对膳食调查结果进行计算和分析,并作出相应的评价,一般采取以下步骤:

(1)能量和营养素摄入量。根据调查得到的每人每日各种食物摄入量及根据食物营养成分表算出每日能量与营养素的摄入量,评价能量与营养素的满足程度,将计算得到的每日能量、营养素摄入量与参考摄入量对比,即可得到能量与营养素的满足程度。能量与营养素供给满足程度的计算方式为:

$$能量与营养素供给的满足程度 = \frac{摄入量}{参考摄入量} \times 100\%$$

一般认为,能量摄入量能够满足参考摄入量的 90% 以上为正常,低于 90% 为不足,低于 80% 为严重不足。其他营养素供给量在 80% 以上一般可以满足大多数人对营养素的需求;长期低于这个水平可能使一部分人体内储存降低,有些人可能会出现营养缺乏症;低于 60% 可认为严重不足。在维生素 A 的供给中,来源于动物性食物的维生素 A 供应量应占总量的 1/3,其余可由胡萝卜素和类胡萝卜素提供。微量元素铁的供应应以动物性食物来源的铁为主,至少应占到总供应量的 1/3。

(2)产能营养素的分配比例。通过下列公式可计算每日膳食中三大产能营养素所占比例的情况:

$$糖类(\%) = \frac{糖类摄入量(g) \times 4(kJ/g)}{能量摄入量(kJ)} \times 100\%$$

$$脂肪（\%）=\frac{脂肪摄入量(g)\times9(kJ/g)}{能量摄入量(kJ)}\times100\%$$

$$蛋白质（\%）=\frac{蛋白质摄入量(g)\times4(kJ/g)}{能量摄入量(kJ)}\times100\%$$

根据我国居民的饮食习惯，兼顾营养素之间的平衡，多数主张糖类供给的能量应占总能量的 55%～65%，脂肪供给的能量应占总能量的 20%～30%，蛋白质供给的能量应占总能量的 10%～15%。

（3）能量食物的来源分配。能量食物来源分配是指膳食中的谷类、豆类、动物性食物和纯能量食物所供给的能量各占总能量的百分比。当谷类食物所供给的能量比例较高时，维生素 A、核黄素、维生素 C 的供给量必然会减少。目前认为，合理的能量食物来源分配比应是谷类占 60%～65%，豆类及动物性食物不低于 20%。

（4）蛋白质来源分布。膳食蛋白质因食物来源的不同，其营养价值差别很大。在进行膳食调查时，膳食蛋白质的来源为一项重要的评定内容。膳食蛋白质来源的计算方式如下：

$$膳食蛋白质来源（\%）=\frac{某类食物蛋白质摄入量}{食物蛋白质总摄入量}\times100\%$$

目前认为，比较合理的蛋白质来源分布是动物性蛋白质和豆类蛋白质的摄入量应占蛋白质总供应量的 1/3 以上。

（5）膳食组成。根据《中国居民膳食指南》及平衡膳食宝塔的指导方针，日常饮食中应尽可能地做到食物多样化，比例适宜，以满足不同生理状况和不同劳动条件下各类人群的营养需要。如果一日的膳食包括 5 大类食物，品种多达 15 种以上，则可认为膳食结构合理；若包括 4 大类食物，品种在 10 种以上，可认为比较合理；如仅包括 2～3 大类食物，品种在 10 种以下，则认为膳食结构不够合理。

（6）三餐的能量分配。三餐的能量分配是指三餐所提供的能量占总能量的百分比。一般认为，三餐能量合理的分配应为早餐 25%～30%、午餐 40%、晚餐 30%～35%。

（7）膳食评价。通过上述几个方面的计算和分析，可对膳食情况作出综合评价。值得注意的是，在进行膳食调查评价时，不仅要对准确的数据进行科学的分析，还要考虑被调查者摄入食物的卫生情况，储存、加工、烹调情况以及调查人群的饮食习惯等。应多方面收集资料，有针对性地提出切实可行的改进建议。

（四）膳食调查结果的评价

（1）食物构成。与中国居民膳食宝塔比较，看膳食结构中蛋类和水果类食物是否缺乏，奶类及奶制品食物是否足量，大豆类及坚果、畜禽肉类和蔬菜类食物是否与推荐量接近，鱼虾类、谷类、薯类及杂豆摄入是否充足等。

（2）热能及各营养素占供给量标准的百分比。一般认为热能的摄入量应占供给标准的 90% 以上，正常范围为 90%～110%；各种营养素的摄入量应占供给标准的 80% 以上，低于标准 80% 为供给不足，若低于 60% 认为是严重缺乏，会对身体造成严重影响。有可耐受最高摄入量的营养素摄入量应限制在其可耐受最高摄入量以下。

（3）其他。三大营养素产热百分比为蛋白质 11%～14%，脂肪 20%～30%，糖类 55%～65%；三餐能量的分配情况为早餐 25%～30%，午餐 40%，晚餐 30%～35%。另外，应注重蛋白质的来源百分比，建议应主要来源于优质蛋白质，如动物类及大豆类制品（包括豆腐、豆浆等），其供给量应占到蛋白质供给总量的 1/3 以上。如果总量不足则优质蛋白质所占的比例应更高。

二、体格测量

体格测量主要是通过对人体的一些体格数据进行测量来了解机体的总体营养状况，包括身高、体重、皮褶厚度、上臂围、上臂肌围、腹围等,其中身高、体重、皮肤褶皱是被世界卫生组织列为营养调查中必测项目的三项指标。身体测量指标及方法有以下这些:

（一）身高

1. 直接测量法

目前多采用体重身高计测量身高,测定时被测者赤足,足底与地板平行,足跟靠紧,足尖外展60°,背伸直,上臂自然下垂。测量者位于被测者右侧,使测量用滑板底与颅顶点接触,读数记录,以厘米(cm)为单位。

2. 间接测量法

该法适用于不能站立者,如昏迷、类风湿关节炎等患者。间接测量法可通过膝高、尺骨长度、上臂距、身体各部累计长度等来计算。通过膝高即屈膝90°测量从足跟底至膝部大腿表面的距离可推算身高,推算公式如下:

国外推算公式:

$$男性身高(cm) = \frac{164.19 - 0.04 \times 年龄(岁)}{2.02 \times 膝高(m)}$$

$$女性身高(cm) = \frac{184.88 - 0.24 \times 年龄(岁)}{1.83 \times 膝高(m)}$$

国内推算公式:

$$男性身高(cm) = \frac{162.59 - 0.01 \times 年龄(岁)}{2.09 \times 膝高(m)}$$

$$女性身高(cm) = \frac{169.28 - 0.02 \times 年龄(岁)}{1.50 \times 膝高(m)}$$

（二）体重

被测者清晨空腹,排空大小便,穿单衣裤立于体重计中心,读数,以千克(kg)为单位。体重可按以下指标进行评价:

(1)理想体重。理想体重又称"标准体重",国外常用 Broca 公式计算理想体重;

$$理想体重(kg) = 身高(cm) - 100$$

我国推算理想体重多用 Broca 改良公式,即:

$$理想体重(kg) = 身高(cm) - 105$$

也有用平田公式的,即:

$$理想体重(kg) = [身高(cm) - 100] \times 0.9$$

实测体重为理想体重90%～110%者为营养正常,110%～120%者为超重,超过120%者为肥胖,80%～90%者为过轻,低于80%者为消瘦。

(2)体重丢失率。体重丢失率可反映能量与蛋白质代谢情况,提示是否存在蛋白质-能量营养不良,其计算公式为:

$$体重丢失率(\%) = \frac{原体重 - 现体重}{原体重} \times 100\%$$

无肥胖或水肿患者,若在1周内体重损失超过2%,1个月内超过5%,3个月内超过7.5%或

6 个月内超过 10％均有可能存在蛋白质-能量营养不良。

（3）体重指数。体重指数的评价标准有多种,包括世界卫生组织成人标准、亚太地区成人标准、中国成人标准等。

（三）皮褶厚度

皮褶厚度是指皮下脂肪的厚度,目前主要在肱二头肌、肱三头肌、肩胛下角等部位来测量,其主要反映脂肪的营养状况。这里主要介绍肱三头肌皮褶厚度（triceps skin fold,TSF）的测量及应用。

肱三头肌皮褶厚度的测量方法为在肩峰至尺骨鹰嘴处的中点上方约 2 cm 处,测量者以左手拇指将皮肤连同皮下组织捏起,然后使用皮褶厚度计从拇指下测量 1 cm 左右处的皮褶厚度。如患者卧床,则将右前臂舒适地横置在胸部进行测量。

我国目前尚无群体皮褶厚度的调查理想值数据,因此采用国外参考值:美国男性为 12.5 mm,女性为 16.5 mm;日本男性为 8.3 mm,女性为 15.3 mm。测量值超过参考值 120％者为肥胖,超过 90％者为营养正常,90％～80％者为轻度体脂消耗,80％～60％者为中度体脂消耗,低于 60％者为严重体脂消耗,但若皮褶厚度小于 5 mm 表示无脂肪,即脂肪消耗殆尽。

（四）上臂围和上臂肌围

上臂围即通过软尺测量上臂中段的周长,包含了上臂肌肉和脂肪的含量。上臂肌围（MAMC）可反映肌肉组织的储备情况,可用来评估瘦体组织,其计算公式为:

$$MAMC(cm)=MAC(cm)-[0.314×TSF(mm)]$$

我国男性上臂肌围平均为 25.3 cm,女性平均为 23.2 cm。测量值超过标准值 90％者为营养正常,90％～80％者为轻度肌蛋白消耗,80％～60％者为中度肌蛋白消耗,低于 60％者为重度肌蛋白消耗。该指标可较好地反映蛋白质含量变化,与白蛋白含量密切相关,当白蛋白低于 28 g/L 时,87％的患者会出现上臂肌围缩小,故能较好地反映体内蛋白质贮存情况,也可用作患者营养状况好转或恶化的指标。

第七节 特殊人群与膳食指导

【案例】

日本爱媛大学的研究团队发现:多吃豆腐、纳豆等豆制品的孕妇,孕期患抑郁症的概率较低,这可能是大豆中的异黄酮发挥了作用。爱媛大学与东京大学等机构的研究人员合作开展了这项研究,研究团队以 1745 名孕妇为考察对象,在排除吸烟、收入、年龄等因素后,调查分析了她们的精神健康状况和日常生活中对豆腐、纳豆等豆制品的食用量。根据她们对豆制品的食用量,研究团队将其分为 4 组,并重点分析了豆制品食用量与孕期抑郁症的关系。结果显示,参与研究的孕妇在整体上患孕期抑郁症的比例为 19.3％。孕期食用的豆制品越多,患抑郁症的比例越低。其中,豆制品食用量最多的一组（平均每天食用约 93 g）与最少的一组（平均每天食用约 21 g）相比,患抑郁症的风险要低 37％。研究团队认为:女性在怀孕前后体内雌激素的水平波动较大,容易患抑郁症,而大豆中含有的异黄酮具有类似雌激素的作用,因而可能具有抑制抑郁症的效果。

问题讨论:

你的家乡有没有针对孕妇的推荐饮食? 你觉得科学吗?

一、孕妇及乳母营养

孕妇在妊娠期和哺乳期对营养的需求不仅应满足孕妇本身的需要,还要满足胎儿在生长发育期的需要,预防可能出现的母体、胎儿营养不良。所以,保证孕妇及乳母的合理营养对下一代有重要意义。

(一)孕妇营养

怀孕期间,胎儿的营养物质全部来源于母体。孕妇在怀孕期间体内的生理、生化反应会发生改变,所需补充的营养物质也会发生改变。

1.孕期营养生理特点

(1)代谢改变。孕期合成代谢增加,基础代谢升高,对糖类、脂肪和蛋白质的利用也有改变。到妊娠晚期,基础代谢率将上升$15\%\sim20\%$。胎盘催乳素会促进脂肪分解,使游离脂肪酸增加,抑制组织对血糖的摄取及糖异生作用,使血糖升高,糖耐量降低;雌激素调节糖类及脂类代谢,促进母体骨骼更新。消化系统功能上,消化液分泌减少,胃肠蠕动减慢,常出现胃肠胀气及便秘,孕早期常有恶心、呕吐反应,对某些营养素如钙、铁、维生素B_{12}和叶酸的吸收能力增强。孕期肾功能会改变,主要表现为肾脏负担加重。

(2)血容量及血流动力学变化。孕妇血容量从妊娠第6周开始增加,在第$32\sim34$周血容量达到峰值,比未孕时血容量上升$30\%\sim45\%$,产后$4\sim6$周恢复至孕前状态。孕期血容量增加的幅度大于红细胞增加的幅度,使血液相对稀释,可出现生理性贫血。怀孕早期血清总蛋白含量降低,孕期除血脂及维生素E外,几乎血浆中所有的营养素均降低,血浆营养素水平的降低可能与将营养素转运至胎儿有关,其中胎盘起着"生化阀"的作用。

(3)体重增长。健康妇女若不限制饮食,孕期一般体重会增加$10\sim12.5$ kg。孕早期($1\sim3$个月)增重较少,而孕中期($4\sim6$个月)和孕后期($7\sim9$个月)每周会稳定地增加$350\sim400$ g。

2.孕期的营养需要

(1)热能。孕期总热能需要量增加。孕期的额外能量需要量包括胎儿体内各组织蛋白质和脂肪等的能量需要量,以及母体增加这些组织需要增加的能量消耗量。我国的膳食推荐营养素摄入量为在平衡膳食的基础上每天增加840 kJ。

(2)蛋白质。孕期对蛋白质的需要量增加,以满足母体、胎盘和胎儿正常生长发育的需要。足月胎儿体内含蛋白质$400\sim500$ g,加上胎盘及孕妇其他有关组织增加的需要,共需蛋白质约900 g,这些蛋白质均需孕妇在妊娠期间不断从食物中获得。我国的推荐营养素摄入量为在第一孕期蛋白质摄入量不增加,第二孕期为15 g/d,第三孕期为20 g/d。妊娠期膳食中至少1/3的蛋白质应为优质蛋白。

(3)矿物质。孕期的生理变化、血浆容量和肾小球滤过率的增加,使得血浆中矿物质的含量随妊娠的进展逐步降低。孕期膳食中可能缺乏的主要矿物质是钙、铁、锌、碘。

①钙:妊娠期间母体对钙的需求量增加,以确保胎儿在生长发育过程中对钙的需求,而不动员母体自身所需的钙。除胎儿需求外,还需储存部分钙以备分泌母乳。我国推荐营养素摄入量为在第一孕期摄入钙800 mg/d,第二孕期和第三孕期均为1000 mg/d。

②铁:妊娠期间母体对铁的需求量会增加。妊娠期母体会出现生理性贫血,储存的大量铁被用来补偿在分娩时由于失血造成的铁损失和婴儿出生后6个月之内对铁的需要。母体妊娠期缺铁易导致幼儿早产及出生体重低。我国对铁的推荐营养素摄入量为在第一孕期20 mg/d,第二孕期24 mg/d,第三孕期29 mg/d。

③锌:妊娠期孕妇吸收充足的锌可以预防婴儿的先天性畸形和促进胎儿发育。血浆锌水平一般从第一孕期开始下降,直到妊娠结束。我国对锌的推荐营养素摄入量为在第一孕期11.5 mg/d,第二孕期和第三孕期均为16.5 mg/d。

④碘:孕妇缺碘可引起甲状腺肿大和胎儿甲状腺功能低下,从而引起新生儿甲状腺肿和以严

重智力发育迟缓、生长发育迟缓为主要表现的呆小症。我国对碘的推荐营养素摄入量在整个孕期均为 200 μg/d。

(4)维生素。在孕期，许多维生素在血液中的浓度是降低的，这一现象与孕期的正常生理调整有关，并不一定表明需要增加摄入量。不同维生素缺乏造成的影响各异，孕期特别需要考虑的维生素为维生素 A、维生素 B 和维生素 D。

①维生素 A：妊娠期孕妇对维生素 A 的需要量比非孕期多 30%～50%，我国对维生素 A 的推荐营养素摄入量在第一孕期为 800 μgRE/d，第二孕期和第三孕期均为 900 μgRE/d。

②维生素 B_1：由于维生素 B_1 参与体内糖类的代谢，且不能在体内长期贮存，因此维持足够的摄入量十分重要。我国对维生素 B_1 的推荐营养素摄入量在第一孕期与非孕妇女一致，为 1.2 mg/d，第二孕期为 1.4 mg/d，第三孕期为 1.7 mg/d。

③维生素 B_2：维生素 B_2 与胎儿生长发育有关，也与其能量代谢有关。我国对维生素 B_2 的推荐营养素摄入量在第一孕期与非孕妇女一致，为 1.2 mg/d，第二孕期为 1.4 mg/d，第三孕期为 1.7 mg/d。

④烟酸：妊娠期缺乏烟酸则胎儿易患神经精神系统症，我国对烟酸的推荐营养素摄入量在整个孕期均为 15 mg/d。

⑤维生素 B_6：维生素 B_6 对核酸代谢及蛋白质合成有重要作用，可抑制妊娠呕吐，而且对妊娠期肌肉痉挛疗效显著。临床上常用维生素 B_6 辅助治疗早孕反应。我国对维生素 B_6 的推荐营养素摄入量在第一孕期为 2.2 mg/d，第二孕期为 3.0 mg/d，第三孕期为 3.8 mg/d。

⑥叶酸：为满足快速生长胎儿的 DNA 合成，胎盘、母体组织和红细胞等增加所需的叶酸，孕妇对叶酸的需要量会大大增加。正常妊娠每日最低需从食物中得到叶酸 500～600 μg，以供胎儿和母体的需要，双胎妊娠时对叶酸的需求量更大。妊娠期叶酸容易缺乏，从而导致孕妇发生妊娠贫血。孕早期叶酸缺乏已被证实是导致胎儿神经管畸形的主要原因，孕期叶酸缺乏可引起胎盘早剥、新生儿出生体重低或胎儿神经管畸形。叶酸是参与 DNA 和 RNA 合成的重要辅酶，所有生长发育或新陈代谢旺盛的组织均需要有足够的叶酸供应。虽然母体缺乏叶酸不会造成胎儿、新生儿叶酸缺乏性贫血，但在国外的一些观察中发现，母体极度缺乏叶酸时新生儿出生体重及出生后最初 6 个月的生长发育都低于正常同龄儿。另有报道称，叶酸缺乏可致早产率增加，并已证实可引起某些中枢神经系统的畸形(脊柱裂、无脑儿)、面部表情呆傻等。人体不能合成叶酸，主要靠食物供给，绿叶蔬菜中叶酸的含量最多，偏食、蔬菜煮沸过久和营养不良均可造成叶酸缺乏性贫血。我国对叶酸的推荐营养素摄入量在整个孕期均为 600 μg/d。

⑦维生素 B_{12}：维生素 B_{12} 最重要的功能是参与骨髓造血。妇女妊娠期消化吸收功能增强，对维生素 B_{12} 需要量增加。当维生素 B_{12} 缺乏时，同型半胱氨酸转变成蛋氨酸发生障碍并在血中蓄积，导致同型半胱氨酸血症；还可因四氢叶酸形成障碍而诱发巨幼红细胞贫血，同时可引起神经损害和高同型半胱氨酸血症。我国对维生素 B_{12} 的推荐营养素摄入量在整个孕期均为 2.6 mg/d。

⑧维生素 C：孕期母体血液中维生素 C 会下降 50%，为保证胎儿的需要会消耗母体的维生素 C。我国对维生素 C 的推荐营养素摄入量在第一孕期为 100 mg/d，第二孕期和第三孕期均为 130 mg/d。

⑨维生素 D：维生素 D 对骨骼、牙齿的形成极为重要。我国对维生素 D 的推荐营养素摄入量在第一孕期为 5 mg/d，第二孕期和第三孕期均为 10 mg/d。

3. 孕期营养不良对胎儿的影响

(1)低出生体重。新生儿出生体重小于 2500 g 即为低出生体重。

(2)早产儿及小于胎龄儿。早产儿是指妊娠期小于 37 周即出生的婴儿。小于胎龄儿是指胎儿大小小于妊娠月份，即新生儿体重低于平均体重 2 个标准差。

(3)围产期新生儿死亡率升高。有资料表明，低出生体重儿的围产期死亡率明显高于正常出生体重儿。围产期新生儿死亡率较高的地区，母亲营养不良的情况也较普遍。

(4)脑发育受损。妊娠期间的营养状况，特别是孕后期母亲蛋白质的摄入量是否充足直接关系到胎儿脑细胞的增殖数量和大脑发育，并会影响以后的智力发育。

(5)先天畸形。先天畸形包含两个方面:一是指婴儿出生前在母孕期发育紊乱引起的形态、结构、功能、代谢、精神、行为等方面的异常;二是指婴儿出生后表现为肉眼可见或者可通过辅助技术诊断的器质性、功能性异常。

(二)乳母营养

1.营养对泌乳量的影响

泌乳量少是母亲营养不良的一个指征。由于乳汁中各种营养成分全部来自母体,若乳母营养素摄入不足就会动用体内的营养素储备,甚至牺牲母体组织,以维持乳汁营养成分的恒定。正常情况下,产后 3 个月每日泌乳量为 750～850 mL。营养较差的乳母产后 6 个月每日泌乳量为 500～700 mL,后 6 个月每日泌乳量为 400～600 mL。通常根据婴儿体重的增长率作为母亲奶量是否足够的指标。若乳母长期营养不良,则乳汁分泌量会减少,质量下降,不能满足婴儿生长发育的需要,甚至导致婴儿营养缺乏。

2.乳母的营养需要

(1)热量:乳母需要的热量增加,每天需在平衡膳食的基础上增加 2100 kJ。

(2)蛋白质:为保证母体的需要及乳汁中蛋白质的含量,每日需额外增加蛋白质 20 g。

(3)脂肪:脂肪占总热量的 20%～30%,不需额外增加。

(4)钙:人乳中钙含量稳定,一般为 34 mg/100 mL。当膳食摄入钙不足时不会影响乳汁的分泌量及乳汁中的钙含量,但可消耗母体的钙贮存,母体骨骼中的钙将被动用。哺乳期钙的适宜摄入量为 1500 mg/d。

(5)铁:铁不能通过乳腺输送到乳汁,人乳中铁含量极少。哺乳期铁的适宜摄入量为 25 mg/d。

(6)维生素:哺乳期维生素 A、维生素 B_1、维生素 B_2、维生素 B_6、维生素 B_{12}、维生素 C、叶酸、烟酸和维生素 D 的需要量增加,其推荐营养素摄入量分别为 1200 μgRE/d、1.8 mg/d、1.7 mg/d、1.9 mg/d、2.8 μg/d、130 mg/d、500 μgDFE/d、18 mgNE/d 和 10 μg/d。

二、婴幼儿营养

(一)婴儿生长发育特点

从出生到满 1 周岁为婴儿期。婴儿期是个体生长发育的第一个高峰期,体重、身高、大脑均快速增长。12 月龄时婴儿体重将增加至出生时的 3 倍,身长增加至出生时的 1.5 倍。婴儿期的前 6 个月脑细胞数目持续增加,至 6 个月龄时脑重增加至出生时的 2 倍(600～700 g),后 6 个月脑部发育以细胞体积增大及树突增多和延长为主,神经髓鞘形成并进一步发育,至 1 岁时脑重可达 900～1000 g,接近成人脑重的 2/3。婴儿消化器官幼稚,生理机能尚未发育成熟,不恰当的喂养易致功能紊乱和营养不良。

(二)母乳喂养

对人类而言,母乳无菌、经济、方便、温度适宜、新鲜而且不会变质,是世界上唯一的营养最全面的食物,也是婴儿的最佳食物。

母乳喂养有诸多优点,母乳中营养素齐全,能满足婴儿生长发育的需要,充足的母乳喂养所提供的热能及各种营养素的种类、数量、比例优于任何代乳品,并能满足 4～6 月龄以内婴儿生长发育的需要。母乳中的营养素与婴儿消化功能相适应,亦不会增加婴儿的肾脏负担,是婴儿的最佳食物。母乳中的主要营养物质包括:

(1)优质蛋白质。虽然母乳中蛋白质总量低于牛乳,但其中的白蛋白比例高,酪蛋白比例低,在胃内可形成较稀软之凝乳,易于消化吸收。另外,母乳含有较多的牛磺酸,有利于婴儿的生长发育。

(2)丰富的必需脂肪酸。母乳中所含脂肪高于牛乳,且含有脂酶,易于婴儿消化吸收。母乳含

有大量的亚油酸及 α-亚麻酸,可防止婴儿湿疹的发生。母乳中还含有花生四烯酸和二十二碳六烯酸,可满足婴儿脑部及视网膜发育的需要。

(3)丰富的乳糖。乳糖有利于益生菌群的生长,从而有利于婴儿肠道的健康。

(4)无机盐。母乳中的钙含量低于牛乳,但利于婴儿吸收并能满足其需要。母乳及牛乳含铁量均较低,但母乳中的铁可被吸收 75%。母乳中钠、钾、磷、氯的含量均低于牛乳,但已足够婴儿的需要。

(5)维生素。乳母膳食营养充足时,婴儿头 6 个月内所需的维生素如硫胺素、核黄素等基本上可从母乳中获得。维生素 D 在母乳中含量较少,但若能经常晒太阳亦很少发生佝偻病。每100 mL母乳中含 4 mg 维生素 C,可满足婴儿的需要,而牛乳中的维生素 C 因加热而常被破坏。

母乳中丰富的免疫物质可增加母乳喂养婴儿的抗感染能力。母乳,尤其是初乳中含多种免疫物质,其中的特异性免疫物质包括细胞与抗体,非特异性免疫物质包括吞噬细胞、乳铁蛋白、溶菌酶、乳过氧化氢酶、补体因子 C3 及双歧杆菌因子等。

此外,哺乳行为可增进母子间情感的交流,促进婴儿智力发育。哺乳是一个有益于母子双方身心健康的活动,有利于婴儿智力及正常情感的发育和形成,同时有利于母亲子宫的收缩和恢复。

(三)幼儿营养与膳食

1.幼儿期生长发育与营养需要

1～3 周岁为幼儿期,此期个体生长旺盛,体重每年增加约 2 kg,但相比婴儿期体重增长速率有所减缓;身高在出生第 2 年可增长 11～13 cm,第 3 年可增长 8～9 cm;蛋白质需要量为 40 g/d,能量需要量为 5020～5430 kJ/d,对矿物质和维生素的需要量也高于成人,且易患缺乏症。

2.幼儿膳食

幼儿膳食是从婴儿期以乳类为主过渡到以奶、蛋、鱼、禽、肉及蔬菜、水果为辅的混合膳食,最后过渡到以谷类为主的平衡膳食。幼儿膳食的烹调方法应与成人有别,以便与幼儿的消化、代谢能力相适应,故幼儿膳食以软饭、碎食为主。根据营养需要,膳食中需要增加富含钙、铁的食物及增加维生素 A、维生素 C、维生素 D 等的摄入,必要时可补充强化铁食物、水果汁、鱼肝油及维生素片。2 岁后,如身体健康且能得到包括蔬菜、水果在内的较好膳食,则不需额外补充维生素。幼儿膳食安排可采用三餐两点制。

三、儿童青少年营养

儿童青少年按照年龄段可分为:学龄前期为 3～6 岁,学龄期为 7～12 岁,青少年期为 13～18 岁。与成人相比,儿童青少年各个时期的营养需要有各自的特点,其共同点是生长发育需要充足的能量及各种营养素。

(一)学龄前儿童的营养

1.学龄前儿童的生理及营养特点

(1)身高、体重稳步增长。

(2)神经细胞分化基本完成,但脑细胞体积的增大及神经纤维的髓鞘化仍继续进行,应提供足够的能量和营养素供给。

(3)咀嚼及消化能力有限,应注意烹调方法。

(4)尚未养成良好的饮食习惯和卫生习惯,要注意营养教育。

(5)该时期的主要营养问题是缺铁性贫血、缺乏维生素 A 和缺锌,农村地区可出现蛋白质和能量摄入不足。

2.学龄前儿童的膳食

(1)注意平衡膳食。每日的膳食应多样化,可以采用每日 200～300 mL 牛奶,1 个鸡蛋,100 g 无骨鱼或禽类、肉及适量豆制品,150 g 蔬菜和适量水果,谷类主食 150～200 g 的方案。每周还应进食 1 次猪肝或猪血,进食 1 次富含碘、锌的海产品。农村地区可每日供给大豆 25～50 g。

(2)膳食可采用三餐两点制,即早餐、午餐、晚餐和两次加餐点心。能量分配约为早餐 30%,午餐 35%,晚餐 25%,加餐 10%,这样可以在保证营养的同时又不增加肠胃负担。

(3)要培养良好的饮食与卫生习惯。学龄前儿童有一定的独立性活动,兴趣增加,易出现饮食不规律的习惯,所以要特别注意培养良好的饮食习惯,避免其出现挑食、偏食或暴饮暴食的情况,正确选择零食,并注意零食的食用安全,做到定时定量进餐,细嚼慢咽,口味清淡,不乱吃零食。

(二)学龄儿童的营养

1.学龄儿童的生理特点

(1)学龄儿童的生长发育速率更趋平稳。

(2)在小学阶段,人的神经系统发育基本完成,分析综合能力明显增强,智力发育较学龄前有明显进步。

(3)儿童的消化能力随着年龄的增长逐渐增强,12 岁孩子的消化能力比 6 岁时大得多。但与成人相比,学龄儿童的胃容量仍较小,消化食物的能力也较弱。

2.学龄儿童的营养特点

学龄期儿童处于生长发育阶段,基础代谢率高,活泼爱动,体力、脑力活动量大,故学龄儿童需要的能量(按每千克体重计)接近或超过成人。由于学龄儿童学习任务繁重,思维活跃,认识新事物多,必须保证供给充足的蛋白质。学龄儿童的脂肪摄入量为总能量的 20%～30% 为宜。由于学龄儿童骨骼生长发育快,对矿物质的需要量明显增大,因此必须保证供给充足。由于学龄儿童体内三大营养素代谢反应十分活跃,学习任务重,因此有关能量代谢、蛋白质代谢和维持正常视力、智力的维生素必须保证充足供应,尤其要重视维生素 A 和维生素 B_2 的供给。

3.学龄儿童的膳食

(1)安排好一日三餐,每日供给 300 mL 牛奶,1～2 个鸡蛋,及鱼、禽、肉等 100～150 g,谷类和豆类 30～500 g。少吃零食,饮用清淡饮料,控制食糖摄入。

(2)保证吃好早餐,一日三餐应该吃饱、吃好。男孩子的食量应该不少于父亲,女孩子的食量应该不少于母亲。特别应把早餐吃好,早餐食量宜相当于全日量的 1/3。早餐不仅要有数量,还要有质量,除要有淀粉类食物外,还应提供优质蛋白质及饱腹感强的脂肪。

(3)培养良好的饮食和生活习惯。要定时定量进食,少吃零食,不偏食挑食,不暴饮暴食,饮用清淡的饮料,并且注意卫生。要重视室外活动,避免发胖。

(三)青少年期的营养

青少年期包括青春发育期和少年期,相当于初中和高中学龄期。

1.生长发育特点

青少年期体格发育速率加快,尤其是青春期,身高、体重的突发性增长是其主要特征。青春期被称为"生长发育的第二高峰期",此期生殖系统发育,第二性征逐渐明显。充足的营养是生长发育、增强体魄、获得知识的物质基础。营养不良可导致青春期推迟 1～2 年到来。

2.营养需要

(1)能量。生长发育中的青少年的能量处于正平衡状态,其能量需要与生长速率成正比。相同年龄的女孩对能量的需求量少于男孩。推荐的能量供给为男孩 10.04～13 MJ/d,女孩 9.2～10.04 MJ/d。

(2)蛋白质。青少年期一般会增重 30 kg,其中 16% 为蛋白质。摄取的蛋白质量应占总热量的 13%～15%,每天 75～85 g。

(3)矿物质及维生素。为满足生长发育的需要,青少年期钙的适宜摄入量为 100 mg/d;铁的适宜摄入量为男孩 20 mg/d,女孩 25 mg/d;锌的推荐营养素摄入量为男孩 19 mg/d,女孩15.5 mg/d。

3.青少年期的食物选择及膳食

(1)谷类是青少年膳食中的主食,每天应摄入 400~500 g。

(2)保证足量的动物性食物及豆类食物的供给,鱼、禽、肉、蛋每日的供给量为 200~250 g,奶为 300 mL/d。

(3)保证蔬菜水果的供给,每天供给蔬菜 500 g,其中绿叶蔬菜不低于 300 g。

(4)注意平衡膳食,三餐定时定量,保证吃好早餐,避免盲目节食,要多吃富含铁和维生素 C 的食物。

四、老年人营养

(一)老年人的生理代谢特点

1.代谢功能降低

进入老年后,机体的合成代谢降低,分解代谢增强,脂肪组织增加,瘦体组织活动减少,基础代谢率下降。随着年龄的增加,胰岛素分泌降低,同时各组织对胰岛素的敏感性下降,导致糖耐量下降,血糖升高。同时,易出现血液三酰甘油、总胆固醇和低密度脂蛋白升高,高密度脂蛋白下降。

2.身体成分改变

对于活着的人,很难测量其身体成分的改变,大多只能通过测量某些指标来反映其身体成分的变化,如测量身高、体重、皮质厚度、骨密度、血液成分等。进入中年后,身体的脂肪比例不断增加,脂肪的分布也发生了改变,即皮下脂肪减少,腹部的脂肪增加,同时细胞数量下降,身体水分减少,骨组织矿物质减少。

3.器官功能改变

老年人消化系统的消化液、消化酶及胃酸分泌量会减少,心脏功能、脑功能、肾功能及肝脏代谢能力均会随年龄的升高而有不同程度的下降。

(二)老年期的营养需要

1.热能

由于基础代谢下降、体力活动减少和体内脂肪组织比例增加,老年人的热能需要量相对减少。60 岁以后会较青年时期减少 20%,70 岁后减少 30%。对 60 岁以上从事轻体力劳动者而言,热量的推荐摄入量为男性 7940 kJ/d,女性 7530 kJ/d。

2.蛋白质

老年人由于分解代谢大于合成代谢,故易出现负氮平衡,因此蛋白质的摄入量应量足质优。对老年人而言,蛋白质以占总热量的 12%~14% 为宜,70 岁老年人蛋白质的推荐摄入量为男性 75 g/d,女性 65 g/d。

3.脂肪

老年人对脂肪的消化能力差,故脂肪的摄入不宜过多,一般以脂肪占总热量的 20% 为宜,应以富含多不饱和脂肪酸的植物油为主。

4.糖类

由于老年人糖耐量低,胰岛素分泌量减少且对血糖的调节能力低,故易发生血糖升高,因此老年人不宜食用含糖量高的食品,以防止血糖升高进而血脂升高;也不宜多食用水果、蜂蜜等含果糖高的食品。应多吃蔬菜,增加膳食纤维的摄入,以增强肠蠕动,防止便秘。

5.矿物质

(1)钙:钙的充足对老年人十分重要,因为老年人对钙的吸收能力下降,体力活动减少又降低了骨骼内钙的沉积,故老年人易发生钙的负平衡,骨质疏松较多见。我国 50 岁以上者钙的适宜摄入量为 1000 mg/d。

(2)铁:因为老年人对铁的吸收利用能力下降,造血功能减退,血红蛋白含量减少,因此易发生缺铁性贫血。我国 50 岁以上者铁的适宜摄入量为 15 mg/d。应注意选择含血红素铁高的食物。

（3）硒和其他元素：硒为抗氧化剂，老年人应注意在膳食中补充硒。此外，微量元素锌、铜、铬也很重要。

6.维生素

为调节体内代谢和增强抗病能力，老年人对各种维生素的摄入量都应达到我国的推荐摄入标准。维生素 E 为抗氧化剂，当缺乏维生素 E 时，机体细胞可出现一种棕色的色素颗粒，称为"褐色素"，它是细胞某些成分被氧化分解后的沉积物，随着衰老过程在体内堆积，形成老年斑。补充维生素 E 可减少细胞内脂褐素的形成。老年人的维生素 E 适宜摄入量为 14 mg/d。充足的维生素 C 可防止老年血管硬化，使胆固醇易于代谢排出体外，增强抵抗力，因此应保证充足的供应。老年人每日维生素 C 的推荐摄入量为 100 mg。此外，维生素 A、维生素 B_1、维生素 B_2 等也同样重要。

第八节　营养相关疾病

【案例】

近年来，随着我国人民生活水平的不断提高，国民营养的总体水平也得到了显著改善，但整体仍面临居民营养不足与过剩并存的现状，尤其是与肥胖和多种与营养相关的重大慢性病，如心血管疾病、Ⅱ型糖尿病及某些癌症的患病率和死亡率在攀升。

问题讨论：

（1）你认为营养与上述疾病有关吗？

（2）是营养不足还是营养过剩导致了上述疾病？

营养性疾病是因体内各种营养素过多、过少或不平衡引起机体营养过剩、缺乏或代谢异常而引起的一类疾病，其发生的原因一是营养素摄入不足，比如蛋白质-热能营养不良、碘缺乏导致的呆小症等；二是营养素摄入过量，如肥胖、维生素 A 中毒等；三是自身遗传性因素或食物与药物的相互作用导致的营养代谢障碍，如乳糖不耐受症、苯丙酮尿症等。

一、蛋白质-热能营养不良

蛋白质-热能营养不良（protein-energy malnutrition，PEM）是一种因缺乏能量和蛋白质而引起的营养缺乏病。

（一）蛋白质-热能营养不良的发病原因

原发性蛋白质-热能营养不良的原因为食物缺乏（如灾荒或战争年代）、摄入不足（如偏食、限食、素食）、需要量增加（如妊娠、授乳、生长发育期）等。继发性蛋白质-热能营养不良的原因是疾病导致蛋白质丢失过多（如失血、尿蛋白等）、疾病导致食欲差、消化吸收障碍等。

（二）蛋白质-热能营养不良的临床表现

1.分类

蛋白质-热能营养不良可根据发生原因与临床表现分为消瘦型营养不良与恶性营养不良，有时也能见到这两种类型共同出现在同一患者身上，称为"混合型蛋白质-热能营养不良"。

（1）消瘦型营养不良。消瘦型营养不良的发生原因是膳食中长期缺乏蛋白质、热能和其他多种营养素，以能量供应不足为主。患者外观消瘦，皮肤干松多皱，失去弹性光泽，严重时呈皮包骨状，颊部深陷、眼大而似小猴面容，易感染其他疾病而死亡。易患人群为 1 岁以下的婴幼儿。

（2）恶性营养不良。恶性营养不良的发生原因是膳食中长期缺乏蛋白质而热量供给基本足够。患者表现为水肿、体重降低、肝大、毛发改变、腹泻、精神系统症状。易患人群为 1～3 岁儿童。

(3)混合型营养不良。混合型营养不良的发生原因是蛋白质和热能均严重缺乏。患者可同时出现消瘦和水肿。易患人群为婴幼儿。

2.诊断指标

蛋白质-热能营养不良的主要诊断指标为：

(1)体重低下。患者体重低于同年龄、同性别参照人群值的均值减去2个标准差,均值减去2～3个标准差者为中度,均值减去3个标准差以下者为重度。该项指标主要用于反映慢性或急性营养不良。

(2)生长迟缓。患者身高低于同年龄、同性别参照人群值的均值减去2个标准差,均值减去2～3个标准差者为中度,均值减去3个标准差以下者为重度。该项指标主要用于反映慢性长期营养不良。

(3)消瘦。患者体重低于同年龄、同性别参照人群值的均值减去2个标准差,均值减去2～3个标准差者为中度,均值减去3个标准差以下者为重度。该项指标主要用于反映近期、急性营养不良。

临床上常综合应用以上指标来判断患者营养不良的类型和严重程度。以上三项判断营养不良的指标可以同时存在,也可仅符合其中一项。符合一项者即可诊断为蛋白质-热能营养不良。

(三)蛋白质-热能营养不良的治疗

对蛋白质-热能营养不良的患者应采取综合治疗,在增加营养的同时应注意护理,并预防并发症。

1.增加营养

蛋白质-热能营养不良患者的消化道已适应低营养的摄入,突然摄食增多可出现消化不良、腹泻,故饮食调整应根据营养不良的程度、患者的消化能力和对食物的耐受情况,逐渐增加热量和营养物质的供应量。轻症患者可从每日250～330 kJ/kg开始,较早添加含蛋白质和高热量的食物;中、重度患者可参考原来的饮食情况,从每日165～230 kJ/kg开始,逐步少量地增加;若消化吸收能力较好,增加能量至满足追赶生长的需要时,一般可达每日628～727 kJ/kg,并按实际体重计算热能需要。蛋白质摄入量从每日1.5～2.0 g/kg开始,逐步增加到3.0～4.5 g/kg。过早给予高蛋白食物可引起腹胀和肝大。如不能耐受肠道饲喂或病情严重需禁食者,可采用全静脉营养或部分静脉营养的方式。

2.加强护理

良好的护理可减少继发感染的机会,还应保证充足的睡眠、适当的户外活动、食具消毒,纠正不良的饮食习惯。此外,针灸、推拿、捏脊等也有一定的疗效。

3.药物及其他治疗

(1)补充维生素B和胃蛋白酶、胰蛋白酶等,以助消化。

(2)苯丙酸诺龙是蛋白质同化类固醇制剂,能促进蛋白质合成,增加食欲,在供给充足热量和蛋白质的基础上可应用该药物,每次肌注0.5～1.0 mg/kg,每周1～2次,连续2～3周。

(3)注射胰岛素可降低血糖,增加饥饿感,提高食欲,通常可每天皮下注射胰岛素2～3 U,注射前先服用葡萄糖20～30 g,每1～2周为1个疗程。

(4)锌制剂可提高味觉灵敏度、增加食欲,可口服元素锌0.5～1 mg/(kg·d)。

(5)中药如参苓、白术散等能调整脾胃功能,改善食欲。

4.积极治疗并预防并发症

查明病因,积极治疗原发病,及时处理危及生命的并发症。

(四)预防蛋白质-热能营养不良

预防蛋白质-热能营养不良的主要措施为:

(1)加强营养指导,大力倡导母乳喂养,对母乳不足或不宜母乳喂养者应及时补充乳制品,采用混合喂养或人工喂养并及时添加辅助食品;指导好人工喂养儿奶方的调配;指导母亲配制平衡膳食并培养小儿不偏食、不挑食、不随便吃零食的习惯;保证学生早餐和午餐能摄入足够的能量和蛋白质。

(2)合理安排生活作息制度,坚持户外活动,保证充足的睡眠,纠正不良的卫生习惯。

(3)防治传染病和先天畸形,按时进行预防接种,对患有唇裂、腭裂及幽门狭窄等先天畸形者应及时手术治疗。

(4)推广应用生长发育监测图,定期测量体重和进行营养评估,并将体重值标记在生长发育监测图上,如发现体重增长缓慢或不增长,应尽快查明原因,及时予以纠正。

二、营养与代谢性疾病

代谢性疾病即因代谢问题而引起的疾病,包括代谢障碍和代谢旺盛等原因。常见的营养相关代谢性疾病有肥胖、糖尿病、痛风、骨质疏松等。

(一)肥胖

2015 年我国的成人超重率为 22.8%,肥胖率为 7.1%,估计人数分别为 2.0 亿和 6000 多万。大城市成人肥胖现患率高达 12.3%,儿童肥胖率已达 8.1%,应引起我们的高度重视。与 1992 年的全国营养调查资料相比,我国的成人超重率上升了 39%,肥胖率上升了 97%,由于超重基数大,预计今后肥胖患病率将会有较大幅度的增长。

1. 肥胖的定义及诊断

肥胖是一种由多因素引起的慢性代谢性疾病,是指能量摄取超过能量消耗,导致体内脂肪堆积过多和(或)分布异常并达到危害健康程度的疾病。需要特别指出的是,虽然肥胖表现为体重超过标准体重,但超重并不一定都是肥胖,机体肌肉组织和骨骼如果特别发达也可使体重超过标准体重,但这种情况并不多见。针对肥胖的定义,目前已建立了许多诊断或判定肥胖的标准和方法,常用的方法分为三大类:人体测量法、物理测量法和化学测量法。其中人体测量法应用最多,常用的指标有身高标准体重、皮褶厚度和体质指数。

2. 肥胖的发生机制、影响因素及分类

肥胖发生的内因主要是遗传因素,表现在两个方面:一是遗传因素起决定性作用(15 号染色体有缺陷),可导致一种罕见的畸形肥胖;二是遗传物质与环境因素相互作用而导致的肥胖。肥胖发生的外因主要是指影响肥胖发生的因素。社会因素、饮食因素和行为心理因素都可能是造成肥胖的原因。

肥胖按发生的原因可分为遗传性肥胖、继发性肥胖和单纯性肥胖三大类。遗传性肥胖主要指遗传物质变异(如染色体缺失、单基因突变)导致的一种较罕见的极度肥胖,如普拉德-威利(Prader-Willi)综合征、瘦蛋白基因突变等。继发性肥胖主要指由于下丘脑-垂体-肾上腺轴发生病变、内分泌紊乱或其他疾病、外伤引起的内分泌障碍而导致的肥胖,如甲状腺功能减退症、皮质醇增多症、胰岛素瘤性功能减退症、男性无睾综合征、女性更年期综合征及少数多囊卵巢综合征导致的肥胖等。单纯性肥胖是单纯由于营养过剩所造成的全身脂肪过量积累,无明显内分泌和代谢病因可寻,其与年龄、遗传、生活习惯及脂肪组织特征有关,常表现出家族聚集倾向。

3. 肥胖对健康的危害

肥胖会给儿童的身心健康带来许多不良影响,如可导致儿童血脂浓度增加、血压升高,能引起混合型肺功能障碍,降低免疫力,对儿童的体力、智力、生长发育等造成影响。对成人而言,肥胖是引起高血压、糖尿病患病率增加的重要危险因素。一些研究还证明肥胖与胆囊病有关。极度肥胖者肺功能可能异常,而且肥胖者的内分泌和代谢常发生异常。

4. 肥胖的预防和治疗

预防肥胖的首要措施是在公众中宣传肥胖对人类健康的危害,教育、指导居民合理平衡膳食的可操作方法,改掉不良饮食习惯、生活习惯,多参加户外活动和体育锻炼。肥胖的治疗原则是实现能量平衡,促进脂肪分解,如控制总热量摄入、加强体育锻炼等。

（二）其他营养代谢性疾病

1.糖尿病

糖尿病是在遗传及环境等多种因素的作用下,以慢性血葡萄糖(简称"血糖")水平升高为特征的代谢性综合征,是由于胰岛素分泌绝对或相对不足和(或)胰岛素作用缺陷引起的。糖尿病的流行随着调查年份的临近而呈现不断增加的趋势。

世界卫生组织糖尿病专家委员会于 1999 年提出的糖尿病诊断标准为:糖尿病症状(指多尿、烦渴多饮和难以解释的体重减轻)加任意时间血浆葡萄糖不低于 11.1 mmol/L,或空腹血浆葡萄糖(fasting plasma glucose,FPG)不低于7.0 mmol/L,或口服葡萄糖耐量试验中 2 h 血浆血糖不低于 11.1 mmol/L。需重复确认一次诊断才能成立。

根据美国糖尿病协会 1997 年提出的糖尿病分型标准,糖尿病可分为Ⅰ型糖尿病(即胰岛素依赖型糖尿病)和Ⅱ型糖尿病(即非胰岛素依赖型糖尿病和其他型糖尿病)。

现有的研究结果显示,糖尿病有上百种危险因素,其中主要包括以下四个方面:一是饮食因素,如能量、脂肪摄入过多,膳食纤维、维生素、矿物质摄入过少;二是生理病理因素;三是社会环境因素;四是遗传因素。对糖尿病患者而言,应遵循以下饮食调控原则:

(1)合理控制总热量。体重是检验总热量摄入是否合理的简便且有效的指标,因此不论是肥胖者还是消瘦者均应控制体重在理想的范围内。

(2)选用高分子糖类:糖类供能应占总热量的 60% 左右。最好选用吸收较慢的多糖食物,如玉米、荞麦、燕麦、莜麦、红薯等。

(3)增加可溶性膳食纤维的摄入。可选用高纤维膳食,每日膳食纤维供给量约为 40 g。

(4)控制脂肪和胆固醇的摄入。每天脂肪供能占总热量的比例不高于 30%。一般建议饱和脂肪酸、单不饱和脂肪酸、多不饱和脂肪酸之间的比例为1:1:1,每天胆固醇摄入量在 300 mg以下。

(5)选用优质蛋白质。应选用大豆、兔肉、鱼肉、禽肉等食物,其中优质蛋白质至少占 1/3。蛋白质提供的热量可占总热量的 10%～20%。

(6)提供丰富的维生素和无机盐。应选用新鲜的蔬菜和水果,摄入甜水果或水果摄入量较大时要注意替代部分主食。

(7)食物多样化。糖尿病患者常摄入的食品一般分为谷类、蔬菜、水果、大豆、奶、瘦肉、蛋、油脂 8 类。每天都应吃这 8 类食品,每类食品选用 1～3 种。

(8)合理进餐。糖尿病患者进餐要定时、定量,一天可安排 3～6 餐。三餐比例可各占 1/3,也可为 1/5、2/5、2/5 或其他比例。

2.痛风

痛风是由于体内嘌呤合成代谢紊乱和(或)尿酸生成过多/排泄减少导致血尿酸浓度升高,尿酸盐结晶沉积在关节滑膜、滑囊、软骨及其他组织中引起的异质性疾病。其临床特点包括高尿酸血症、反复发作的急性关节炎、特征性慢性关节炎、痛风石沉积等,若患者得不到治疗将会出现关节畸形、尿毒症甚至死亡。痛风分为原发性痛风和继发性痛风。

30% 左右的痛风患者有家族史,主要表现为嘌呤核苷酸代谢酶的异常和(或)缺陷导致先天性嘌呤合成代谢紊乱和(或)尿酸排泄障碍,但确切的分子机制缺陷尚不清楚。该病可继发于慢性肾小球肾炎、糖尿病性肾病、白血病化疗期间致尿酸排泄减少、骨髓增生性疾病致尿酸生成增多、某些药物抑制尿酸的排泄等。

人体内的尿酸有两个来源:一是内源性,由体内氨基酸、核苷酸及其他小分子化合物合成的核酸分解代谢而来,占体内尿酸总量的 80%;二是外源性,由富含嘌呤和(或)蛋白质的食物分解转化产生。痛风患者的膳食防治原则为:

(1)总热量根据每人的理想体重及劳动强度而定。痛风患者大多超重或肥胖,总热量摄入应比正常体重者低 10％～15％,供给为每日每千克体重104.5～125.4 kJ。

(2)限制嘌呤摄入。正常人的嘌呤摄入量为 600～1000 mg/d,急性期痛风患者应限制嘌呤摄入量在 150 mg/d 以下,可选择低嘌呤食物(嘌呤含量低于50 mg/100 g)。缓解期痛风患者应限制性选择嘌呤含量中等(50～150 mg/100 g)的食物,可自由选择嘌呤含量低的食物。

(3)低脂饮食。痛风患者每日脂肪的限制摄入量应占总能量的 20％～25％,其中单不饱和脂肪酸、多不饱和脂肪酸、饱和脂肪酸的比例为 1∶1∶1。可用植物油代替动物油并采用少油的烹调方法。

(4)低蛋白饮食。痛风患者可按理想体重下每千克体重 0.8～1.0 g/d 的比例摄入蛋白质,以谷类蛋白为主,避免肉类、鱼类、禽类,可选择牛奶、鸡蛋和乳酪等不含核蛋白的食物。

(5)低盐和增加碱性食物的摄入。痛风患者多伴有高血压,宜采用少盐饮食,因为过多食用食盐会导致尿钠增加,在肾内与尿酸结合为尿酸钠,沉积于肾脏,对肾脏造成损害。痛风患者每天食盐的摄入量不能超过 6 g。痛风并伴有高血压者应该限制钠盐摄入量为 2～5 g/d。

(6)多吃蔬菜水果。蔬菜能够供给充足的维生素 B、维生素 C 及膳食纤维,促使尿酸盐溶解。蔬菜摄入量宜为 1000 g/d,水果 4～5 个。同时,蔬菜、水果等碱性食物摄入后可调节尿液 pH 值,提高尿酸盐的溶解度,有利于尿酸盐排泄,避免结石。

(7)增加饮水量。为促进尿酸的排出,每日水的摄入量应在 2000～3000 mL,应选用白开水、矿泉水或果汁,避免饮用咖啡、浓茶等可能引起痛风发作的饮品。

(8)戒酒。痛风患者忌饮酒,因为饮酒后乙醇代谢使乳酸浓度升高,可竞争性抑制尿酸的排泄,同时乙醇可促进嘌呤分解致使尿酸增多,诱发痛风。

3.骨质疏松

骨质疏松(osteoporosis,OP)是由于骨矿物质成分和骨基质等比例地不断减少所导致的骨量减少、骨组织微结构破坏,导致骨强度下降、骨脆性增加和骨折危险性升高的全身代谢性疾病。其主要并发症是骨折,以椎体骨折最为常见,髋部骨折危害最大。

目前诊断骨质疏松的方法基本上以骨密度(BMD)和骨矿含量减少为依据。骨质疏松分为三大类,即原发性骨质疏松、继发性骨质疏松和特发性骨质疏松,其中原发性骨质疏松又分为Ⅰ型(亦称"高转换型骨质疏松"或"绝经后型骨质疏松",以骨吸收增加为主)和Ⅱ型(亦称"低转换型骨质疏松"或"老年型骨质疏松",以骨形成减少为主)。

从营养角度预防骨质疏松的重点应放在保持骨质峰值,延缓绝经期妇女及老年人随年龄增加而出现的骨质丢失速率上。再就是注意平衡膳食,在保证足够的热量和蛋白质的基础上,提供充足的钙摄入量十分重要。从长远考虑,45～50岁及以上的所有人都应保证 1000 mg/d 以上的钙摄入。

第九节　临床营养

【案例】

根据国际糖尿病联合会(IDF)发布的《糖尿病地图》数据显示,2015 年,全球20～79岁的人中约有4.15 亿人患有糖尿病,另有3.18 亿人具有很高的罹患糖尿病的风险。据统计,全球糖尿病患者的数量从1980 年的 1.08 亿增加到了 2014 年的4.22亿。全球 18 岁以上成人的糖尿病患病率从1980 年的 4.7％增加到了 2014 年的8.5％。中等收入和低收入国家的糖尿病患病率上升速率更快,导致这一激增的因素包括超重和肥胖症。2016 年 4 月,世界卫生组织发表了《全球糖尿病报告》,呼吁采取行动减少对Ⅱ型糖尿病已知风险因素的接触。每天开展30 min 中等强度的体力活动加上健康的饮食,就可以大大降低患Ⅱ型糖尿病的风险。

问题讨论:

读完这则案例,你对营养与疾病有了什么新看法?

《医宗金鉴》中有"伤饥失饱即伤脾"的说法,意在强调饮食对脾胃健康的重要性。《黄帝内经·素问》中也有"毒药攻邪,五谷为善,五果为助,五畜为益,五菜为充,气味合而服之,以补益壮气"的说法,意在说明药物的功能旨在清除病邪,而饮食则可以补益精气,两者结合才能使患者康复。正所谓"虚则补之,药以祛之,食以随之",营养与药物治疗同样重要。只有合理的临床营养膳食才能更好地配合治疗,使患者康复。

医疗营养是根据疾病的病理、患者的心理及生理基本特点,给予恰当的营养素,以此来增强机体抵抗力,促进组织修复,减低器官负担,同时结合临床的需要,调整各种营养素的供给量,为患者康复提供营养,并纠正代谢失常产生的问题。目前在医院中,营养科的临床营养膳食指导或者饮食治疗已经是患者综合治疗的一个重要组成部分。合理的膳食营养不但可以改善患者的状况,促进患者康复,而且有时本身就是一种积极的治疗因素。

一、医院临床营养工作内容

临床营养的核心是患者营养,包括营养评价、营养诊断、营养干预和临床营养工作管理等内容。其中,营养评价是通过膳食调查、人体测量、临床检查、实验室检查及多项综合营养评价方法等手段判定人体营养状况,确定营养不良的类型及程度,估计营养不良后果的危险性,并监督营养治疗的疗效。其中既有主观检查,也有客观检查,但没有任何单一的检查指标能够准确地反映患者的整体营养状况。疾病的发生、发展与营养状况的改变是相互影响、互相作用的,因此到目前为止,患者的营养状况评价还没有"金标准",临床上一般根据患者的疾病情况,结合营养调查结果进行综合评价,以判断患者营养不良的程度。从临床医学的角度来看,营养状况评价的意义在于通过对患者进行营养调查,初步判断患者的营养状况,从而为确定营养治疗方案提供依据。由于住院患者的营养状况与其临床治疗和营养治疗密切相关,因此动态监测、评价其营养状况也是及时调整整体治疗方案的基础。

二、医院临床营养工作的目的

(1)维持机体的营养需求。因疾病会导致新陈代谢的改变,故患者对营养素的需要既有增加又有减少。当因食欲减退、呕吐、疼痛、失去知觉等因素导致患者不能经口摄入食物时,必须由静脉或管饲来供给食物。部分疾病因分解代谢的影响,手术后营养消耗较大,正常供给营养素仍然会出现负氮平衡,如癌症患者接受放疗和化疗时会产生厌食,影响了正常的营养摄入,所用的药物如酚酞、秋水仙碱、新霉素等也会干扰小肠的吸收功能。

(2)避免代谢紊乱或中毒。有些疾病患者因为机体代谢紊乱或疾病而不能使用部分营养素,如苯丙氨酸尿症患者因肝脏缺乏苯丙氨酸羟化酶,以致苯丙氨酸不能羟化为酪氨酸,而只能变成苯丙酮酸,大量苯丙氨酸及其酮酸累积在血和脑脊髓里,对正在发育的神经系统造成不同程度的损害,因此在饮食治疗中应减少含苯丙氨酸的食物的摄入。

(3)特殊营养膳食治疗。通过调整营养素的供给量,对部分疾病有一定的治疗和预防效果。如严重尿毒症患者,目前主要是进行透析治疗和肾移植治疗。但对于慢性肾功能不全的患者,通过营养膳食来改善和控制氮质血症是一种简便有效的治疗方法。

(4)促进消化和吸收。有些疾病需要用烹调方法来改变食物的性质,以适应患者的消化吸收能力。比如有些胃肠病患者无法消化较为粗糙的食物,可以在烹饪时去掉粗纤维;针对有些消化不良患者,可以在烹饪时把食物煮软乃至煮烂。再比如直接吃整粒的黄豆吸收率约为60%,磨成豆浆饮用则可吸收90%以上。

(5)提高治疗效果。有大面积创伤、大量出血的患者需要高蛋白质的饮食,每人每日应摄入蛋白质150~200 g才能达到修补组织、促进伤口愈合的效果。另外,临床营养对加强身体的抵抗力也有帮助。

三、营养治疗的注意事项

为患者制定营养治疗方案时应首先了解患者的家庭情况、经济条件、生活习惯、社会地位、职业、病史、治疗方式、药物过敏史、市场供应情况等,其次要重视临床营养的健康教育工作,了解患者的一般需要、心理及生理需要。事先要把营养对病情的影响的基本原理向患者解释清楚,促使患者遵守医嘱。在进行临床营养工作时,应按照原则的要求来计划食谱,选择食物和供应方法,并听取患者的意见。在制定患者出院后的营养治疗方案时,要便于患者家人、亲戚操作。在患者需要特别膳食时,需要与其家庭成员及访视护士共同商讨计划。具体执行计划时应注意以下事项:

(1)营养治疗用的饮食配制应经常改变花样或烹调方法,注意色、香、味与合乎卫生要求,以保证其营养充分,质量良好。

(2)治疗用的膳食不但应注意减轻患者器官的负荷或使其接受一定的"锻炼",而且应该注意膳食对整个机体所起的作用。

(3)注意患者总热量的消耗,受热量严格限制的患者必须严格卧床休息。

(4)在指定营养治疗时必须对患者解释营养治疗的目的,使患者相信为其配制的饮食的合理性与遵守这种饮食制度的重要性,绝不能为了满足某种嗜好与要求而破坏营养治疗的原则,这对于采用任何一种定量膳食治疗的患者都有很大的意义。

四、营养风险筛查

2002 年,欧洲学者提出了"营养风险"的概念,认为营养风险是指因营养因素对患者结局发生负面影响的风险。营养风险产生的原因有营养状况受损,疾病、手术或创伤导致的应激反应和年龄等其他因素。

目前,在临床工作中应用的营养筛查工具有多种,如主观全面评估(SGA)、营养不良通用筛选工具(MUST)、简易营养评估(MNA)、营养风险指数(NRI)及营养风险筛查 2002(NRS2002)等。营养风险筛查 2002(NRS2002)由丹麦肠外肠内营养协会提出,并为欧洲肠外肠内营养学会(ESPEN)所推荐,适用于住院患者的营养风险筛查。中华医学会肠外肠内营养学分会进行筛查的报告显示,结合中国人 BMI 正常值,NRS2002 适用于 99％以上的中国住院患者。NRS2002 包括四个方面的内容:①人体测量;②近期体重变化;③膳食摄入情况;④疾病严重程度。NRS2002 从以上四方面来评定住院患者是否处于营养风险中以及程度如何,是否符合营养支持的适应证以及预后如何。

五、医院膳食

医院膳食是指患者患病期间帮助诊断或疾病治疗中应用的饮食。因住院患者所患疾病的种类、病因、病情、病程及治疗手段不同,对营养的消化吸收功能有别,故必须根据病情的不同需要给予合理的能量和营养素,从而达到促进康复的目的。医院膳食主要包括基本膳食、试验膳食和治疗膳食三大类,对于综合性医院而言还有儿科膳食。

(一)基本膳食

基本膳食即医院常规饮食,包括普通膳食、软食、半流质膳食和流质膳食四种形式。

1.普通膳食

普通膳食(general diet)简称"普食",与健康人的饮食基本相同,是医院膳食中最常见的一种类型。膳食中所提供的能量及营养素均衡、合理,能够满足正常人体需要。普通膳食适用于体温正常、无消化道疾病、处于康复期、无膳食限制者及产妇等。普通膳食的配制原则为:

(1)必须是适合身体需要的平衡膳食,含有充足的各种营养素。

(2)一般正常的食品均可采用。

(3)避免应用辛辣或有强烈刺激性的食品或调味品。

(4)脂肪食品、油炸食品及其他不易消化的食物应少用。

(5)烹调应花样多变,注意色、香、味、美,以增进食欲。

(6)每日供应三餐,总热量为 9240～10920 kJ,蛋白质 70～90 g。

2.软食

软食(soft diet)具有易消化、易咀嚼、质软、少渣的特点,是介于普食和半流食之间的膳食。软食适用于有轻微发烧、消化不良、口腔疾病或咀嚼不便的患者以及 3～4 岁的幼儿。软食的配制原则为:

(1)食物要易于消化,便于咀嚼,因此一切食物在烹调时都要切碎、烧烂、煮软。

(2)不用油炸及粗纤维多的食物,忌用有强烈刺激性、辛辣的调味品。

(3)因软食中的蔬菜都是切碎煮软的,维生素损失较多,故要注意补充,可多用维生素 C 含量丰富的食物,如鲜果汁、蔬菜汁等。

(4)营养素含量不低于普通食物,饮食需鲜美可口,一日三餐,在经济条件许可时下午增加一餐点心。

3.半流质膳食

半流质膳食是介于软食和流质之间的膳食,呈半流质状态,具有易咀嚼、易消化的特点。半流质膳食适用于体温稍高、身体较弱、不便咀嚼或吞咽大块食物有困难者,手术后患者,刚分娩的产妇及有消化道疾病的患者等。半流质膳食的配制原则为:

(1)食物应极软,易于消化,易于咀嚼及吞咽,呈半流动液体状。

(2)少食多餐,通常为每 2～3 h 进餐一次,每天 5～6 次,热量为 6300～8400 kJ,蛋白质应达到正常需要量。

(3)如有消化道出血的患者,应采用少渣半流质膳食;对伤寒、痢疾病者,不能给予含纤维及胀气的食物,如蔬菜、生水果等;对痢疾病者不能给予牛奶及过甜、胀气的食品。

(4)禁用油脂多或油煎炸的食物,以及粗纤维食物和辛辣调味品等。

4.流质膳食

流质膳食是一种不平衡膳食,所含食物为液体状态或在口腔内能融化为液体,含渣少,比半流质膳食更容易消化。流质膳食一般包括流质、清流质、浓流质、冷流质和不胀气流质五种,可根据患者的病情需要进行合理选择。流质膳食适用于急性感染、高烧、口腔咽部咀嚼困难、急性消化道溃疡或炎症、大手术后及腹部手术后的患者(包括妇产科)和重危患者等。流质膳食的配制原则为:

(1)食物呈液体或在口中融化为液体者。

(2)少食多餐,每 2～3 h 供应一次,每日 6～7 次,每次 200～250 mL。

(3)凡腹部手术者及痢疾病者,为避免胀气而不给予牛奶、豆浆及过甜的液体。

(4)喉部手术者(如扁桃体摘除手术)应给予流质(冷流质),同时禁用过酸、过咸的饮料,以免刺激伤口。

(5)凡用鼻管喂入的流质,忌用蛋花汤、浓米汤,以免管道堵塞。

(6)流质膳食所提供的热量及营养素均不充足,不宜长期采用。

(二)试验膳食

试验膳食是在治疗疾病的过程中用于协助检查、明确诊断、观察疗效的膳食。这种膳食仅在短暂的试验期内单独调整其中某些营养素,从而达到辅助治疗的目的,主要包括:

(1)葡萄糖耐量试验膳食,用于测定人体对葡萄糖的耐受量,协助诊断糖尿病和糖代谢异常。

(2)钙、磷代谢试验膳食,主要用于辅助诊断甲状旁腺功能亢进症。

(3)隐血试验膳食,用于配合检验粪便中是否有隐血,诊断胃肠道有无出血。

(4)干膳食,用于检查尿沉淀物以及尿浓缩功能。

(5)脂肪餐,用于放射科、超声波检查胆囊及胆管造影。

（6）肌酐试验膳食，检查小便中肌酸酐的含量，以此来测验重症肌无力及肾功能是否正常。

（7）莫氏试验膳食，用于诊断较早期的肾功能减退。

（8）胃液分析试验餐。胃液分析是将胃中分泌的液体吸出，进行物理、化学等检查，胃液的质与量与所进食物的种类有密切关系，因此抽取胃液检查前要给予试验餐，以促进胃液的分泌，协助诊断消化系统疾病、贫血等。

（9）饱餐试验餐，用于检查心脏功能。

（10）测定基础代谢率的膳食，用于甲状腺功能的测定，观察治疗效果，或其他内分泌腺疾病如嗜铬细胞瘤、垂体前叶功能减退等的辅助诊断。

（11）同位素吸收^{131}I试验，用于协助诊断甲状腺功能亢进和甲状腺功能减退症。

（三）治疗膳食

治疗膳食也称"成分调整膳食"，是指根据患者不同的生理病理状况，调整膳食成分和质地，以增强患者的抵抗力，供给或补充疾病消耗或组织新生所必需的营养物质，纠正机体代谢紊乱，促进机体的康复。治疗膳食的基本原则是以平衡膳食为基础，在允许的范围内，除必须限制的营养素外，其他均应供给齐全、配比合理。同时，还应考虑患者的消化、吸收和耐受力以及饮食习惯，注意食物的色、香、味、形和品种的多样化。治疗膳食的种类很多，应根据不同的情况选用不同的种类。

（1）高能量膳食（high calorie diet）。高能量膳食是指能量供给量高于正常人标准的膳食。基础代谢率升高、机体组织修复或体力消耗增加时，机体能量消耗量增加，对能量的需要量大幅度升高，需从膳食中补充。高能量膳食主要用于代谢亢进者，如甲状腺功能亢进症、癌症、严重烧伤和创伤、高热患者，消瘦或体重不足者，营养不良和吸收障碍综合征者，疾病恢复期患者，体力消耗增加者（如运动员、重体力劳动者等）。

（2）低能量膳食（energy restricted diet）。低能量膳食是指所提供能量低于正常需要量的膳食，其目的是减少体脂贮存，降低体重，或者减轻机体能量代谢负担，以控制病情。主要用于需减轻体重的患者，如单纯性肥胖患者，以及需减少机体代谢负担而控制病情的患者，如糖尿病、高血压、高脂血症、冠心病患者等。

（3）高蛋白膳食（high protein diet）。高蛋白膳食是指蛋白质含量高于正常人的膳食。因疾病（感染、创伤或其他原因）导致机体蛋白质消耗增加，或机体处于康复期需要更多的蛋白质用于组织的再生、修复时，需在原有膳食的基础上额外增加蛋白质的供给量。为了使蛋白质更好地被机体利用，通常需要同时适当增加能量的摄入，以防止蛋白质的分解供能。高蛋白膳食主要用于疾病所致蛋白需要量增加者以及生理需要量增加者，如孕妇、乳母和生长发育期儿童等。

（4）低蛋白膳食（protein restricted diet）。低蛋白膳食是指蛋白质含量较正常膳食低的膳食，其目的是尽量减少体内的氮代谢废物，减轻肝、肾负担。主要用于急性肾炎、急/慢性肾功能不全、慢性肾衰竭、尿毒症、肝性脑病或肝性脑病前期患者。

（5）低脂膳食（low fat diet）。低脂膳食是指减少膳食中脂肪的摄入量，以改善脂肪代谢紊乱和吸收不良而引起的各种疾病，又称"低脂饮食"或"少油膳食"。主要用于急/慢性肝炎、急/慢性胰腺炎、胆囊炎、胆石症等患者；脂肪消化吸收不良患者，如肠黏膜疾病、胃切除和短肠综合征等所致的脂肪泻者；以及肥胖症、高血压、冠心病、血脂异常等患者。

（6）低饱和脂肪和低胆固醇膳食（low saturated fat and cholesterol diet）。低饱和脂肪和低胆固醇膳食是将膳食中的脂肪（饱和脂肪酸）和胆固醇限制在较低水平的膳食，其目的是降低血清胆固醇、三酰甘油和低密度脂蛋白的水平。主要用于高胆固醇血症、高三酰甘油血症、高脂蛋白血症、高血压、动脉粥样硬化、冠心病、肥胖症、胆结石等患者。

（7）限钠（盐）的膳食（sodium restricted diet）。限钠（盐）的膳食是指限制膳食中钠的含量，以减轻由于水电解质代谢紊乱而出现的水钠潴留。钠是细胞外的主要阳离子，参与调节机体水、电解质、渗透压和酸碱平衡，以及神经-肌肉的兴奋性。主要用于患有心功能不全、急（慢）性肾炎、肝硬化腹水、高血压、水肿、先兆子痫的患者。

（8）高纤维膳食（high fiber diet）。高纤维膳食是指增加膳食中的膳食纤维量，使患者在一日中摄入的总量不低于 25 g，其目的是增加粪便体积及重量，刺激肠道蠕动，促进排便。主要用于习惯性便秘，误食异物需刺激肠道蠕动使其排出，预防和控制高脂血症、冠心病、糖尿病、肥胖等的患者。

（9）少渣膳食（fiber restricted diet）。少渣膳食又称"低纤维膳食"，是一种膳食纤维（植物性食物）和结缔组织（动物性食物）含量极少，易于消化的膳食，其目的是尽量减少膳食纤维对胃肠道的刺激和梗阻，减慢肠蠕动，减少粪便量。主要用于消化道狭窄并有梗阻危险（如食管或肠管狭窄、食管静脉曲张），肠憩室病，各种急（慢）性肠炎、痢疾、伤寒、肠道肿瘤、肠道手术前后、痔瘘患者等。少渣膳食可作为全流质膳食之后、软食或普食之前的过渡膳食。

六、营养支持

当营养素的供给成为临床治疗手段时，我们称之为"临床营养支持"（clinical nutrition support），简称"营养支持"。目前，营养支持已成为临床治疗的一部分，甚至已成为某些疾病的有效治疗方法。

营养支持需依据患者的营养状态而进行，患者的营养状态会因机体针对体内外各种不利环境进行相应的调节而发生改变。疾病的侵袭或外界不利因素的影响可使患者处于异常代谢状态，导致营养状态发生改变，出现营养风险或营养不良。营养风险或营养不良会使患者对相应治疗的耐受能力下降，影响机体的恢复，最终可能影响疾病的预后。因此，正确评估和评价患者的营养状态，对发生不同程度营养状态改变的患者进行有针对性的处理，避免和纠正营养不良，能使患者较顺利地耐受相应的治疗，促进其机体的恢复。营养支持包括肠内营养支持和肠外营养支持两种。

（一）肠内营养支持

肠内营养（enteral nutrition，EN）是指对于不能耐受正常膳食的患者，经胃肠道供给只需要化学性消化或不需要消化，由中小分子营养素组成的营养液提供营养素的方法。肠内营养可以避免肠黏膜发生萎缩，维持胃肠道正常的生理结构和功能，保护肠道黏膜的屏障功能，同时也可以保护胰-胆系统的功能。肠内营养在一定程度上对于营养素的利用更为有效，与肠外营养相比，具有不良反应小、更接近正常生理状态等特点，不易引起感染和代谢性并发症，而且比肠外营养使用方便、经济。临床应用时，一般应遵循"当胃肠道有功能时，应首先采用肠内营养"的原则，以利于有效且显著地改善患者的营养状态和免疫功能。

1. 肠内营养支持的途径

肠内营养支持的途径主要有口服和管饲。口服又称"经口喂养"，吞咽功能良好且上消化道无梗阻的患者不要轻易放弃口服，口服也不应替代或减少患者经口摄入的自然食物。虽然老年患者接受口服给予营养补充的方式比较困难，也较耗费时间，但这种方式对其生理和心理康复均有益处。因此，不推荐仅为了方便操作和节省人力而对老年患者实施管饲。

选择管饲途径的原则包括以下几个方面：满足患者的营养需要，置管方式尽量简单、方便，患者感觉舒适，有利于长期带管。管饲途径分为两大类：有创置管和经鼻放置导管。根据病情需要，导管远端可放置在胃、十二指肠或空肠中。有创置管根据创伤大小又可分为微创和外科手术下的各类造口，前者需在内镜的协助下进行，如经皮内镜下胃造口术（PEG）。

（1）鼻胃管喂养适用于以下情况：①接受 EN 少于 2～3 周的患者，如烧伤、某些胃肠道疾病、短肠综合征及接受放化疗的患者；②由完全肠外营养支持过渡至肠外营养支持加 EN、由 EN 过渡至经口摄入自然食物者；③因神经或精神障碍进食不足者；④因口腔、咽喉、食管疾病不能经口摄食者。

鼻胃管喂养的优点在于胃的容量大，对肠内营养制剂的渗透性不敏感，无创、简便、经济；缺点是对鼻咽部有刺激，易脱出、堵塞，易引起溃疡、出血、反流性肺炎。鼻胃管喂养对胃肠道功能衰竭、肠梗阻、急腹症、消化道活动性出血者不适用；对反复呕吐、胃食道反流、食道炎、食道狭窄者也不适用,因为患者可因反流将营养液吸入气管,有发生吸入性肺炎的危险,宜通过鼻肠管喂养。

鼻肠管喂养分鼻-十二指肠管喂养和鼻-空肠管喂养两种。鼻肠管喂养适用于采用鼻胃管喂养有吸入危险的早产儿、婴儿、老年人,以及肠道功能基本正常但存在胃排空障碍的患者。也适用于胃肠道疾病,如胃大部切除术、胰腺手术、胃肠道恶性肿瘤手术术后及短肠综合征等患者,因为采用鼻肠管喂养可延缓胃的排空时间。对胰腺炎和胰瘘患者来说,经鼻-空肠置管可减少胰腺的分泌,有利于治疗。鼻肠管喂养的缺点是营养液与胃液及胆汁混合不全,可导致吸收不良,有发生肠穿孔、喂养管移位的可能。高渗营养液还可引起倾倒综合征。此外,鼻肠管喂养对远端肠道梗阻、小肠吸收障碍、小肠运动障碍的患者也不适用。

(2)造口喂养分咽造口、食道造口、胃造口、空肠造口等,其中空肠造口又称"空肠喂饲"。咽造口和食道造口适用于头、颈部癌症,上颌、面部创伤或先天畸形患者,当有胸部食管阻塞时禁用,因为可引起出血、感染和喉返神经损伤。胃造口和空肠造口适用于昏迷、吸吮或吞咽不全、食道闭锁、食道损伤、气管食道瘘、急性胰腺炎及胃肠道手术、胰十二指肠切除术、肠瘘等手术附加造口的患者,以及因长期高分解代谢导致能量和蛋白质供应不足者。胃造口喂养对原发性胃病、胃部肿瘤、胃排空障碍、有严重的胃-食管反流的患者不适用。在临床上,造口喂养实施 EN 支持应用最普遍的是空肠造口喂养,其优点包括:①较少发生液体饮食反流而引起呕吐及误吸;②喂养管可长期放置,适于需长期营养支持的患者,在腹部手术中建议放置空肠造瘘管;③可与胃十二指肠减压同时进行,对胃十二指肠外瘘及胰腺疾病患者尤为适宜,但远端肠道梗阻、广泛性肠粘连、消化道活动性出血、大量腹水、肠道严重炎性疾病、小肠蠕动障碍、吸收不良、放射性肠炎急性期和肠道细菌生长过盛时不可用。空肠造口喂养可引起幽门梗阻、倾倒综合征,使用硬质喂养管时有引起肠穿孔的危险。

近年来,随着 PEG、经皮透视下胃造口术等一些微创、安全的胃造口技术的发展,使 EN 更加方便、可靠,特别是 PEG 正日益受到重视。对需要实施 EN 超过 2～3 周的患者,在没有禁忌证的情况下可以考虑采用 PEG。PEG 的适应证包括:中枢神经系统导致的吞咽障碍;口腔和食管癌导致的吞咽障碍;有正常吞咽功能但摄入不足,如烧伤、获得性免疫缺陷综合征(AIDS)、厌食、骨髓移植后等;慢性疾病,如囊性纤维化、先天性心脏病等;胃扭转。

2.肠内营养制剂

肠内营养制剂不同于通常的经口摄入食品,其易消化吸收,或不须消化即能吸收。根据肠内营养制剂组成的不同,可将其分为要素制剂、非要素制剂、组件制剂和特殊治疗用制剂。肠内营养制剂均是流质状态的饮食,可经口喂养和管饲。要素制剂和非要素制剂所含的营养素齐全,摄入一定的量即可满足患者的营养需要,为完全膳食。在管饲时,具体的配方应根据患者的病情、性别、年龄及耐受情况进行调整。

(1)要素制剂(elemental diet)是蛋白质水解形成的短肽或氨基酸,淀粉水解形成的葡萄糖、蔗糖、麦芽糖、糊精,以及三酰甘油、矿物质、维生素的混合物,是营养素齐全、化学组成明确的制剂,也称"单体膳"。其适用于消化功能明显减弱但肠道吸收功能部分存在的患者,如胰腺炎、肠瘘但部分肠段仍存在吸收功能、炎性肠病等。

(2)非要素质剂又称"多聚体膳",是以完整型蛋白质、三酰甘油、糖类多聚体等宏量营养素为基础组成的配方,常见的有匀浆制剂和混合奶。多聚体膳以整蛋白或水解蛋白为氮源,属于整蛋白型肠内营养制剂。其特点是营养均衡完整,渗透压接近等渗,低渣,口感较好,使用方便,患者易耐受,不易引起胃肠道反应,对肠黏膜屏障功能有较好的保护作用,既适于口服,也可管饲,适用于胃肠道功能正常或接近正常的患者。

(3)组件制剂又称"营养素组件"或"标准配方",仅以某种营养素为主,属于不完全膳食,可用其对非要素制剂、要素制剂进行补充或强化,以弥补它们在适应个体差异方面欠缺灵活的不足。也可采用两种或两种以上的组件制剂构成组件配方,以适应患者的特殊需要。

(4)特殊需要制剂是指用于特殊情况下既达到营养支持的目的,又有治疗作用的肠内营养制剂,为加入或去除某种营养素以满足疾病状态下特殊代谢需要的配方制剂,又称"疾病导向型制剂"或"疾病适用型肠内营养制剂"。

(二)肠外营养支持

肠外营养支持(parenteral nutrition,PN)是指通过静脉途径提供完全和充足的营养素,以达到维持机体代谢所需的目的。当患者被禁食,所有营养物质均经静脉途径提供时,称为"全胃肠外营养支持"(total parenteral nutrition,TPN)。

对不能正常进食的患者进行胃肠外营养支持的想法由来已久,因条件有限,故在很长一段时期内未能实现。自从对血液循环有了比较正确的认识后,韦恩(Wren)等人首次尝试了静脉注射的方式,但是未能推广该方法。19世纪末,人们对细菌可导致感染和如何防止感染有了足够的认识后,才开始使用静脉输液的方式进行肠外营养支持。

1.肠外营养支持的途径

根据不同患者的实际需要和所用制剂的不同,肠外营养支持可以采用不同的方法,一般分为周围静脉法和中央静脉法两大类。

(1)周围静脉置管(peripheral venous catheter,PVC)即由四肢或头皮等浅表静脉置短导管(末梢静脉用胃肠外营养,PPN)或输液针后输入肠外营养制剂。常选择的穿刺部位是上肢远端静脉。PVC适合短期(10～14天)应用,主要是改善患者手术前后的营养状况,纠正营养不良。采用外周静脉穿刺的操作比中心静脉营养操作方便,并可在普通病房内实施。不适合经周围静脉输注的液体为:①含超过10%的葡萄糖和(或)含超过5%的蛋白质的肠外营养制剂;②pH值小于5或大于9的液体或药物;③渗透压超过500 mOsm/L的液体或药物。对这些液体应稀释后输注,但为了满足总的营养需要,故液体的体积较大。如果患者可耐受的液体总量超过2000 mL/d,那么短时间(不超过10天)给予PPN或PPN加EN是可行的。

(2)中心静脉置管(central venous catheter,CVC)主要包括直接经皮穿刺中心静脉置管和经外周穿刺置入中心静脉导管(peripherally inserted central catheter,PICC)。前者常选择的穿刺部位有锁骨下静脉、锁骨上静脉、颈内静脉、颈外静脉和股静脉,其中以经锁骨下静脉和颈内静脉穿刺最为常用,尤其是经锁骨下静脉穿刺;后者常选择的穿刺部位是肘窝的贵要静脉、肘正中静脉和头静脉。另外,还可采用隧道式中心静脉导管(tunneled central venous catheter,TCVC)、输液港(port)等输注途径。不管穿刺部位在哪里,导管的尖端均应达上腔静脉。

2.肠外营养制剂

绝大多数肠外营养制剂为静脉用制剂,仅个别维生素为肌内注射制剂。肠外营养制剂的成分包括:

(1)糖类。最常用的是葡萄糖,市售葡萄糖制剂有等渗(5%)和高渗(10%、25%、20%)两大类。静脉输入葡萄糖后具有促进胰岛素分泌和渗透性利尿的作用。因此,有些学者曾建议改用非葡萄糖的糖类,如山梨醇、木糖醇、果糖等。但实验研究证明,非葡萄糖的糖类并不理想,葡萄糖仍是最理想的糖类供给物质。

(2)脂肪。当前,我国可供静脉输入的脂肪乳剂有Intralipid(10%和20%)、Intralipos(10%～20%)、Infatmul(15%)等含55%亚油酸的大豆油乳剂,Liposyn(10%和20%)含78%亚油酸的红花油乳剂,以及由等量大豆油乳剂和红花油乳剂制成的LiposynⅡ(10%和20%)。

(3)含氮物质。目前,市售含氮制剂品种众多,但就其主要模式而言,大都模拟鸡蛋白或人乳蛋白的氨基酸组成。常用制剂含有必需氨基酸、半必需氨基酸和非必需氨基酸。近年来,还根据肾病、肝病的特点制成了适合肾衰竭和肝病患者使用的第三代产品,扩大了氨基酸的使用范围。适合肾衰竭患者使用的制剂含8种L型必需氨基酸,外加组氨酸;肝病患者使用的制剂富含支链氨基酸,同时减少了芳香族氨基酸的用量。

(4)电解质和微量元素。除氯化钠、碳酸氢钠、氯化钾、钙盐、硫酸镁外,尚无商品化的磷酸盐溶液,需院方自行配制。

(5)维生素。水溶性维生素的针剂可加入静脉输液中。静脉用脂溶性维生素针剂目前国内尚无生产。

第十节　食品安全与食源性疾病

【案例】

2005年6月5日,英国《星期日泰晤士报》报道,英国食品标准局在英国部分超市连锁店出售的鲑鱼体内检测到了"孔雀石绿"。英国食品标准局发布消息称,任何鱼类都不允许含有此类致癌物质,新发现的鲑鱼体内含有"孔雀石绿"这种化学物质是"不可接受的"。欧洲国家所有的食品安全机构也均对此发出了食品安全警报。2005年7月7日,中国农业部办公厅向全国各地下发了《关于组织查处"孔雀石绿"等禁用兽药的紧急通知》,在全国范围内严查违法经营、使用"孔雀石绿"的行为。然而,很多水产品养殖户仍然用"孔雀石绿"来预防鱼的水霉病、鳃霉病、小瓜虫病等;在运输过程中,为避免鱼鳞受损,延长鱼类的生命,不法商家也会使用"孔雀石绿"来保鲜。在部分鱼药商店,甚至公开售卖"孔雀石绿"。2005年11月,香港食物环境卫生署检查发现,部分鱼罐头、豆豉鲮鱼等食物被查出含有致癌物"孔雀石绿"。2007年4月,山东省日照市的一家养殖企业正式起诉台湾统一企业股份有限公司及其在山东青岛的独资企业——青岛统一饲料农牧有限公司生产的饲料产品中"孔雀石绿"超标。"孔雀石绿"是一种具有高毒性作用的药物,由于其对锌的溶解性较强,故可以引起水生动物急性锌中毒;能引起鱼类的鳃和皮肤上皮细胞轻度炎症,使肾管腔有轻度的扩张,肾小管壁细胞的细胞核扩大,还会影响鱼类肠道中的酶,使酶的分泌量减少,从而影响鱼的摄食及生长。研究发现,摄入"孔雀石绿"能引起动物的肝、肾、心脏、脾、肺、眼睛、皮肤等脏器和组织中毒。"孔雀石绿"一经使用会在养殖动物体内终生残留。虽然在后期的养殖过程中添加维生素和微量元素可以减少"孔雀石绿"的含量,但至今仍未发现完全消除"孔雀石绿"的方法。

问题讨论:

(1)你还知道哪些食品安全事件?

(2)请谈谈你对近几年食品安全事件的看法。

近年来,各种食品安全事件也在刺激着人们的神经。研究食品中可能存在的威胁人体健康的有害因素及其预防措施,提高食品卫生质量,保护食用者的安全关系到国家安全,关系到国计民生,关系到每个人的生命健康和家庭幸福。现代意义上的食品卫生学起源于19世纪的欧洲,当时为解决食品中微生物引起食品变质的问题而提出的"巴氏消毒法"的理论及应用具有里程碑般的意义。后来,随着商品经济的发展,不法商贩的食品掺假造假行为日益猖獗,西方国家先后颁布了各种食品卫生相关的法律,为现代食品卫生法制管理奠定了基础。未来食品安全方面的主要发展方向为:

(1)扩大研究新的食品污染因素,采用良好的生产工艺和危害分析关键控制点管理体系,提高各种监测分析方法的水平,加强食品安全管理与食品质量。

(2)进一步以危害性分析理论与方法和质量控制体系完善对各种食品污染物的安全性评价,制定标准。

(3)研究食物中毒的新病原物质,提高对食物中毒的科学管理水平。

(4)依据现代食品卫生监督管理最新理论和成就,不断制定和修订各项食品卫生技术规范并落实,进一步完善法律法规。

随着科学的进步、社会的发展和人们生活水平的不断提高,食品安全显得越来越重要。《中华人民共和国食品安全法》对我国食用农产品的质量安全标准、食品卫生标准、食品质量标准和有关食品行业标准中强制执行的标准等进行了整合及统一,形成了较完善的食品卫生法律体系和食品卫生监督管理体系。

食品安全在日益频繁的国际食品贸易中显示出了重要的地位。我国加入世界贸易组织后,食品安全和卫生已成为世界贸易组织的重要文件内容。在联合国粮农组织和世界卫生组织的积极支持和推动下,由危险性评估、危险管理和危险性交流组成的危险性分析技术在解决重大食品问题和制定食品卫生标准中得到了越来越多的应用。食品安全不仅关系到各国人民的健康,还会影响各国的经济发展、国际贸易、政治稳定等。

通过食物进入人体的,由各种致病因子引起的,通常具有感染或中毒性质的一类疾病被称为"食源性疾病"(food borne disease),其中食物中毒(food poisoning)较为常见。食物中毒是指摄入了含有生物性、化学性有毒有害物质的食品或把有毒有害物质当作食品摄入后所出现的非传染性(不属于传染病)急性、亚急性疾病。

食物中毒的发病特征包括:

(1)潜伏期短,多为集体暴发,病势急剧,很快形成高峰。

(2)中毒表现类似,大多为急性胃肠炎症状,即恶心、呕吐、腹痛、腹泻。

(3)发病与某种食物有明确的关系。

(4)人与人之间一般无直接传染,发病曲线呈突然上升又迅速下降的趋势,无传染病流行过后的余波。

食物中毒流行病学的特点包括:

(1)发病季节性特点:细菌性食物中毒主要发生在 5～10 月份,化学性食物中毒全年均可发生。

(2)中毒地区性特点:我国东南沿海多发生副溶血性弧菌食物中毒,新疆地区主要发生肉毒中毒,北方地区多发生霉变甘蔗和发酵米面中毒。

(3)食物中毒原因分布特点:微生物引起的食物中毒最常见,其次为化学性食物中毒。

(4)食物中毒病死率特点:病死率较低。

(5)食物中毒发生场所分布特点:集体食堂发生的食物中毒人数最多,饮食服务单位次之,家庭占第三位。

(6)引起食物中毒的食品种类分布特点:以动物性食品为主。

食源性疾病往往会因为食品受到污染而产生。食品污染是指食品原料在种养殖、加工、储存、运输和销售过程中某些有毒有害物质进入食品,或者食品本身成分发生各种变化,造成食品的营养价值和卫生质量降低的过程。其共同特点是由于污染引起食物产生或具备了有毒有害的性质,进而对人体健康造成急性或慢性危害。摄入污染的食品会导致食源性疾病。根据污染途径及污染物性质的不同,食品污染可分为生物性污染、化学性污染及物理性污染三种。

一、生物性食品污染

食品的生物性污染主要是指微生物污染、寄生虫污染、昆虫污染等。微生物污染主要由细菌及细菌毒素、真菌与真菌毒素以及病毒等所致。生物性污染的范围最广、危害最大,污染食品的寄生虫主要有蛔虫、绦虫、旋毛虫等。这些寄生虫一般都是通过患者、病畜的粪便污染水源、土壤,致使食品受到直接或间接的污染。昆虫污染主要由甲虫类、螨类以及蝇、蛆等所致。

(一)常见的食品污染细菌

1.致病菌

致病菌主要包括沙门菌、志贺菌、副溶血性弧菌、致病性大肠杆菌、肉毒梭菌、金黄色葡萄球菌等。致病菌主要来自患者、带菌者和病畜禽等。致病菌及其毒素可通过空气、土壤、水、食具、患者及其排泄物污染食品。

2.条件致病菌

在一定条件下,正常菌群与宿主之间、正常菌群之间的平衡关系被打破,使原来不致病的正常菌群中的细菌可能成为致病菌,这类细菌称为"条件致病菌",主要有大肠杆菌、葡萄球菌、链球菌、变形杆菌、蜡样芽孢杆菌等。

3.非致病菌

食品中的细菌绝大多数都是非致病菌,主要包括假单孢菌属、芽孢杆菌属、弧菌属、乳杆菌属等,其往往与食品的腐败变质有关,称为"腐败菌"。腐败菌对食品的污染程度是间接估测食品腐败变质可能性及评价食品卫生质量的重要指标。

(二)食品的细菌污染指标

1.菌落总数

菌落总数是指食品检样经过处理后,在一定条件下(如培养基成分、培养温度和时间、pH 值、需氧性质等)培养时所得 1 mL 或 1 g 检样中所含菌落的总数。该指标可观察食品中细菌的繁殖动态,主要作为判定食品被污染程度的标志及评价食品卫生质量的依据。

2.大肠菌群

大肠菌群是指在一定培养条件下能发酵乳糖、产酸产气的需氧和兼性厌氧革兰氏阴性无芽孢杆菌,包括肠杆菌科的埃希菌属、柠檬酸杆菌属、肠杆菌属和克雷伯菌属,以埃希菌属为主,多存在于温血动物粪便、人类经常活动的场所以及有粪便污染的地方。食品中大肠菌群的数量采用相当于每 100 g 或每 100 mL 食品的最可能数来表示,简称"大肠菌群最可能数"(most probable number,MPN)。通过初发酵、复发酵实验并检索 MPN 表可得到样品中大肠菌群的 MPN 值。大肠菌群数的高低可表明食品受到粪便污染的程度,间接反映了对人体健康危害性的大小。

(三)细菌性污染的预防

(1)防止污染。严格食品原料的选择,加强对食品生产、贮存、运输、销售过程中的卫生防护。防止细菌污染是保证食品卫生质量的关键。

(2)防止病原体繁殖以及毒素的产生。

(3)杀灭细菌及破坏毒素。食品在烹调加工的过程中应做到烧熟煮透,以彻底杀灭食品中的污染细菌。

(四)食品的真菌与真菌毒素的污染及预防

真菌与真菌毒素污染在食品污染中占有一定的比例,其中真菌毒素污染较为严重。真菌毒素是真菌在其所污染的食品中产生的有毒代谢产物,属于次级代谢产物。目前已知的产毒霉菌主要有曲霉菌属(黄曲霉、赭曲霉、杂色曲霉、寄生曲霉等)、青霉菌属(展青霉、黄绿青霉、扩张青霉等)、镰刀菌属(拟枝孢镰刀菌、三线镰刀菌、雪腐镰刀菌、串珠镰刀菌、禾谷镰刀菌等)以及其他菌属(绿色木霉、漆斑菌属、黑色葡萄状穗霉等)。

1.黄曲霉毒素

(1)黄曲霉毒素的特点。黄曲霉毒素是霉菌毒素中毒性最大、对人类健康危害极为突出的一类,目前已知有 20 余种,主要分黄曲霉毒素 B 族和 G 族两大类。黄曲霉毒素的毒性大小顺序为:黄曲霉毒素 B_1>黄曲霉毒素 M_1>黄曲霉毒素 G_1>黄曲霉毒素 B_2>黄曲霉毒素 M_2。其中,黄曲霉毒素 M_1 和黄曲霉毒素 M_2 主要存在于牛奶及奶粉中。黄曲霉毒素 B_1 主要存在于粮油食品中,其毒性及致癌性最强。黄曲霉毒素耐热,一般的烹调加工很难将其破坏,加热到280 ℃时发生裂解,毒性才会被破坏。

(2)对食品的污染特点。一般来说,我国长江以南地区的黄曲霉毒素污染要比北方地区严重,主要污染花生、花生油和玉米。对大米、小麦、面粉的污染较轻,豆类很少受到污染。在世界范围内,一般高温高湿地区(热带和亚热带地区)的黄曲霉毒素污染较重,尤其以对花生和玉米的污染较为严重。

(3)黄曲霉毒素的毒性特点。黄曲霉毒素有很强的急性毒性和明显的慢性毒性及致癌性。在急性毒性方面,黄曲霉毒素为剧毒物,其毒性为氰化钾的 10 倍;在慢性毒性方面,长期小剂量摄入黄曲霉毒素可造成慢性损害,主要表现是动物生长障碍,肝脏出现亚急性或慢性损伤;在致癌性方面,黄曲霉毒素可诱发多种癌症,有较高的致癌性。

(4)预防措施:

①食物防霉是预防食品被黄曲霉毒素污染的最根本措施。生产时要防虫、防倒伏;收获时要及时排除霉变;储存时要保持干燥通风。还应选用和培育抗霉的粮豆新品种。

②去除毒素,常用方法有挑选霉粒、碾轧加工、加水搓洗、加碱去毒、紫外线照射、氨气处理等。

③强化食品中黄曲霉毒素的限量标准。

2.展青霉素

展青霉素又称"展青霉毒素",主要由曲霉和青霉等真菌产生。展青霉素易溶于水、乙醇,微溶于乙醚、苯,不溶于石油醚;在酸性环境中非常稳定,在碱性条件下活性降低;具有不饱和内酯的某些特性,易与含巯基(—SH)的化合物反应。展青霉素主要污染水果及其制品,尤其是苹果、山楂、梨、苹果汁和山楂片等。展青霉素对人及动物均具有较强的毒性作用,猪是最易感的动物,主要表现为肾脏病变。展青霉素具有致畸性,可导致人体呼吸和泌尿等系统的损害。

3.镰刀菌毒素

镰刀菌毒素种类较多,与食品安全密切相关的主要有单端孢霉烯族化合物、玉米赤霉烯酮、伏马菌素、丁烯酸内酯等毒素。

(1)单端孢霉烯族化合物。单端孢霉烯族化合物是一类主要由镰刀菌的某些菌种所产生的生物活性和化学结构相似的有毒代谢产物。我国粮谷中常见的单端孢霉烯族化合物为脱氧雪腐镰刀菌烯醇(DON)和雪腐镰刀菌烯醇(NIV),前者又名"呕吐毒素",在烹调过程中不易被破坏,具有较强的细胞毒性、免疫抑制性、致畸作用、弱致癌性及急性毒性,可使人和动物产生呕吐(浓度在 $0.1 \sim 10$ mg/kg 时即可诱发动物呕吐),主要污染玉米、小麦、大麦、燕麦等谷类作物。

(2)玉米赤霉烯酮。玉米赤霉烯酮主要由禾谷镰刀菌、串珠镰刀菌等产生,是一类结构相似的二羟基苯酸内酯化合物,具有类雌激素作用,也可以作用于生殖系统。玉米赤霉烯酮主要污染玉米、小麦、大麦、燕麦和水稻等作物。

(3)伏马菌素。伏马菌素(FB)由串珠镰刀菌产生,是一类结构不同的多氢醇和丙三羧酸类双酯化合物,主要污染玉米及玉米制品。从伏马菌素中可分离出两种结构相似的有毒物质,分别被命名为"伏马菌素 B_1"和"伏马菌素 B_2",食物中以伏马菌素 B_1 为主。伏马菌素具有急性毒性和一定的致癌性。

二、化学性食品污染

化学性食品污染主要由有毒有害的化学物质污染引起。按照化学污染物的性质和来源的不同,化学性食品污染大体可分为四类:农药兽药残留污染、有毒重金属污染、食品容器和包装材料污染、其他常见化学毒物污染。

(一)农药

农药是指用于预防、消灭或者控制危害农业、林业的病、虫、草和其他有害生物,以及有目的地调节植物、昆虫生长的化学合成物,或者来源于生物、其他天然物质的一种物质或者几种物质的混合物及其制剂。食品中残留的农药常为有机氯农药、有机磷农药、氨基甲酸酯类农药、拟除虫菊酯类农药。有机氯农药较为稳定,在环境中不易分解,虽然已经被大部分国家禁用,但是之前排放的有机氯农药依然在环境中存在,在食品中往往会出现残留。有机磷农药、氨基甲酸酯类农药、拟除虫菊酯类农药为目前我国农业生产中使用量最大的有机杀虫剂。农药中毒往往会出现急、慢性中毒和致癌、致畸、致突变作用等危害。对农药中毒的预防措施包括:

(1)加强对农药生产和经营的管理。

(2)安全合理地使用农药。

(3)制定和严格执行食品中农药残留的限量标准。

(4)制定适合我国的农药政策。

(二)兽药、渔药

兽药是指用于预防、治疗和诊断动物疾病或者有目的地调节动物生理机能并规定作用、用途、用法、用量的物质(含药物饲料添加剂)。兽药残留是指食品动物用药后或长期喂养含药物饲料后,动物性食品中含有的某种兽药的原形或其代谢物以及与兽药有关的杂质的残留。其往往是由于不法商贩或生产者滥用防治疾病用药、违规使用添加剂、违规使用违禁药物造成的。食品中兽药、渔药残留可造成人体的急性、慢性中毒及"三致"(致癌、致畸、致突变)作用。某些抗菌药物还可引起人体的耐药性及过敏反应。常见的兽药残留问题包括盐酸克伦特罗("瘦肉精")中毒、己烯雌酚(雌激素)中毒、抗生素超标等。对兽药、渔药中毒的预防措施包括:

(1)严格落实兽药、渔药管理制度。

(2)加强对兽药、渔药流通环节及兽药、渔药使用者的监督管理。

(3)制定、完善和执行残留限量标准。

(4)加强对饲养企业和个人的安全宣传教育。

(5)严格打击不法企业和个人的违法行为。

(三)有毒金属元素

有毒金属(如铅、汞、铊等)或类金属元素可以通过食物和饮水途径进入人体引发中毒。另外,过量摄入某些金属元素也会引起一些疾病,如铬、锰、锌、铜等。

(四)其他有毒化合物

1.N-亚硝基化合物

N-亚硝基化合物是对动物具有较强致癌作用的一类化学物质,已得到研究的有300多种亚硝基化合物,其中90%具有致癌性。

2.多环芳烃化合物

多环芳烃化合物(PAH)是指有两个以上苯环以稠环形式相连的化合物,是有机化合物不完全燃烧和地球化学过程中产生的一类致癌物,目前已被鉴定出数百种,流行病学研究资料显示人类摄入多环芳烃化合物与胃癌的发生率具有相关性。

3.氯丙醇

食品中的氯丙醇主要来源于酸水解植物蛋白液,主要损害人体的肝、肾、神经系统和血液循环系统,并且具有生殖毒性及致癌性。

4.丙烯酰胺

丙烯酰胺主要由天冬氨酸与还原糖在高温下发生美拉德反应生成。高温加工的薯类和谷类等淀粉含量高的食品中丙烯酰胺的含量较高,并会随油炸时间的延长而明显升高。丙烯酰胺对人体的毒性主要有神经毒性、生殖毒性、遗传毒性及致癌性。因此,为避免丙烯酰胺的污染,应注意食品加工烹调方法,提倡科学的烹饪方法如煲、蒸、煮等,同时加强对食品中丙烯酰胺的监测。

5. 塑化剂

塑化剂(增塑剂)是一种高分子材料助剂,属于环境雌激素中的酞酸酯类,其种类繁多。塑化剂进入人体后会产生类似雌激素的作用,影响生殖系统,并引发癌症。

三、物理性食品污染

食品的物理性污染来源复杂,种类繁多,已成为威胁人类健康的重要食品安全问题之一。根据污染物的性质,可将物理性污染分为放射性污染和杂物污染两类。

1. 食品的放射性污染

食品的放射性污染物分为天然放射性污染物和人工放射性污染物两类,其中天然放射性污染物占主要地位。天然放射性本底是指自然界本身固有的,未受人类活动影响的电离辐射水平,主要来源于宇宙射线和环境中的放射性核素。由于生物体及其所处的外环境之间存在固有的物质交换过程,故在绝大多数动植物性食品中都不同程度地含有天然放射性物质,即食品的放射性本底。

食品放射性污染对人体的危害主要是由于摄入污染食品后放射性物质对人体内各种组织、器官和细胞产生的低剂量长期内照射效应,主要表现为对免疫系统、生殖系统的损伤和致癌、致畸、致突变作用。对食品放射性污染的预防措施包括:

(1)加强对放射性污染源的卫生防护和经常性的卫生监督。

(2)各级各类食品卫生监督部门应定期进行食品卫生监测。

(3)严格执行国家卫生标准,使食品中放射性物质的含量控制在允许的范围之内。

2. 食品的杂物污染

食品的杂物污染主要是指食品产、储、运、销过程中的污染和食品的掺杂掺假。近年来,食品杂物污染事件频发,引起了人们的高度关注。食品杂物污染的防治措施主要是加强监督管理,改进加工工艺和检验方法,严格执行食品卫生标准,严厉打击食品掺杂掺假行为等。

四、有毒动植物性食物中毒

有毒动植物性食物中毒是指一些动植物本身含有某种天然有毒成分,或由于贮存条件不当形成了某种有毒物质,被人食用后引起的中毒。

(一)河豚中毒

1. 有毒成分

河豚的有毒成分为河豚毒素,存在于鱼体的多个部位,以卵巢最甚,肝脏次之,新鲜洗净的鱼肉一般不含毒素,但有个别品种的河豚肉也具有毒性。每年春季2~5月是河豚的生殖产卵期,此时的河豚含毒素最多,所以在春季易发生河豚中毒。

2. 中毒机制

河豚毒素主要作用于神经系统,阻断神经肌肉间的冲动传导,使神经末梢和中枢神经发生麻痹,同时引起外周血管扩张,使血压急剧下降,最后出现呼吸中枢和心跳中枢麻痹而导致死亡。

3. 临床表现与急救治疗

河豚中毒的特点为发病急速而剧烈,一般食后 10 min~5 h 即发病。患者可表现出全身不适,胃肠道症状,口唇、舌尖、手指末端刺痛发麻、感觉消失、麻痹,四肢肌肉麻痹,运动障碍,身体失去平衡,全身呈瘫痪状态。另外,可有语言不清、瞳孔散大、血压和体温下降等。中毒者通常在 4~6 h 内死于呼吸麻痹和循环衰竭,死亡率高达 40%~60%。治疗以催吐、洗胃和泻下为主,配合对症治疗,目前无特效解毒药。

4.预防措施

(1)河豚毒素耐热,一般的家庭烹饪方法难以将毒素去除,建议家庭勿食用河豚。

(2)教育群众学会识别河豚,并学习有关河豚中毒的知识。

(3)如捕获河豚应尽快上缴集中处理,不要出售。

(二)毒蕈中毒

在目前我国已鉴定的蕈类中,可食用蕈类近 300 种,有毒蕈类约 100 种,其毒素成分复杂。

1.有毒成分和临床表现

一般根据毒素种类和中毒表现,大致可将毒蕈中毒分为胃肠毒型,神经、精神型,溶血型,脏器毒害型和光过敏性皮炎型等几类,不同类别的临床表现差异较大。

2.急救治疗原则

要及时采取催吐、洗胃、导泻、灌肠等措施。误食毒蕈后 10 h 内应用1∶4000的高锰酸钾溶液大量、反复地洗胃。因患者肝脏受损,故不宜使用二巯丙醇治疗,一般常用二巯基丙磺酸钠进行治疗。

3.预防措施

(1)加强宣传毒蕈中毒的危险性和毒蕈中毒的知识。

(2)切勿采摘色彩鲜艳且自己不认识的蕈类食用。

(3)提高鉴别毒蕈的能力,以鉴别出有毒的蕈类。

(4)熟悉和掌握各种毒蕈的形态特征及内部结构,防止误食中毒。

第五章　职业环境与健康

劳动是人类生存和发展的必要手段,劳动与健康本质上是相辅相成、互相促进的。良好的劳动条件可以促进健康。但是,不良的劳动条件可导致健康损害,其至危及生命。职业对健康的影响是环境与相关遗传因素交互作用的结果。劳动条件包括:

(1)生产过程,其随生产技术、机器设备、使用材料和工艺流程的变化而改变。

(2)劳动过程,其涉及针对生产工艺流程的劳动组织、生产设备布局、作业者操作体位和劳动方式,以及脑力劳动和体力劳动的比例等。

(3)职业环境,这是指作业场所环境,包括按工艺过程建立的室内作业环境和周围大气环境,以及户外作业的大自然环境。

中华人民共和国成立以来,我国在"预防为主"的卫生工作方针的指导下,颁布了一系列职业卫生与职业安全法律、法规、部令、规章和标准,成立了各级职业病防治和劳动保护机构,形成了较健全的职业病防治网络,并建立了职业卫生与职业安全监督管理制度,职业病防治工作取得了丰硕的成果。

随着经济和技术的快速发展以及全球经济一体化的影响,职业人群数量在增加,职业岗位不断细分,就业者的流动性也在增加,许多产业在全球或不同地区间不断转移,新材料、新技术、新工艺、新设备不断出现,工作条件、用工制度、雇佣模式不断变化,如何有效地保护劳动者的健康和安全面临着许多新的问题。一些地方和部门片面追求经济增长,以牺牲劳动者健康为代价,逃避职业卫生监管,致使职业性有害因素未被有效控制,职业人群健康受到了损害,严重的职业危害事件时有发生。职业性有害因素对职业人群的健康威胁是我国当前以及今后相当长时期内非常重要的公共卫生问题,也是影响社会安定与和谐的重要因素。

第一节　职业性有害因素与职业性健康损害

一、职业性有害因素

在职业环境中产生和(或)存在的各种可能危害职业人群健康和影响劳动能力的不良因素统称为"职业性有害因素"(occupational hazards),能够引起职业病的职业性有害因素又称为"职业病危害因素"。职业性有害因素按其来源可分为以下几类:

(一)生产工艺过程中产生的有害因素

生产工艺过程中产生的职业性有害因素与生产工艺有关,按其性质可分为三类:

1. 化学因素

在生产中接触到的原料、中间产品、产品、副产品和生产过程中的废气、废水和废渣中的化学毒物可对健康产生危害。化学性毒物以粉尘、烟尘、雾、蒸气或气体的形态散布于车间空气中,主要经呼吸道进入体内,还可以经皮肤、消化道进入体内。

常见的化学性有害因素包括生产性毒物和生产性粉尘。生产性毒物主要包括金属及类金属如铅、汞、砷、锰等;有机溶剂如苯及苯系物、二氯乙烷、正己烷、二硫化碳等;刺激性气体如氯、氨、氮氧化物、光气、氟化氢、二氧化硫等;窒息性气体如一氧化碳、硫化氢、氰化氢、甲烷等;苯的氨基和硝基化合物如苯胺、硝基苯、三硝基甲苯、联苯胺等;高分子化合物如氯乙烯、氯丁二烯、丙烯腈、二异氰酸甲苯酯及含氟塑料等;农药如有机磷农药、有机氯农药、拟除虫菊酯类农药等。生产性粉尘主要包括硅尘、煤尘、石棉尘、水泥尘及各种有机粉尘等。

2. 物理因素

物理因素是生产环境的构成要素之一,不良的物理因素包括:异常气象条件(如高温、高湿、低温、高气压、低气压);噪声、振动、非电离辐射(如可见光、红外线、紫外辐射、红外线、射频辐射、激光等);电离辐射(如 X 射线、γ 射线、β 粒子等)等。还有其他可对人体产生危害的物理因素,如减压过程所造成的机械压迫和血管内空气栓塞而引起的减压病;在海拔 2500 m 以上的高原作业可引起高原病;等等。

3. 生物因素

生物因素是指生产原料和作业环境中存在的致病微生物或寄生虫,如炭疽杆菌、真菌孢子(吸入霉变草粉尘所致的外源性过敏性肺泡炎)、森林脑炎病毒,以及生物病原体对相关人员的职业性传染等,如从事畜牧、皮革、毛纺业感染炭疽杆菌引起职业性炭疽;森林作业可感染森林脑炎病毒引起职业性森林脑炎;牧民、兽医可因接触病畜而引起布氏杆菌病;医疗人员及警察因职业因素导致的艾滋病;野外作业者患的莱姆病;等等。

(二)劳动过程中的有害因素

劳动过程中存在的职业性有害因素与组织劳动的方式、劳动条件以及劳动者的个体特征有关,主要包括两方面:

1. 职业紧张因素

职业紧张(occupational stress)是在某种职业条件下,工作需求超过个体应对能力而产生的生理和心理压力。随着经济的发展和现代技术的应用,工作节奏加快,竞争激烈,职业紧张已成为职业人群重要的健康问题之一。以下是常见的职业紧张因素:

(1)劳动组织不合理:如劳动作息制度不合理(轮班作业、过度加班加点),工作任务(数量和质量)超重,任务冲突(同时接受多个任务),工作进度(如流水作业)不合理,工作重复,安排的作业与生理状况不相适应,工作属性与劳动者的能力不适应(知识和技能不足或者大材小用等)。

(2)人际关系和组织关系:如员工之间的关系不和谐,上下级之间的关系不和谐,领导作风败坏,员工适时培训不良,工作变动(如失业、解雇),福利待遇差等。

(3)不良的工作条件:如照明不足,工作空间拥挤,卫生状况差,有噪声、空气污染等有害因素的存在。

职业紧张因素长期过度作用于人体可引起紧张反应。紧张反应包括心理反应(如抑郁、焦虑)、生理反应(如血压升高)及行为表现(如敌对行为、自杀)等。职业紧张因素是导致部分职业人群常见疾病发病率、工伤事故发生率及"过劳死"发生率升高的主要原因。

2. 工效学因素

工效学(ergonomics)是以人为中心,研究人、机器设备和环境之间的相互关系的科学,目的是实现人在生产劳动及其他活动中的健康、安全、舒适,同时提高工作效率。工效学涉及劳动者、机器设备和工作环境三者之间彼此协调配合的关系。劳动工具与机器设备(如显示器、控制器)的设计和选用、劳动组织与布局、仪器操作等均应符合工效学中"以人为中心"的原则,尽可能地适合人体解剖和生理作用特点。如果劳动工具与机器设备设计、设置不科学,工作中不能合理用力(如静力作业),活动范围受限或者长时间处于某种不良体位等,均可导致工作人员个别器官或系统过度紧张,对机体造成损伤。如劳动过程中的强迫体位可引起下背痛、扁平足、下肢静脉曲张、脊柱变形等,运动器官过度紧张可能引起肩周炎、滑囊炎、神经肌痛、肌肉痉挛等,视觉器官过于紧张可能引起视力障碍等。

(三)生产环境中存在的有害因素

1.厂房建筑布局不合理

如将有害工序、工种和无害工序、工种等安排在同一个车间内;工作场所缺乏卫生防护设施,如产生尘、毒的工作地点无除尘、排毒设施等。

2.自然环境中的有害因素

如炎热季节的太阳辐射、冬季的低温等。

3.不合理生产过程所致环境污染

如氯气回收、精制、液化岗位产生的氯气泄露,有时可造成周围 10～20 m 内环境的污染。

在实际生产过程和职业环境中,上述几方面职业性有害因素往往不是单一存在,可能会同时存在多种职业性有害因素,且相互作用和影响,产生联合作用,增加了对劳动者健康影响的复杂性。因此,对职业性有害因素的研究及控制应全面,以切实保障劳动者的健康。

二、职业性健康损害

(一)职业性有害因素的致病条件

劳动者接触职业性有害因素时不一定发生职业性损害。劳动者个体对职业性有害因素的反应除取决于有害因素的性质外,还与作用条件及影响因素有关。

作用条件包括:①接触机会:如在生产过程中,劳动者是否能接触到某些有害因素及接触的频度如何;②接触方式:即劳动者以什么方式接触职业性有害因素,其进入人体的途径及影响吸收的因素是什么;③接触剂量(或强度):接触剂量往往是接触浓度或强度与接触时间或接触频率的乘积。在无法估计接触浓度时,也可用接触时间粗略估计有害因素作用于人体的水平。

影响因素包括:①环境因素:环境中气温、气湿、气流等气象因素同时接触其他职业性有害因素的情况;②个体易感性:劳动者的遗传因素、年龄、性别、健康状态、营养状况等;③行为生活方式:工作人员是否有吸烟、酗酒、缺乏锻炼、过度紧张、不合理饮食及不注意个人防护等不良个人行为。后两种因素又称为职业性损害的个体危险因素(host risk factor)。

(二)职业性有害因素对健康的影响

职业性有害因素对劳动者健康可能产生的危害包括职业病、工作有关疾病(work-related disease)和职业性外伤(occupational injury)三大类。

1.职业病

职业病是指职业性有害因素作用于人体的强度与时间超过一定限度,人体不能代偿其所造成的功能性或器质性病理改变,从而出现相应的临床征象,影响劳动能力的一类疾病。2017 年 11 月 4 日修正的《中华人民共和国职业病防治法》中,职业病被定义为:"企业、事业单位和个体经济组织等用人单位的劳动者在职业活动中,因接触粉尘、放射性物质和其他有毒、有害因素而引起的疾病。"职业病的分类和目录由国务院卫生行政部门会同国务院安全生产监督管理部门、劳动保障行政部门制定、调整并公布。确定为法定职业病的患者依法享有国家规定的职业病待遇,不在法定职业病目录内的,不能享有职业病待遇。

根据《中华人民共和国职业病防治法》的有关规定,国家卫生计生委、国家安全监管总局、人力资源社会保障部和全国总工会联合组织对我国职业病的分类和目录进行了调整。新印发的《职业病分类和目录》(国卫疾控发〔2013〕48号)于2013年12月23日公布,将法定职业病分为10类132种,如表5-1所示。

表5-1   我国法定职业病的分类与名单

序号	种类	数量	职业病名单
1	尘肺病	13	1.硅肺;2.煤工尘肺;3.石墨尘肺;4.炭黑尘肺;5.石棉肺;6.滑石尘肺;7.水泥尘肺;8.云母尘肺;9.陶工尘肺;10.铝尘肺;11.电焊工尘肺;12.铸工尘肺;13.根据《尘肺病诊断标准》和《尘肺病理诊断标准》可以诊断的其他尘肺病
	其他呼吸系统疾病	6	1.过敏性肺炎;2.棉尘病;3.哮喘;4.金属及其化合物粉尘肺沉着病(锡、铁、锑、钡及其化合物等);5.刺激性化学物所致慢性阻塞性肺疾病;6.硬金属肺病
2	职业性皮肤病	9	1.接触性皮炎;2.光接触性皮炎;3.电光性皮炎;4.黑变病;5.痤疮;6.溃疡;7.化学性皮肤灼伤;8.白斑;9.根据《职业性皮肤病的诊断总则》可以诊断的其他职业性皮肤病
3	职业性眼病	3	1.化学性眼部灼伤;2.电光性眼炎;3.白内障(含辐射性白内障、三硝基甲苯白内障)
4	职业性耳鼻喉口腔疾病	4	1.噪声聋;2.铬鼻病;3.牙酸蚀病;4.爆震聋
5	职业性化学中毒	60	1.铅及其化合物中毒(不包括四乙基铅);2.汞及其化合物中毒;3.锰及其化合物中毒;4.镉及其化合物中毒;5.铍病;6.铊及其化合物中毒;7.钡及其化合物中毒;8.钒及其化合物中毒;9.磷及其化合物中毒;10.砷及其化合物中毒;11.铀及其化合物中毒;12.砷化氢中毒;13.氯气中毒;14.二氧化硫中毒;15.光气中毒;16.氨中毒;17.偏二甲基肼中毒;18.氮氧化合物中毒;19.一氧化碳中毒;20.二硫化碳中毒;21.硫化氢中毒;22.磷化氢、磷化锌、磷化铝中毒;23.氟及其无机化合物中毒;24.氰及腈类化合物中毒25.四乙基铅中毒;26.有机锡中毒;27.羰基镍中毒;28.苯中毒;29.甲苯中毒;30.二甲苯中毒;31.正己烷中毒;32.汽油中毒;33.一甲胺中毒;34.有机氟聚合物单体及其热裂解物中毒;35.二氯乙烷中毒;36.四氯化碳中毒;37.氯乙烯中毒;38.三氯乙烯中毒;39.氯丙烯中毒;40.氯丁二烯中毒;41.苯的氨基及硝基化合物(不包括三硝基甲苯)中毒;42.三硝基甲苯中毒;43.甲醇中毒;44.酚中毒;45.五氯酚(钠)中毒;46.甲醛中毒;47.硫酸二甲酯中毒;48.丙烯酰胺中毒;49.二甲基甲酰胺中毒;50.有机磷中毒;51.氨基甲酸酯类中毒;52.杀虫脒中毒;53.溴甲烷中毒;54.拟除虫菊酯类中毒;55.铟及其化合物中毒;56.溴丙烷中毒;57.碘甲烷中毒;58.氯乙酸中毒;59.环氧乙烷中毒;60.上述条目未提及的与职业有害因素接触之间存在直接因果联系的其他化学中毒
6	物理因素所致职业病	7	1.中暑;2.减压病;3.高原病;4.航空病;5.手臂振动病;6.激光所致眼(角膜、晶状体、视网膜)损伤;7.冻伤

续表

序号	种类	数量	职业病名单
7	职业性放射性疾病	11	1.外照射急性放射病;2.外照射亚急性放射病;3.外照射慢性放射病;4.内照射放射病;5.放射性皮肤疾病;6.放射性肿瘤(含矿工高氡暴露所致肺癌);7.放射性骨损伤;8.放射性甲状腺疾病;9.放射性腺病;10.放射复合伤;11.根据《职业性放射性疾病诊断标准(总则)》可以诊断的其他放射性损伤
8	职业性传染病	5	1.炭疽;2.森林脑炎;3.布鲁杆菌病;4.艾滋病(限于医疗卫生人员及人民警察);5.莱姆病
9	职业性肿瘤	11	1.石棉所致肺癌、间皮瘤;2.联苯胺所致膀胱癌;3.苯所致白血病;4.氯甲醚、双氯甲醚所致肺癌;5.砷及其化合物所致肺癌、皮肤癌;6.氯乙烯所致肝血管肉瘤;7.焦炉逸散物所致肺癌;8.六价铬化合物所致肺癌;9.毛沸石所致肺癌、胸膜间皮瘤;10.煤焦油、煤焦油沥青、石油沥青所致皮肤癌;11.β-萘胺所致膀胱癌
10	其他职业病	3	1.金属烟热;2.滑囊炎(限于井下工人);3.股静脉血栓综合征、股动脉闭塞症或淋巴管闭塞症(限于刮研作业人员)

劳动者所接触的职业性有害因素种类繁多,所以职业病涉及机体的各系统,临床表现形式多样,但职业病具有以下共同特点:

(1)病因有特异性。只有在接触职业性有害因素后才可能患职业病。在诊断职业病时必须有职业史、职业性有害因素接触的调查,以及现场调查的证据,才可明确具体接触的职业性有害因素。在控制与这些因素的接触后可以降低职业病的发生和发展。

(2)病因大多可以检测。由于职业因素明确,而发生的健康损害一般与接触水平有关,通过对职业性有害因素的接触评估,可评价工人的接触水平,并且在一定范围内判定存在剂量-反应关系。

(3)不同接触人群的发病特征不同。在不同职业性有害因素的接触人群中,常有不同的发病集丛(cluster)。由于接触情况和个体差异的不同,可造成不同接触人群的发病特征不同。

(4)早期诊断、合理处理预后较好,但仅限于治疗患者,无助于保护仍在接触人群的健康。

(5)大多数职业病目前尚缺乏特效治疗手段,如硅肺患者的肺组织纤维化现在仍是不可逆转的,应加强保护人群健康的预防措施。只有采用有效的防尘措施,依法实施职业卫生监督管理,加强个人防护和健康教育,才能减少、消除硅肺的发生发展。

职业病的诊断是一项政策性和科学性很强的工作,它涉及职业人群的职业卫生保护及待遇的落实,同时又关系到国家或企业的利益。因此,对职业病的诊断必须持严肃认真的态度,遵循科学、公正、及时、便民的原则,收集准确可靠的资料进行综合分析,根据国家颁布的职业病诊断标准及有关规定进行诊断,力求诊断准确,防止漏诊、误诊或冒诊。

由于存在用工制度的多样性和劳动力的流动性,以及职业病患者临床表现复杂、缺乏特异性等原因,故职业病误诊情况时有发生。职业病患者的首诊医院往往是不具备职业病诊断资质的医院,临床医生对疑似职业病患者应详细询问职业史,并注意和其他疾病鉴别。为明确诊断,可建议患者到当地职业病防治机构做针对性的实验室检查,或者请职业病诊断机构的医生会诊。疑似患者应建议到有职业病诊断资质的机构进一步诊断、治疗和处理。

根据《中华人民共和国职业病防治法》和《职业病诊断与鉴定管理办法》,职业病的诊断应当由省级卫生行政部门批准的医疗卫生机构承担,并由 3 名以上取得职业病诊断资格的执业医师进行集体诊断。作出诊断后必须向当事人出具职业病诊断证明书,并按规定向所在地区卫生行政部门报告。劳动者可以在用人单位所在地、本人户籍所在地或者经常居住地依法承担职业病诊断的医疗卫生机构进行职业病诊断。当事人对职业病诊断结果有异议的,可以向作出诊断的医疗卫生机构所在地的地方人民政府卫生行政部门申请鉴定。

职业病的诊断应具备充分的资料,包括患者的职业史、职业病危害接触史和工作场所职业病危害因素情况、临床表现以及辅助检查结果等,并排除非职业因素所致的类似疾病,综合分析,方可作出合理的诊断。职业病诊断的考虑因素如下:

(1)职业史。职业史是职业病诊断的重要前提,应详细询问患者的职业史,包括现职工种、工龄、接触职业性有害因素的种类、生产工艺、操作方法、防护措施,以及既往工作经历,包括部队服役史、再就业史、兼职史等,以初步判断患者接触职业性有害因素的可能性和严重程度。

(2)现场调查。现场调查是诊断职业病的重要依据,应深入作业现场,进一步了解患者所在岗位的生产工艺过程、劳动过程,职业性有害因素的强度、预防措施,同一或相似接触条件下的其他作业人员有无类似发病情况等,进一步判断患者在该条件下发生职业病的可能性。

(3)症状与体征。职业病的临床表现复杂多样,同一职业性有害因素在不同致病条件下可导致性质和程度截然不同的临床表现,不同职业性有害因素又可引起同一症状或体征,非职业因素也可导致与职业因素损害完全相同或相似的临床症状和体征。因此,在临床资料收集与分析时,既要注意不同职业病的共同点,又要考虑各种特殊的和非典型的临床表现。不仅要排除其他职业性有害因素所致类似疾病,还要考虑职业病与非职业病的鉴别诊断。一般来说,急性职业中毒因果关系较明确,而慢性职业中毒的因果关系有时难以确立。诊断分析时应注意其临床表现与所接触职业性有害因素的毒作用性质是否相符,职业病的程度与其接触强度是否相符,尤应注意各种症状体征发生的时间顺序及与接触职业性有害因素的关系。

(4)实验室检查。实验室检查对职业病的诊断具有重要意义。生物标志物(biomarker)主要有三类,包括接触生物标志物(exposure biomarker)、效应生物标志物(effect biomarker)和易感性生物标志物(susceptibility biomarker)。接触生物标志物指机体内可测量的外源性物质,以及其代谢产物、外源性物质或其代谢产物与靶分子或靶细胞相互作用的产物,如铅作业工人的尿铅、血铅、尿酚、尿甲基马尿酸均可作为铅的暴露标志物,焦炉作业工人尿中羟基芘和血浆中的白蛋白加合物等均可作为多环芳烃的暴露标志物。效应生物标志物指机体内可测量的生化、生理、行为或其他改变,这些改变可引起确定的或潜在的健康损害或疾病,包括:①反映毒性作用的指标,如铅中毒者检测尿 δ-氨基-γ-酮戊酸(δ-ALA),有机磷农药中毒者检测血液胆碱酯酶活性等效应生物标志物;②反映职业性有害因素所致组织器官病损的指标,包括血、尿常规检测及肝、肾功能试验等,例如镉致肾小管损伤可测定尿低分子蛋白(β_2-微球蛋白)以及其他相关指标。易感性生物标志物指能使个体易受职业性有害因素影响的个体特征,主要为一些关键的代谢酶和 DNA 损伤修复基因。基因多态性常作为易感性生物标志物,如 *AhR* 基因 1661 位点的 A/A 和 G/A、*ERCC2* 基因的单核苷酸多态性 rs50871 和 rs50872 等。

对上述各项诊断原则,要全面、综合地分析,才能作出切合实际的诊断。对有些暂时不能明确诊断的患者,应先作对症处理并动态观察,逐步深化认识,再作出正确的诊断,否则可能引起误诊误治,如将铅中毒所致急性腹绞痛误诊为急性阑尾炎而行阑尾切除术等。导致误诊误治的原因很多,主要是供诊断分析用的资料不全,尤其是忽视了职业史及对现场调查资料的收集。

对职业病患者的处理主要有两个方面:一是对患者进行及时有效的治疗,大多数职业病没有特效治疗办法,一般采取综合性的治疗措施,包括病因治疗、对症治疗和支持疗法;二是根据患者健康可能恢复的程度作出相应的劳动能力鉴定,建议其继续休息(如Ⅱ期、Ⅲ期硅肺)、调离原工作岗位(如放射性疾病)或不调离原工作岗位(如轻度中毒),并根据定期复查结果及时作出新的鉴定。

按照《中华人民共和国职业病防治法》的要求,要落实职业病患者应享有的各种待遇。用人单位应当按照国家有关规定安排职业病患者进行治疗、康复和定期检查。职业病患者的诊疗、康复费用,伤残及丧失劳动能力的职业病患者的社会保障要按照有关工伤保险的规定执行;依照有关民事法律尚有获得赔偿权利的,有权向用人单位提出赔偿要求;对不适宜继续从事原工作的职业病患者,用人单位应将其调离原工作岗位并妥善安置,职业病患者变动工作单位后依法享有的待遇不变。

2. 工作有关疾病

工作有关疾病是一类与多因素相关的疾病,在职业活动中,由于职业性有害因素等多种因素的作用,或导致劳动者罹患某种疾病,或潜在疾病显露,或原有疾病加重,这些疾病统称为"工作有关疾病",又称"职业性多发病"。

(1)工作有关疾病的特点包括:

①工作有关疾病的病因往往是多因素的,职业性有害因素是该病发病的诸多因素之一,但不是直接病因,也不是唯一因素。除职业性有害因素以外,社会心理因素、个人行为和生活方式在工作有关疾病的发病过程中均起一定作用。

②由于职业性有害因素的影响,促使潜在疾病暴露或病情加重。

③通过控制职业性有害因素和改善工作环境,可减少工作有关疾病的发生,使原有疾病缓解。但是,要想预防工作有关疾病的话,除控制或改善职业环境之外,还应注意其他致病因素的控制或消除,如改变个人行为和生活方式等。

④工作有关疾病不属于我国法定的职业病范围,不能享有职业病的劳保待遇。工作有关疾病较职业病更为常见,患者常因缺勤或部分丧失劳动能力而造成经济上的损失,对劳动者和用人单位影响较大。

(2)常见的工作有关疾病包括:

①慢性呼吸系统疾病,如慢性支气管炎、肺气肿或支气管哮喘等,该类病在粉尘作业工人及经常接触刺激性气体的工人中发病率较高。吸烟、反复感染、作业场所空气污染和不良的气象条件常成为此类疾病的病因或诱发因素。

②骨骼及软组织损伤,如腰背痛、肩颈痛等,主要由外伤、提重或负重、不良体位及不良气象条件等因素引起,在建筑、煤矿、搬运工人中较为常见。腰背痛常表现为急性腰扭伤、慢性腰痛、腰肌劳损、韧带损伤和腰椎间盘突出等。

③心血管疾病。长期接触噪声、振动和高温会导致高血压的发生,过量接触铅、镉等有害因素也能使肾脏受损而引起继发性高血压。高度精神紧张的作业、噪声及寒冷均可诱发心脏病。职业接触二硫化碳、一氧化碳、氯甲烷等化学物质能影响血脂代谢、血管舒缩及血液携氧等功能,导致冠心病发病率及病死率的升高。

④生殖功能紊乱。经常接触铅、汞、砷及二硫化碳等职业危害因素的女性,月经紊乱、早产及流产的发病率会升高。

⑤消化道疾病。某些职业因素可影响胃及十二指肠溃疡的发生与发展,如高温作业工人由于出汗过多、电解质丢失,导致消化不良及溃疡病发病率升高。又如重体力劳动者和精神高度紧张的脑力劳动者,若吸烟或酗酒则均可出现溃疡病多发。

⑥行为身心病。工作场所和家庭环境是不良社会-心理因素的重要来源,行为身心病是指社会-心理因素在疾病的发生和病程演变中起主导作用的疾病,包括紧张性头痛、眩晕发作、反应性精

神病及类神经征等。

此外,有些作用轻微的职业性有害因素虽然有时不至于引起病理损害,但可引起一些体表改变,如胼胝、皮肤色素增加等,这些改变尚在生理范围之内,可视为机体的一种代偿性或适应性变化,常称为"职业特征"(occupational stigma)。

3. 职业性外伤

职业性外伤又称"工伤",是指劳动者在劳动过程中由于外部因素直接作用而引起机体组织的突发性意外损伤,轻者会导致误工、缺勤,暂时丧失劳动能力,重者会致伤、致残甚至致死。

导致工伤的原因有客观因素,也有主观因素,主要包括:生产设备本身有缺陷,防护设备缺乏或不全;劳动组织不合理,生产管理不善;安全管理制度不严,操作不规范,对工人的技术指导及安全教育不够,个人防护用品缺乏或不使用;工人的健康状况、心理素质或应变能力较差,不适合特定的工作岗位;生产环境状况差,如布局不合理,操作现场过于拥挤,照明较差,微小气候不良以及有尘、毒、噪声的存在等。

三、职业病的预防与控制

职业病病因明确,是完全可以预防的疾病,应遵循三级预防的原则。第一级预防亦称"病因预防",即从根本上消除和控制职业性有害因素,使劳动者不接触职业性有害因素,或接触水平低于国家职业卫生标准,方法是改革工艺、改进生产过程、制定职业接触限值、使用防护用品等。第一级预防是预防职业病的根本。第二级预防又称"临床前期预防",当第一级预防措施未能完全达到要求,职业性有害因素开始损害劳动者健康时,应采取早发现、早诊断、早治疗的预防措施,防止职业性损害的进一步发展,争取得到好的治疗效果,如开展职工的健康监护工作等。第三级预防又称"临床预防",目的是使确诊的职业病患者得到及时、合理的治疗,防止病情恶化和出现并发症与继发症,防止病残,促进康复,延长寿命。职业病的预防和控制应在三级预防原则的指导下采取综合性的预防措施。

(一)组织措施

地方政府及用人单位在引进工业项目、追求经济增长的过程中应树立"经济发展与职工安全卫生同步发展"的观念,保障职工的合法权益,及时申报可能产生职业病危害的项目,并自觉接受和配合相关部门的职业卫生监督工作。

用人单位应当建立、健全职业病防治责任制,加强对职业病防治的管理,提高职业病防治水平,对本单位产生的职业病危害承担责任。用人单位必须依法参加工伤保险,确保劳动者依法享受工伤保险待遇,为劳动者创造符合国家职业卫生标准和卫生要求的工作环境与条件,并采取措施保障劳动者获得职业卫生保护(如提供个人防护用品等)。

用人单位应对接触职业病危害因素的劳动者进行适时培训,尤其是新上岗的工人(包括临时工、合同工)。培训内容应包括安全操作技能、职业有害因素防护知识(如劳保器材的正确使用及突发事故的应对等)和劳动安全有关的规章制度等,强化工人的劳动安全及职业卫生意识。在引进新技术、新工艺、新设备、新材料的同时,应适时对劳动者进行培训,预防职业危害的发生。

用人单位应合理组织和安排劳动过程,根据有关的法律法规和单位的实际情况,建立合理的劳动制度。如为了预防高温作业环境下中暑的发生,用人单位应根据当地气候特点,适当制定夏季高温作业劳动和休息制度,尽可能缩短劳动持续时间,增加工作休息次数,延长工休,特别是午休时间等。

（二）加强职业卫生监督管理

职业卫生监督是依法对职业病防治工作进行管理的重要手段。地方政府安全生产监督管理部门、卫生行政部门、人力资源与社会保障部门依据各自职责,负责本行政区域内职业病防治的监督管理工作。各部门应加强沟通,密切配合,依据职业病防治法律、法规、国家职业卫生标准和卫生要求,按照各自的职责分工,依法行使职权,承担责任。

职业卫生监督涉及多个方面,从生产项目建立起始阶段的建设项目职业病危害分类管理、职业病危害项目申报管理到劳动过程中的防护与管理、职业健康监护管理、职业病诊断与鉴定管理、职业病危害事故调查处理及职业卫生技术服务机构管理等。职业卫生的监督对象目前主要是存在职业性有害因素的用人单位。职业卫生监督按实施的阶段可分为预防性卫生监督和经常性卫生监督两大项。

1. 预防性卫生监督

预防性卫生监督属于预测和控制职业危害的前瞻性监督,涉及所有生产设施的新建、改建、扩建以及技术改造和技术引进项目,要求职业卫生设施必须与主体工程同时设计、同时施工、同时验收,并应符合国家卫生标准。对三资及个体民营企业的投资和引进项目,应加强实施预防性卫生监督,防止违反有关法规和职业病危害转嫁。

2. 经常性卫生监督

经常性卫生监督包括对工作场所职业性有害因素和作业者接触水平的监测、监督,对健康监护制度、安全操作规程、个人防护用品使用以及安全卫生设备维护、检修等情况的常规监督。

（三）预防与控制职业病的技术措施

（1）改革工艺过程,消除或减少职业性有害因素的危害。优先采用有利于维护劳动者健康的新技术、新工艺、新材料,限制使用或者淘汰职业病危害严重的技术、工艺、设备、材料。采用无毒或低毒的物质代替有毒物质,限制化学原料中有毒杂质的含量,如油漆作业采用无苯涂料,并采用静电喷漆新工艺;电镀作业采用无氰电镀工艺;机械制造业模型铸造时采用无声的液压代替高噪声的锻压等。

（2）生产过程尽可能机械化、自动化和密闭化,减少工人接触毒物、粉尘及各种有害物理因素的机会。加强对生产设备的管理和检查维修,防止毒物和粉尘的跑、冒、滴、漏及防止发生意外事故。对高温、噪声及射频等作业环境应有相应的隔离和屏蔽措施,减少操作工人的直接接触机会,降低有害因素的浓度、强度。

（3）加强工作场所的通风、排毒、除尘措施。厂房车间是相对封闭的空间,室内的气流会影响毒物、粉尘的排除,可采用局部抽出式机械通风系统及净化和除尘装置排出毒物和粉尘,以降低工作场所空气中的毒物、粉尘浓度。

（4）厂房建筑和生产过程的合理设置。有生产性毒物逸出的车间、工段或设备应尽量与其他车间、工段隔开,合理配置以减小影响范围。厂房的墙壁、地面应以不吸收毒物和不易被腐蚀的材料制成,表面力求平滑和易于清洗,要经常保持清洁卫生。

（5）其他技术措施,如矿山的掘进作业采用水风钻,石英粉厂采用水磨、水筛,铸造厂采用水爆清砂;在风道、排气管口等部位安装各种消声器,以降低噪声传播;用多孔材料装饰车间内表面,或在工作场所内悬挂吸声物体,吸收辐射和反射声,以降低工作环境噪声强度等。

通过采取综合性的技术措施,应使生产环境中的职业病危害因素达到国家相关职业卫生标准的要求。用人单位应申请职业卫生技术服务机构对其进行工作场所职业病危害因素的监测与评价,接受职业卫生监督部门的监督管理,发现问题后及时找出原因,并采取相应的防治对策。

（四）职业健康监护

职业健康监护（occupational health surveillance）是以预防为目的,根据劳动者的职业接触史,通过定期或不定期的医学健康检查和健康相关资料的收集,连续性地监测劳动者的健康状况,分析劳动者健康变化与所接触的职业病危害因素的关系,并及时地将健康检查和资料分析结果报告给用人单位和劳动者本人,以便及时采取干预措施,保护劳动者的健康。职业健康监护包括职业健康检查、职业健康监护档案管理等内容。

1. 职业健康检查

职业健康检查包括上岗前健康检查、在岗期间健康检查、离岗时健康检查、离岗后健康检查以及应急健康检查。检查结果应书面告知劳动者。职业健康检查的费用由用人单位承担。

（1）上岗前健康检查。上岗前健康检查是指用人单位对准备接触职业病危害因素的劳动者在上岗前进行的健康检查,其目的在于掌握劳动者上岗前的健康状况及有关健康基础资料,发现职业禁忌证（occupational contraindication）。职业禁忌证是指劳动者从事特定职业或接触特定职业病危害因素时,比一般人群更易遭受职业病危害和罹患职业病,或者可能导致自身疾病病情加重,或者在从事作业过程中诱发可能对他人生命健康构成危险的个人特殊生理或病理状态。

（2）在岗期间健康检查。在岗期间健康检查又称"定期健康检查"（periodic health examination）,是指用人单位按规定时间周期对接触职业病危害因素的劳动者健康状况进行检查,其目的主要是早期发现职业病患者、疑似职业病患者或劳动者的其他健康异常改变,及时发现有职业禁忌证的劳动者。通过动态观察劳动者群体的健康变化,评价工作场所职业病危害因素的控制效果。

（3）离岗时健康检查。用人单位与劳动者解除劳动合同时,或用人单位发生分立、合并、解散、破产等情形的,对接触职业性有害因素的劳动者应进行离岗时的健康检查,检查项目与定期健康检查相同,目的是确定即将离岗的劳动者在本单位工作期间是否受到职业病危害因素的影响,以便及时发现和处理,并为劳动者健康状况的连续观察提供资料。

（4）离岗后健康检查。若劳动者接触的职业病危害因素具有慢性健康影响,所致职业病或职业肿瘤常有较长的潜伏期,故脱离接触后仍有可能发生职业病,这种情况下需进行离岗后的健康检查。离岗后健康检查时间的长短应根据有害因素致病的流行病学及临床特点、劳动者从事该作业的时间长短、工作场所有害因素的浓度等因素综合考虑确定。

（5）应急健康检查。当发生急性职业病危害事故时,对遭受或者可能遭受急性职业病危害的劳动者应及时组织健康检查。通过检查结果和现场职业卫生学调查确定危害因素,为急救和治疗提供依据,控制职业病危害的继续蔓延和发展。从事可能产生职业性传染病作业的劳动者,在疫情流行期或近期密切接触传染源者也应及时开展应急健康检查,随时监测疫情动态。

我国2014年颁布的《职业健康监护技术规范》（GBZ 188—2014）对接触职业病危害因素劳动者的健康检查项目、职业禁忌证、目标疾病、健康检查内容和监护周期等均作出了明确的规定。接触几种常见职业病危害因素的职业健康检查内容如表5-2所示。

2. 职业健康监护档案管理

职业健康监护档案是健康监护全过程的客观记录资料,是系统地观察劳动者健康状况的变化、评价个体和群体健康损害的依据,其主要特征是资料的完整性、连续性。用人单位应建立劳动者职业健康监护档案和用人单位职业健康监护档案。

劳动者职业健康监护档案包括:劳动者职业史、既往史和职业病危害接触史,职业健康检查结果及处理情况,职业病诊疗等健康资料。

用人单位职业健康监护档案包括:用人单位职业卫生管理组织的组成、职责;职业健康监护制度和年度职业健康监护计划;历次职业健康检查的文书,包括委托协议书、职业健康检查机构的健康检查总结报告和评价报告;工作场所职业病危害因素监测结果;职业病诊断证明书和职业病报告卡;用人单位对职业病患者、患有职业禁忌证者和已出现职业相关健康损害劳动者的处理和安置记录;用人单位在职业健康监护中提供的其他资料和职业健康检查机构记录整理的相关资料;卫生行政部门要求的其他资料。

用人单位应当依法建立职业健康监护档案,并按规定妥善保存。劳动者或劳动者委托代理人有权查阅劳动者个人的职业健康监护档案,用人单位不得拒绝或提供虚假档案材料。劳动者离开用人单位时,有权索取本人职业健康监护档案的复印件,用人单位应当如实、无偿提供,并在所提供的复印件上签章。职业健康监护档案应由专人管理,管理人员应保证档案只能用于保护劳动者健康的目的,并保证档案的保密性。

(五)加强对劳动者的教育

用人单位应普及职业病防治知识,使劳动者了解预防职业病的基本知识,知道有关职业性有害因素对健康的影响和防护办法,提高劳动者的职业健康意识,并积极参与职业性有害因素和职业病危害的控制,如自觉遵守安全操作规程和各种安全生产制度,正确使用劳动保护器材等。产生职业病危害的单位应当在醒目位置设置公告栏,公布有关职业病防治的规章制度、操作规程、职业病危害事故应急救援措施等,并对生产工人进行职业健康教育。

劳动者应提高自我保护意识和法律意识,了解劳动法、职业病防治法以及其他相关法律的内容和知识,积极争取"知情权",学会用法律武器保护自己的合法权益。劳动者还应通过一般性的健康教育养成良好的卫生习惯和行为生活方式,如戒烟、节制饮酒、平衡膳食及重视心理健康等。

表 5-2　接触几种常见职业病危害因素作业人员的职业健康检查内容

危害因素	上岗前检查目标疾病（职业禁忌证）	上岗前必检查项目	健康检查内容					应急检查	
			在岗检查目标疾病	在岗检查必检项目	检查周期	离岗检查目标疾病	离岗检查必检项目	应急检查目标疾病	必检项目
铅及其无机化合物	贫血，卟啉病，多发性周围神经病	血常规、尿常规、心电图、血清ALT	职业性慢性铅中毒	血常规、尿常规、心电图、血铅	1年	职业性慢性铅中毒	血常规、尿常规、心电图、血铅或尿汞	—	—
汞及其无机化合物	慢性口腔炎，慢性肾脏疾病，中枢神经系统器质性疾病，各类精神病	血常规、尿常规、心电图、血清ALT	职业性慢性汞中毒、职业性慢性汞中毒	血常规、尿常规、心电图、尿汞、尿β₂-球蛋白、尿蛋白浓缩试验	1年一次；2年一次	职业性慢性汞中毒	血常规、尿常规、尿汞、胸部X射线检查	职业性急性汞中毒	症状询问：重点询问短时间内同时或短时间内吸入高浓度汞蒸气的职业接触史及发热、头晕、头痛、震颤、恶心、流涎、口腔溃疡、牙龈肿胀、咳嗽、气急、胸闷、呕吐、腹痛、腹泻等症状；体格检查：内科常规检查及运动功能、神经系统常规检查；口腔科常规检查：重点检查口腔黏膜、牙龈；实验室和其他检查：血常规、尿常规、肾功能、胸部X射线摄片、血氧饱和度、尿汞
苯（接触工业甲苯、二甲苯参照执行）	(1)血常规检出有如下异常者：白细胞计数低于4.5×10⁹/L；血小板计数低于8×10¹⁰/L；红细胞计数男性低于4×10¹²/L、女性低于3.5×10¹²/L或血红蛋白男性低于120g/L、女性低于110g/L；(2)造血系统疾病如各种类型的贫血、白细胞减少症和粒细胞缺乏症、血红蛋白病及血液肿瘤以及凝血功能障碍疾病等；(3)脾功能亢进	血常规、尿常规、血清ALT、心电图	职业性慢性苯中毒、职业性苯所致白血病、职业性急性甲苯中毒、急性甲苯中毒	血常规（注意细胞形态及分类）、尿常规、血清ALT、心电图、溶血试验、肝脾B超	1年一次；2年一次	职业性慢性苯中毒、职业性苯所致白血病	血常规（注意细胞形态及分类）、尿常规、血清ALT、心电图、溶血试验、肝脾B超	职业性急性苯中毒	症状询问：重点询问短时间内短期内大量的职业接触史及头晕、头痛、恶心、呕吐、烦躁、步态蹒跚等症状；体格检查：内科常规检查及运动功能、神经系统常规检查；眼科检查：眼底检查；实验室必检项目：血常规、尿常规、心电图、肝功能、肝脾B超

续表

危害因素	健康检查内容								
	上岗前检查目标疾病（职业禁忌证）	上岗前检查必检项目	在岗检查目标疾病	在岗检查必检项目	检查周期	离岗检查目标疾病	离岗检查必检项目	应急检查目标疾病	应急检查必检项目
游离二氧化硅粉尘（结晶型二氧化硅粉尘）	活动性肺结核病、慢性阻塞性肺病、慢性间质性肺病、伴肺功能损害的疾病	血常规、尿常规、血清ALT、心电图、后前位高千伏X射线胸片、肺功能	硅肺	后前位高千伏X射线胸片、心电图、肺功能	1年一次；2年一次	硅肺	后前位高千伏X射线胸片、心电图、肺功能	—	—
煤尘（包括煤矽尘）	活动性肺结核病、慢性阻塞性肺病、慢性间质性肺病、伴肺功能损害的疾病	血常规、尿常规、血清ALT、心电图、后前位高千伏X射线胸片、肺功能	煤工尘肺、煤矿井下工人滑囊炎	后前位高千伏X射线胸片、心电图、肺功能	2年一次；3年一次	煤工尘肺、煤矿井下工人滑囊炎	后前位高千伏X射线胸片	—	—
噪声	各种原因引起永久性感音神经性听力损失（500 Hz、1000 Hz和2000 Hz中任一频率的纯音气导听阈超过25 dBHL）、II期高血压病、心脏病、中度以上传导性耳聋	纯音听阈测试、心电图、血常规、尿常规、血清ALT	职业性听力损伤	纯音听阈测试、心电图	1年	职业性听力损伤	纯音听阈测试、心电图	—	—
振动	周围神经系统器质性疾病、雷诺病	血常规、尿常规、血清ALT、心电图	职业性手臂振动病	血常规、冷水复温试验（有症状者）	2年	职业性手臂振动病	血常规、冷水复温试验（有症状者）	—	—

注：表格内容摘自《职业健康监护技术规范》（GBZ 188—2014）。

第二节　生产性毒物和职业中毒

生产过程中产生或存在于工作环境中的可能对人体健康产生有害影响的化学物质称为"生产性毒物"(industrial toxicant)。劳动者在从事生产劳动的过程中,由于接触生产性毒物而发生的中毒称为"职业中毒"(occupational poisoning)。生产性毒物主要来源于工业生产的原料、辅助材料,生产过程中的中间产物、半成品、成品、副产品或废弃物。生产性毒物可能是固体、液体或气体。生产过程中生产性毒物常常以气体、蒸气、烟、雾和粉尘的形态存在于生产环境中。气体是指常温、常压下呈气态的物质,如一氧化碳;蒸气是固体的升华、液体的蒸发或挥发形成的,如汞蒸气;雾是悬浮于空气中的液体微粒,如酸雾;烟是指悬浮于空气中直径小于 $0.1~\mu m$ 的固体微粒,如铅烟;粉尘是指悬浮于空气中直径大于 $0.1~\mu m$ 的固体微粒,如铅尘;粉尘、烟和雾统称为"气溶胶"。生产性毒物主要经呼吸道吸收,其次经皮肤吸收,经消化道吸收意义不大。生产性毒物是最常见的一类职业性有害因素,接触机会十分广泛,因此职业中毒是一类常见的职业病。

一、刺激性气体

(一)概述

刺激性气体(irritative gases)是指对眼、呼吸道黏膜和皮肤具有刺激作用,可引起机体以急性炎症、肺水肿为主要病理改变的一类气态物质,包括常态下气体以及在常态下虽非气体,但可以通过蒸发、升华或挥发后形成蒸气或气体的液体或固体物质。此类气态物质多具有腐蚀性,在生产中常因不遵守操作规程、容器或管道等设备被腐蚀发生跑、冒、滴、漏等而污染作业环境(在化学工业生产中最容易发生)。暴露者经呼吸道吸入刺激性气体可致急性中毒。长期接触较低浓度的刺激性气体也可以对机体造成慢性危害。

1.刺激性气体的种类

(1)刺激性气体种类较多,按其化学结构和理化特性可分为以下几类。

①酸:无机酸如硫酸、盐酸、硝酸、铬酸等,有机酸如甲酸、丙酸、乙二酸、丙烯酸等。

②成酸氧化物:二氧化硫、三氧化硫、二氧化氮、铬酐等。

③成酸氢化物:氯化氢、氟化氢、溴化氢等。

④卤族元素:氟、溴、碘等。

⑤无机氯化物:光气、氯化氢、二氧化氯、二氯化砜、四氯化硅、四氯化钛、三氯化锑、三氯化砷、三氯化磷、三氯化硼等。

⑥卤烃类:溴甲烷、碘甲烷、二氟一氯甲烷、四氟乙烯及其聚合物、聚全氟乙丙烯等。

⑦酯类:硫酸二甲酯、二异氰酸甲苯酯、甲酸甲酯、氯甲酸甲酯、丙烯酸甲酯等。

⑧醚类:氯甲基甲醚等。

⑨醛类:甲醛、乙醛、丙烯醛、三氯乙醛等。

⑩酮类:乙烯酮、甲基丙烯酮等。

⑪氨胺类:氨、乙胺、乙二胺、丙胺、丙烯胺、环乙胺等。

⑫强氧化剂:臭氧等。

⑬金属化合物:氧化镉、硒化氢、羰基镍、五氧化二钒、氧化镉、羰基镍、硒化氢等。

(2)按《职业性急性化学物中毒性呼吸系统疾病诊断标准》(GBZ 73—2009),刺激性气体可分为以下几类:

①酸:无机酸如硫酸、盐酸、硝酸、铬酸、氯磺酸等,有机酸如甲酸、乙酸、丙酸、丁酸等。

②氮的氧化物:氧化亚氮、二氧化氮、五氧化二氮等。

③氯及其化合物:氯气、氯化氢、二氧化氯、光气、双光气、氯化苦、二氯化枫、四氯化硅、三氯氢硅、四氯化钛、三氯化锑、三氯化砷、三氯化磷、三氯氧磷、五氯化磷、三氯化硼等、二氯亚砜等。

④硫的化合物:二氧化硫、三氧化硫、硫化氢等。

⑤成碱氢化物:氨等。

⑥强氧化剂:臭氧等。

⑦酯类:硫酸二甲酯、二异氰酸甲苯酯、甲酸甲酯、氯甲酸甲酯、丙烯酸甲酯等。

⑧金属化合物:氧化银、硒化氢、波基镍、五氧化二钒、氧化镉、羰基镍、硒化氢等。

⑨醛类:甲醛、己醛、丙烯醛、三氯乙醛等。

⑩氟代烃类:八氟异丁烯、氟光气、六氟丙烯、氟聚合物的裂解残液气和热解气等。

⑪军用毒气:芥子气(二氯二乙硫醚)、亚当氏气(吩吡嗪化氯)、路易氏气(氯乙烯氯砷)等。

⑫其他:二硼氢、氯甲甲醚、四氯化碳、一甲胺、二甲胺、环氧氯丙烷等。

上述具有刺激作用的化学物质中,常见的有氯气、氨、氮氧化物、光气、氟化氢、二氧化硫和三氧化硫等。

2.毒理学

按其化学作用,刺激性气体的毒性主要表现在酸、碱和氧化剂方面,如成酸氧化物、卤素、卤化物、酯类遇水可形成酸或分解为酸。酸可从组织中吸出水分,凝固其蛋白质,使细胞坏死。氨胺类遇水形成碱,可由细胞中吸出水分并皂化脂肪,使细胞发生溶解性坏死。氧化剂如氧、臭氧、二氧化氮可直接或通过自由基氧化,导致细胞膜氧化损伤。刺激性气体通常以局部损害为主,其损害作用的共同特点是引起眼、呼吸道黏膜及皮肤不同程度的炎性病理反应,刺激作用过强时可引起喉头水肿、肺水肿及全身反应。病变程度主要取决于吸入刺激性气体的浓度和持续接触时间。病变的部位与其水溶性有关,水溶性高的毒物(如氯化氢、氨)易溶解附着在湿润的眼和上呼吸道黏膜局部,立即产生刺激作用,出现流泪、流涕、咽痒、呛咳等症状;中等水溶性的毒物(如氯、二氧化硫)作用部位与浓度有关,低浓度时只侵犯眼和上呼吸道,高浓度时可侵犯整个呼吸道;水溶性低的毒物(如二氧化氮、光气)通过上呼吸道时溶解少,故对上呼吸道刺激性较小,易进入呼吸道深部对肺组织产生刺激和腐蚀作用,常引起化学性肺炎或肺水肿。液态刺激性气体物质直接接触皮肤黏膜或溅入眼内可引起皮肤灼伤及眼角膜损伤。

3.毒性作用的表现

(1)急性刺激作用。受刺激后眼和上呼吸道可出现刺激性炎症,如流泪、畏光、结膜充血、流涕、喷嚏、咽疼、咽部充血、呛咳、胸闷等。吸入较高浓度的刺激性气体可引起中毒性咽喉炎、气管炎、支气管炎和肺炎;吸入高浓度的刺激性气体可引起喉头痉挛或水肿,严重者可窒息死亡。

(2)中毒性肺水肿(toxic pulmonary edema)。中毒性肺水肿是以吸入高浓度刺激性气体后所引起的肺泡内及肺间质过量的体液潴留为特征的病理过程,最终可导致急性呼吸功能衰竭,是刺激性气体所致的最严重的危害和职业病常见的急症之一。中毒性肺水肿的发生主要取决于刺激性气体的毒性、浓度、作用时间、水溶性及机体的应激能力。易引起肺水肿的常见刺激性气体有光气、二氧化氮、氨、氯气、臭氧、硫酸二甲酯、羰基镍、氧化镉、溴甲烷、氯化苦、甲醛、丙烯醛等。

肺水肿是肺部微血管通透性增加和肺部液体运行失衡的结果,其发病机制主要有:

①肺泡壁通透性增加。高浓度刺激性气体可直接损伤肺泡上皮细胞,导致肺泡壁通透性增加,形成肺泡型肺水肿。刺激性气体可致肺泡膜上皮Ⅰ型细胞水肿、变性、细胞间连接部分开放;也可导致Ⅱ型细胞受损,肺泡表面活性物合成减少,活性降低,使肺泡气液面表面张力增加,肺泡塌陷,体液渗出增加,液体迅速进入肺泡。刺激性气体在引起炎症反应时,参与炎症的肺泡巨噬细胞及多形核细胞等可在肺内大量积聚,并释放大量细胞因子和炎性介质,主要有氧自由基等,可达正常水平的20倍,造成肺泡氧化损伤,导致通透功能障碍。

②肺毛细血管壁通透性增加。一方面,高浓度刺激性气体可直接损伤毛细血管内皮细胞,导

致间隔毛细血管通透性增加,形成间质性肺水肿。刺激性气体可直接破坏毛细血管内皮细胞,使内皮细胞胞浆突起回缩,裂隙增宽,液体渗出。另一方面,中毒使体内的血管活性物质如组织胺、5-羟色胺、缓激肽、前列腺素等大量释放,使肺泡毛细血管通透性增加。

③肺泡毛细血管渗出增加。上呼吸道炎症及肺水肿可导致通气不足和弥散障碍,致使机体缺氧,通过神经体液反射引起毛细血管痉挛,增加肺泡毛细血管的压力和渗出,加重肺水肿。

④肺淋巴循环受阻。毛细血管渗出液的回收与淋巴循环有关。刺激性气体可使交感神经兴奋性升高,右淋巴总管痉挛;此外,肺内体液增多可使血管临近的淋巴管肿胀,阻力增加,淋巴回流障碍,促使肺水肿发生。

刺激性气体引起的肺水肿临床过程可分为以下四期:

①刺激期:吸入刺激性气体后表现为气管-支气管黏膜的急性炎症,主要在短时间内出现呛咳、流涕、咽干、咽痛、胸闷及全身症状,如头痛、头晕、恶心、呕吐等。吸入水溶性低的刺激性气体后,该期症状较轻或不明显。

②潜伏期:刺激期后,患者自觉症状减轻或消失,病情相对稳定,但肺部的潜在病理变化仍在继续发展,经过一段时间后才会发生肺水肿,故该期实属"假象期"。潜伏期的长短主要取决于刺激性气体的溶解度、浓度和个体差异,水溶性大、浓度高则潜伏期短。潜伏期一般为 2～6 h,也有短至 0.5 h 者,水溶性小的刺激性气体可长达 36～48 h,甚至 72 h。在潜伏期症状不多,期末可出现轻度的胸闷、气短、肺部少许干性啰音,但胸部 X 射线检查上可见肺纹理增多、模糊不清等。此期在防止或减轻肺水肿的发生及病情的转归上具有重要的作用。

③肺水肿期:潜伏期之后,患者可突然出现加重的呼吸困难、烦躁不安、大汗淋漓、剧烈咳嗽、咳大量粉红色泡沫痰等表现。体检可见患者口唇明显发绀,两肺密布湿性啰音(严重时可闻及大中水泡音),血压下降,血液浓缩,白细胞可高达(20～30)×10⁹/L,部分中毒者血氧分析可见低氧血症。胸部 X 射线检查早期可见肺纹理增粗紊乱或肺门影增浓模糊。随着肺水肿的形成和加重,两肺可见散在的 1～10 mm 大小不等、密度均匀的点片状、斑片状阴影,边缘不清,有时出现由肺门向两侧肺野呈放射状的蝴蝶形阴影。此期病情在 24 h 内变化最剧烈,若控制不力,有可能进入急性呼吸窘迫综合征(acute respiratory distress syndrome,ARDS)期。

④恢复期:经正确治疗,如无严重并发症,肺水肿可在 2～3 天内得到控制,3～5 天症状体征逐步消失,胸部 X 射线检查变化在 1 周内消失,7～15 天基本恢复,多无后遗症。二氟一氯甲烷引起的肺损害可产生广泛的肺纤维化和支气管腺体肿瘤样增生,继而可引发呼吸功能衰竭。

(3)急性呼吸窘迫综合征(ARDS)。急性呼吸窘迫综合征是指刺激性气体中毒、创伤、休克、烧伤、感染等心源性以外的各种肺内外致病因素所导致的急性、进行性呼吸窘迫、缺氧性呼吸衰竭综合征。该病的主要病理特征为肺毛细血管通透性升高而导致的肺泡渗出液中富含蛋白质,进而引发肺水肿及透明膜形成,并伴有肺间质纤维化。本病死亡率可高达 50%。刺激性气体所致中毒性肺水肿与 ARDS 之间的概念、致病机制、疾病严重程度以及治疗和预后存在着量变到质变的本质变化。

ARDS 的发病机制错综复杂,至今仍未完全阐明。刺激性气体所致的 ARDS 可能是有毒物质的直接损伤或机体炎症反应过度表达的结果。目前认为,刺激性气体可直接损伤毛细血管内皮细胞及肺泡上皮细胞,使毛细血管内皮及肺泡上皮的通透性增加;另外还可损伤肺泡 II 型细胞,使肺泡表面活性物质减少。肺部刺激性炎症可释放大量的细胞因子和炎性介质,引起炎症的放大和损伤。介质释放可致血管收缩、渗出,特别是血小板活化因子可引起肺泡毛细血管膜的通透性增加;前列腺素 F2a、血栓素可致肺内血小板凝聚、微血栓形成及内毒素性肺损伤。

ARDS 在临床上可分为四个阶段:

①原发疾病症状。

②潜伏期:大多数患者原发病后 24～48 h 出现呼吸急促发绀,极易被误认为是原发病病情加

剧,常失去早期诊断时机。

③呼吸困难、呼吸频数加快是最早、最客观的表现,发绀是重要的体征之一。患者可出现呼吸窘迫、肺部水泡音,胸部 X 射线检查有散在浸润阴影。

④呼吸窘迫加重,出现神志障碍,胸部 X 射线检查有广泛毛玻璃样融合浸润阴影。

ARDS 的病程与化学性肺水肿大体相似,仅在疾病程度上更为严重,在临床上呈现严重的进行性呼吸困难,呼吸频率超过 28 次/分,患者出现严重的低氧血症,氧分压不超过 8 kPa(60 mmHg)和(或)氧合指数(PaO_2/FiO_2)不超过 40 kPa(300 mmHg)。此时用一般的氧疗难以奏效,预后较差。而刺激性气体所致 ARDS 病因明确,其对肺部的直接损伤所致 ARDS 在发病过程中较其他原发病有更重要的意义,在肺部体征、X 射线检查表现、病理损害等方面也更为明显。由于无其他原发病,所以在预后上较为良好。

(4)慢性影响。长期接触低浓度刺激性气体可能成为引起慢性结膜炎、鼻炎、咽炎、慢性支气管炎、支气管哮喘、肺气肿的综合因素之一。急性氯气中毒后可遗留慢性喘息性支气管炎。有的刺激性气体还具有致敏作用,如氯气、甲苯二异氰酸酯等。

4.诊断

(1)诊断原则:依据《职业性急性化学物中毒性呼吸系统疾病诊断标准》(GBZ 73—2009),根据短期内接触较大量化学物的职业史,急性呼吸系统损伤的临床表现,结合血气分析和其他检查所见,参考现场劳动卫生学调查资料,综合分析,排除其他病因所致类似疾病后,方可诊断。

(2)刺激反应:出现一过性眼和上呼吸道刺激症状,胸部 X 射线检查无异常表现者。

(3)诊断及分级标准:

1)轻度中毒。患者有眼及上呼吸道刺激症状,如畏光、流泪、咽痛、呛咳、胸闷等,也可有咳嗽加剧、咯黏液性痰,偶有痰中带血。体征有眼结膜、咽部充血及水肿;两肺呼吸音粗糙,或可有散在性干(湿)啰音;胸部 X 射线检查表现为肺纹理增多、增粗、延伸或边缘模糊。符合急性气管-支气管炎或支气管周围炎的表现。

2)中度中毒。凡具有下列情况之一者即可诊断为中度中毒:

①呛咳、咳痰、气急、胸闷等;可有痰中带血,两肺有干(湿)性啰音,常伴有轻度发绀;胸部 X 射线检查表现为两肺中、下野可见点状或小斑片状阴影;符合急性支气管肺炎的表现。

②咳嗽、咳痰、胸闷和气急较严重,肺部两侧呼吸音减低,可无明显啰音,胸部 X 射线检查表现为肺纹理增多,肺门阴影增宽,境界不清,两肺散在小点状阴影和网状阴影,肺野透明度减低,常可见水平裂增厚,有时可见支气管袖口征和(或)间隔线 B 线影。符合急性间质性肺水肿的表现。

③咳嗽、咳痰、痰量少到中等,气急、轻度发绀、肺部散在性湿啰音,胸部 X 射线检查显示单个或少数局限性轮廓清楚、密度升高的类圆形阴影。符合急性局限性肺泡性肺水肿的表现。

3)重度中毒。凡有下列情况之一者即可诊断为重度中毒:

①剧烈咳嗽、咯大量白色或粉红色泡沫痰,呼吸困难,明显发绀,两肺密布湿性啰音,胸部 X 射线检查表现为两肺野有大小不一、边缘模糊的粟粒小片状或云絮状阴影,有时可融合成大片状阴影,或呈蝶状分布。血气分析可见氧合指数不超过 40 kPa(300 mmHg)。符合弥漫性肺泡性肺水肿或中央性肺泡性肺水肿的表现。

②上述情况更加严重,呼吸频数超过 28 次/分,或(和)有呼吸窘迫。胸部 X 射线检查显示两肺广泛存在多数呈融合的大片状阴影,血气分析可见氧合指数不超过 26.7 kPa(200 mmHg),符合急性呼吸窘迫综合征的表现。

③窒息。

④并发严重气胸、纵隔气肿或严重心肌损害等。

⑤猝死。

5. 防治原则

(1) 预防与控制措施:大部分刺激性气体中毒因意外事故所致。应建立经常性的设备检查、维修制度和严格执行安全操作规程,防止生产过程中的跑、冒、滴、漏,杜绝意外事故发生。预防与控制原则主要包括两方面:操作预防控制和管理预防控制。

1) 操作预防控制:通过采取适当的措施,消除或降低作业场所正常操作过程中的刺激性气体的危害。

①技术措施:采用耐腐蚀材料制造的生产设备并经常维修,防止生产工艺流程中的跑、冒、滴、漏;生产和使用刺激性气体的工艺流程应进行密闭抽风;物料输送、搅拌采用自动化。

②个人防护措施:选用有针对性的耐腐蚀防护用品(工作服、手套、眼镜、胶鞋、口罩等)。工人穿着由聚氯乙烯、橡胶等制成的工作服;佩戴橡胶手套和防护眼镜;接触二氧化硫、氯化氢、酸雾等应佩戴碳酸钠饱和溶液及 10% 甘油浸渍的纱布夹层口罩;接触氯气、光气时用碱石灰、活性炭作吸附剂的防毒口罩;接触氨时可佩戴硫酸铜或硫酸锌防毒口罩;接触氟化氢时使用碳酸钙或乳酸钙溶液浸过的纱布夹层口罩。防毒口罩应定期进行性能检查,以防失效。选用适宜的防护油膏保护皮肤和鼻黏膜,3% 的氧化锌油膏可防止酸性物质污染,5% 的硼酸油膏可防止碱性物质污染,1% 的小苏打或白陶土溶液漱口可防止牙齿酸蚀症。

2) 管理预防控制:按照国家法律、法规和标准建立管理制度、程序和措施,是预防和控制作业场所中刺激性气体危害的一个重要方面。

①职业安全管理预防和控制:加强刺激性气体在生产、贮存、运输、使用中的严格安全管理,严格按照有关规章制度执行。要安全贮存,所有盛装刺激性物质的容器应防腐蚀、防渗漏、密封同时加贴安全标签;贮运过程应符合防爆、防火、防漏气的要求;做好废气的回收利用等。

②职业卫生管理预防和控制:健康监护措施为执行工人就业前和定期体格检查制度,发现明显的呼吸系统疾病、肝肾疾病、心血管疾病者应禁止从事刺激性气体作业;应急救援措施为设置报警装置,易发生事故的场所应配备必要的现场急救设备,如防毒面具、冲洗器及冲洗液、应急撤离通道和必要的泄险区等;环境监测措施为对作业场所空气中刺激性气体的浓度进行定期监测,及时发现问题,采取相应维修或改革措施,确保工人的作业场所安全。

此外,还要做好职业安全与卫生培训教育,培训教育工人正确使用安全标签和安全技术说明书,了解所使用化学品的易爆危害、健康危害和环境危害,掌握相应个体防护用品的选择、使用、维护和保养等,掌握特定设备和材料如急救、消防、溅出和泄漏控制设备的使用,掌握必要的自救、互救措施和应急处理方法。应根据岗位的变动或生产工艺的变化,及时对工人进行重新培训。

(2) 处理原则:积极防治肺水肿和 ARDS 是抢救刺激性气体中毒的关键。

1) 现场处理方面应做到:

①现场急救。迅速疏散可能的接触者脱离有毒作业场所,并对病情作出初步估计和诊断。患者应迅速转移至通风良好的地方,脱去被污染的衣裤,注意保暖。处理灼伤及预防肺水肿,用水彻底冲洗污染处及双眼,吸氧、静卧、保持安静。对于出现肺水肿、呼吸困难或呼吸停止的患者,应尽快给氧,进行人工呼吸,心脏停搏者可给心脏按压,有条件的可应用支气管扩张剂与激素。凡中毒严重者采取了上述抢救措施后,应及时送往医院抢救。

②保护和控制现场,消除中毒因素。

③按规定进行事故报告,组织事故调查。

④对健康工人进行预防健康筛检。

2) 刺激性气体中毒的治疗原则为:

①刺激性气道或肺部炎症:主要给予止咳、化痰、解痉药物,适当给予抗菌治疗。急性酸性或碱性气体吸入后,应及时吸入不同的中和剂,如酸吸入后应给予 4% 的碳酸氢钠气雾吸入,而碱吸入后应给予 2% 的硼酸或醋酸雾化吸入。

②中毒性肺水肿与 ARDS:迅速纠正缺氧,合理氧疗,早期轻症患者可用鼻导管或鼻塞给氧,氧浓度为 50%。肺水肿或 ARDS 出现严重缺氧时,机械通气治疗是纠正缺氧的主要措施。常用的通气模式为呼气末正压,这种方法由于呼气时肺泡仍能维持正压,可防止肺泡萎陷,改善肺内气体分布,增加氧弥散,促进二氧化碳排出,纠正通气/血流失调,改善换气功能,从而减少病死率。

此外,还要降低肺毛细血管的通透性,改善微循环,应尽早、足量、短期应用肾上腺皮质激素,常用大剂量地塞米松以减轻肺部炎症反应,减少或阻止胶体、电解质及细胞液等向细胞外渗出,维持气道通畅;提高机体的应激能力。同时合理限制静脉补液量,ARDS 应严格控制输入液体量,保持体液负平衡。为减轻肺水肿,可酌情使用少量利尿剂等。

保持呼吸道通畅,改善和维持通气功能,可吸入去泡沫剂二甲硅酮,以降低肺内泡沫的表面张力,清除呼吸道中的水泡,增加氧的吸入量和肺泡间隔的接触面积,改善弥散功能;还可适当加入支气管解痉药氢溴酸东莨菪碱,以松弛平滑肌,减少黏液分泌,改善微循环;可根据毒物的种类不同尽早雾化吸入弱碱(4%碳酸氢钠)或弱酸(2%硼酸或醋酸),以中和毒物;必要时施行气管切开术和吸痰等。

③积极预防与治疗并发症:根据病情可采取相应的治疗方法,并给予良好的护理及营养支持等,如治疗继发性感染、酸中毒、气胸及内脏损伤等。

(3)其他处理。一般情况下,轻、中度中毒患者治愈后可恢复原工作,重度中毒患者治愈后原则上应调离刺激性气体作业岗位。急性中毒后如有后遗症,应结合实际情况妥善处理。

(二)氯气

1.理化特性

氯气(chlorine,Cl_2)为黄绿色、具有异臭和强烈刺激性的气体,分子量70.91,相对密度为2.488,沸点 −34.6 ℃,易溶于水、碱性溶液和二硫化碳、四氯化碳等有机溶液。氯气遇水可生成次氯酸和盐酸,次氯酸再分解为氯化氢和新生态氧。氯气在高热条件下可与一氧化碳作用,生成毒性更大的光气。氯气在日光下与易燃气体混合时会发生燃烧、爆炸。

2.接触机会

电解食盐;使用氯气制造各种含氯化合物,如四氯化碳、漂白粉、聚氯乙烯、环氧树脂等;应用氯气作为强氧化剂和漂白剂,如制药业、皮革业、造纸业、印染业、油脂生产及兽骨加工过程中的漂白,医院、游泳池、自来水的消毒等。

3.毒理学

氯气是一种强烈的刺激性气体,易溶于水,主要作用于气管、支气管、细支气管,也可作用于肺泡。氯气对人体的急性毒性与空气中氯气的浓度有关。氯气的嗅阈和刺激阈为 0.06～5.80 mg/m³,低浓度(1.5～90.0 mg/m³)时仅侵犯眼和上呼吸道,对局部黏膜有烧灼和刺激作用;高浓度或接触时间过长(如120～180 mg/m³或接触 30～60 min)可侵入呼吸道深部。氯气吸入后与呼吸道黏膜的水作用生成次氯酸和盐酸,从而产生损害作用,因为生物体内不具备将次氯酸再分解为氯化氢和新生态氧的能力。氯化氢可使上呼吸道黏膜水肿、充血和坏死;次氯酸可透过细胞膜破坏膜的完整性、通透性以及肺泡壁的气-血、气-液屏障,引起眼、呼吸道黏膜充血、炎性水肿、坏死,高浓度接触时可致呼吸道深部病变形成肺水肿。次氯酸还可与半胱氨酸的巯基起反应,抑制多种酶的活性。吸入高浓度氯气(如 3000 mg/m³)还可引起迷走神经反射性心脏停搏或喉痉挛,出现电击样死亡。

4.临床表现

(1)急性中毒。急性中毒常见于突发事故,急性中毒的表现有:

①刺激反应:患者出现一过性眼和上呼吸道黏膜刺激症状,表现为畏光、流泪、咽痛、呛咳,肺部无阳性体征或偶有散在性干啰音,胸部 X 射线检查无异常表现。

②轻度中毒:患者表现为急性气管-支气管炎或支气管周围炎,此时出现呛咳并加重,可有少量

痰、胸闷,两肺有散在性干(湿)啰音或哮鸣音,胸部 X 射线检查可无异常或可见下肺野有肺纹理增多、增粗、延伸、边缘模糊。

③中度中毒:患者表现为支气管肺炎、间质性肺水肿、局限性肺泡性水肿或哮喘样发作。咳嗽加剧,气急,胸闷明显,胸骨后疼痛,有时咯粉红色泡沫痰或痰中带血,伴有头痛、头晕、烦躁、恶心、呕吐、上腹痛等神经系统症状和胃肠道反应。两肺可有干(湿)性啰音或弥漫性哮鸣音。急性化学性支气管肺炎胸部 X 射线检查可见两肺下部内带沿肺纹理分布呈不规则点状或小斑片状、边界模糊、部分密集或相互融合的致密阴影。间质性肺水肿胸部 X 射线检查表现为肺纹理增多模糊,肺门阴影增宽、界限不清,两肺散在点状阴影和网状阴影,肺野透亮度降低,常可见水平裂增厚,有时可见支气管袖口征及间隔线 B 线影。局限性肺泡性肺水肿胸部 X 射线检查可见单个或多个局限性密度升高的阴影,哮喘样发作者胸部 X 射线检查可无异常表现。

④重度中毒:患者出现弥漫性肺泡性肺水肿或中央性肺泡性肺水肿;严重者出现急性呼吸窘迫综合征;吸入极高浓度的氯气还可因声门痉挛或水肿、支气管收缩或反射性呼吸中枢抑制而致迅速窒息死亡或心脏停搏猝死;严重者可合并气胸或纵隔气肿等。

皮肤以及眼睛接触液氯或高浓度氯气可发生急性皮炎或皮肤及眼的灼伤,并发症主要有肺部感染、心肌损伤、上消化道出血以及气胸、纵隔气肿等。

(2)慢性作用。长期接触低浓度氯气可引起上呼吸道、眼结膜及皮肤刺激症状,慢性支气管炎、支气管哮喘、肺气肿等慢性非特异性呼吸系统疾病的发病率升高,对深部小气道功能可有一定影响。患者可有乏力、头晕等神经衰弱症状和胃肠功能紊乱,皮肤可发生痤疮样皮疹和疱疹,还可引起牙齿酸蚀症。

5.诊断

氯气中毒的诊断及分级标准依据《职业性急性氯气中毒诊断标准》(GBZ 65—2002)。根据短期内吸入较大量氯气后迅速发病,结合临床症状、体征、胸部 X 射线检查表现,参考现场劳动卫生学调查结果,综合分析,排除其他原因引起的呼吸系统疾病,方可诊断。

6.处理原则

氯气中毒的治疗原则包括以下方面:

①现场处理:立即脱离接触,置于空气新鲜处,脱去被污染的衣服和鞋袜,静卧休息,保持安静及保暖。出现刺激反应者严密观察至少 12 h,并予以对症处理。

②合理氧疗:患者应卧床休息,以免活动后病情加重。可选择适当方法给氧,使动脉血氧分压维持在 8~10 kPa,吸入氧浓度不应超过 60%。如发生严重肺水肿或急性呼吸窘迫综合征,应给予鼻面罩持续正压通气(CPAP)或气管切开呼气末正压通气(PEEP),呼气末压力宜在 0.5 kPa 左右。也可采用高频喷射通气疗法。

③应用糖皮质激素:应早期、足量、短程使用,以防治肺水肿。

④维持呼吸道通畅:可给予雾化吸入疗法、支气管解痉剂,去泡沫剂可用聚二甲基硅氧烷,如有指征应及时施行气管切开术。

⑤控制液体入量:合理掌握输液量,避免输液量过多、过快等诱发肺水肿。慎用利尿剂,一般不用脱水剂。

⑥预防发生继发性感染:中、重度者应积极防治肺部感染,合理使用抗生素。此外,支持和对症治疗也相当重要,如维持血压稳定,纠正酸碱和电解质紊乱,给予高热量、高蛋白、多维生素、易消化的饮食,提高中毒者的抵抗力等。

⑦眼和皮肤损伤:眼有刺激症状时应彻底冲洗,可用弱碱性溶液如 2% 的碳酸氢钠进行结膜下注射;皮肤灼伤者按酸灼伤常规处理。氯痤疮可用 4% 的碳酸氢钠软膏或地塞米松软膏涂患处。

氯气中毒的治愈标准为由急性中毒所引起的症状、体征、胸部 X 射线检查表现异常等基本恢复,患者健康状况达到中毒前水平。中毒患者治愈后可恢复原工作。中毒后如常有哮喘样发作,应调离刺激性气体工作岗位。

7.预防

严格遵守安全操作规程,防止设备跑、冒、滴、漏,保持管道负压;加强局部通风和密闭操作;易跑、冒氯气的岗位可设氨水储槽和喷雾器用于中和氯气;含氯废气需经石灰净化处理再排放,检修时或现场抢救时必须戴滤毒罐式或供气式防毒面具。工作场所空气中氯气的最高容许浓度为1 mg/m³。

（三）氮氧化物

1.理化特性

氮氧化物(nitrogen oxide,NO_x)俗称"硝烟",是氮和氧化合物的总称,主要有一氧化二氮(N_2O,俗称"笑气")、氧化亚氮(NO)、二氧化氮(NO_2)、三氧化二氮(N_2O_3)、四氧化二氮(N_2O_4)、五氧化二氮(N_2O_5)等。除NO_2外,其他氮氧化物均不稳定,遇光、湿、热会变成NO_2及NO,NO又可转化为NO_2。作业环境中接触到的多是几种氮氧化物气体的混合物,主要是NO_2和NO,其中以NO_2为主。NO_2在21.1 ℃时为红棕色具有刺鼻气味的气体,在21.1 ℃以下时为暗褐色液体,在—11 ℃以下为无色固体,加压后会部分转化为N_2O_4。NO_2分子量为46.01,沸点21.2 ℃,溶于碱、二硫化碳和氯仿,较难溶于水,性质较稳定。

2.接触机会

(1)化学工业:制造硝酸、用硝酸浸洗金属时可释放大量氮氧化物;制造硝基化合物如硝基炸药、硝化纤维、苦味酸等可产生氮氧化物;苯胺染料的重氮化过程需用到浓硝酸,也可产生氮氧化物。

(2)燃烧和爆破:火箭发射、汽车发动机排放尾气及矿井、隧道用硝铵炸药爆破时均可产生氮氧化物。

(3)焊接行业:电焊、气焊、气割及电弧发光时产生的高温能使空气中的氧和氮结合形成氮氧化物。

(4)农业(谷仓气体):因植物中含有硝酸钾,存放于谷仓中的青饲料或谷物在缺氧条件下发酵可生成亚硝酸钾,与植物中的有机酸作用生成亚硝酸。当仓内温度升高时,亚硝酸可分解成氮氧化物和水,造成"谷仓气体中毒"。

3.毒理学

氮氧化物的毒性作用主要取决于作业环境中NO和NO_2的存在。NO不是刺激性气体,但极易氧化为NO_2而产生刺激作用。当NO大量存在时,可产生高铁血红蛋白症及中枢神经系统损害。NO_2生物活性高,毒性为NO的4～5倍,主要损害肺部终末细支气管和肺泡上皮,急性中毒时可引起肺水肿。NO和NO_2同时存在时毒性增强。人对NO_2的嗅阈为0.23～0.25 mg/m³,空气中NO_2浓度为51.25～153.75 mg/m³时可引起急性支气管炎或支气管肺炎,浓度为307.50～410.00 mg/m³时可引起阻塞性毛细支气管炎,浓度为560.00～940.00 mg/m³时可引起中毒性肺水肿和窒息,浓度超过1460 mg/m³时可很快引起死亡。氮氧化物较难溶于水,故对眼和上呼吸道黏膜的刺激作用较小,主要是进入呼吸道深部逐渐与细支气管及肺泡上皮的水起作用生成硝酸和亚硝酸,对肺组织产生刺激和腐蚀作用,使肺泡及毛细血管通透性增加,导致肺水肿。氮氧化物被吸收入血后可形成硝酸盐和亚硝酸盐,硝酸盐可引起血管扩张、血压下降,亚硝酸盐能使血红蛋白氧化为高铁血红蛋白,引起组织缺氧。

4.临床表现

氮氧化物急性吸入可致化学性气管炎、化学性肺炎及化学性肺水肿。肺水肿恢复期还可出现迟发性、阻塞性毛细血管支气管炎。与氮氧化物有密切接触史者应注意严密观察,如在浓度100 mg/m³以上氮氧化物染毒区停留0.5～1 h者即使当时没有中毒症状,也要到医疗单位观察,如72 h内无肺水肿发生可结束观察。中毒者依临床表现及X射线检查的不同可分为轻度、中度、重度三级。

(1)轻度中毒。患者一般在吸入氮氧化物后经6~72 h的潜伏期可出现胸闷、咳嗽、咳痰等,可伴有轻度头晕、头痛、无力、心悸、恶心等症状。胸部有散在的干啰音。X射线检查表现为肺纹理增强或肺纹理边缘模糊。血气分析结果显示动脉血氧分压降低,低于预计值1.33~2.67 kPa(10~20 mmHg)。

(2)中度中毒。除轻度中毒的症状外,患者可有呼吸困难、胸部紧迫感、咳嗽加剧、咳痰或咯血丝痰、轻度发绀等症状。两肺可闻及干啰音或散在湿啰音。胸部X射线检查可见肺野透亮度减低,肺纹理增多、紊乱、模糊,呈网状阴影或斑片状阴影,边缘不清。血气分析常呈轻度至中度低氧血症,只有吸入低浓度氧气(低于50%)时才能维持动脉血氧分压大于8 kPa(60 mmHg)。

(3)重度中毒。具有下列临床表现之一者可诊断为重度中毒:

①肺水肿:患者表现为明显的呼吸困难,剧烈咳嗽,咯大量白色或粉红色泡沫痰,明显发绀,两肺密布湿性啰音。胸部X射线检查可发现两肺野有大小不等、边缘模糊的斑片状或云絮状阴影,有的可融合成大片状阴影。血气分析结果常呈重度低氧血症,在吸入高浓度氧气(高于50%)时动脉血氧分压小于8 kPa(60 mmHg)。

②并发昏迷、窒息、急性呼吸窘迫综合征。

少数氮氧化物中毒患者在吸入氮氧化物气体后可出现迟发性阻塞性毛细支气管炎,表现为无明显急性中毒症状2周后突然发生咳嗽、胸闷及进行性呼吸窘迫等症状,有明显发绀,两肺可闻及干啰音或细湿啰音。X射线检查可见两肺满布粟粒状阴影。

5.诊断

氮氧化物中毒的诊断及分级标准依据《职业性急性氮氧化物中毒诊断标准》(GBZ 15—2002)。根据短期内吸入较大量的氮氧化物的职业史,呼吸系统损害的临床表现和胸部X射线征象,结合血气分析及现场劳动卫生学调查资料,综合分析,并排除其他原因所致的类似疾病,方可诊断。

6.处理原则

氮氧化物中毒的治疗重点是防治肺水肿和迟发性阻塞性毛细支气管炎,具体包括:

(1)将中毒者迅速、安全地转移出中毒现场,注意保暖、静卧休息。

(2)注意病情变化,对密切接触氮氧化物者应观察24~72 h,观察期内应严格限制活动,卧床休息,保持安静,并给予对症治疗。

(3)积极防治肺水肿和迟发性阻塞性毛细支气管炎,患者保持呼吸道通畅,可雾化吸入支气管解痉剂、去泡沫剂(如聚二甲基硅氧烷),必要时气管切开;早期、足量、短程应用糖皮质激素,为防止迟发性阻塞性毛细支气管炎发生可酌情延长糖皮质激素的使用时间;限制液体输入量和输液速率等。

(4)合理氧疗。

(5)预防控制感染,防治并发症,注意维持水、电解质及酸碱平衡。

(6)如出现高铁血红蛋白症,可给予亚甲蓝、维生素C、葡萄糖等治疗。

其他处理按《职业性急性氮氧化物中毒诊断标准》(GBZ 15—2002)的有关规定进行。急性轻、中度患者治愈后可恢复原工作;重度患者视疾病恢复情况而定,严重者应调离刺激性气体作业岗位。如需劳动能力鉴定,可按《劳动能力鉴定职工工伤与职业病致残等级》(GB/T 16180—2014)处理。

7.预防

工作场所空气中NO_2时间加权平均容许浓度为5 mg/m³,短时间接触容许浓度为100 mg/m³。患有明显呼吸系统疾病,如慢性支气管炎、肺气肿、支气管炎、哮喘、支气管扩张、肺心病及明显的心血管系统疾病者不宜从事接触氮氧化物的工作。

（四）氨

1. 理化特性

氨（ammonia，NH_3）常温常压下为无色、具有强烈辛辣刺激性臭味的气体，分子量为 17.04，相对密度为 0.5791（空气密度设为 1），比空气轻，易逸出。沸点 $-33.5\ ^\circ C$，常温下加压可液化。极易溶于水而形成氨水（一水合氨溶液），浓氨水含氨 28%～29%，呈强碱性。易燃，自燃点为 651 $^\circ C$，能与空气混合形成爆炸性混合气体。

2. 接触机会

氨可用于制造硫酸铵、硝酸铵、氨水、尿素等多种化肥，故合成氨、氮肥等工业可接触到氨。液氨可作为制冷剂，故人造冰、冷藏等工业也可接触到氨。还有以氨为原料的各种化学工业也有机会接触到氨，如制碱、炸药、医药、氢氟酸、氰化物、有机腈以及合成纤维、塑料、树脂、鞣皮、油漆、染料等。

3. 毒理学

氨极易溶解于水，对眼及上呼吸道具有明显的刺激和腐蚀作用；氨能碱化脂肪，使组织蛋白溶解变性，且分子量小，扩散速率快，能迅速通过细胞渗透到组织内，使病变向深部发展。氨对人体的毒性反应因空气中氨气浓度和接触时间不同而差异极大——可由闻到气味、出现刺激症状到危及生命。低浓度时氨可使眼结膜、鼻咽部、呼吸道黏膜充血、水肿等；浓度升高时可造成组织溶解性坏死，导致严重的眼及呼吸道灼伤、化学性肺炎及中毒性肺水肿，造成呼吸功能障碍，出现低氧血症，乃至急性呼吸窘迫综合征、心脑缺氧等；高浓度氨吸入后血氨会升高，三羧酸循环受到抑制，脑氨升高可致中枢神经系统兴奋性增强，出现兴奋、惊厥等，继而转入抑制，以至昏迷、死亡，亦可通过神经反射作用引起心跳和呼吸骤停。

4. 临床表现

根据接触浓度、接触时间及个人易感性的不同，氨中毒的临床表现轻重不一。轻者表现为一过性眼和上呼吸道黏膜刺激症状，轻度中毒以气管、支气管损害为主，表现为支气管炎或支气管周围炎，也可引起轻度喉头水肿；中度中毒表现为支气管肺炎或间质性肺水肿；重度中毒以肺部严重损害为主，可出现肺泡性肺水肿或急性呼吸窘迫综合征，同时伴有明显的气胸或纵隔气肿等并发症。可出现中毒性肝、肾损害，并致角膜及皮肤灼伤。

5. 诊断原则及分级标准

氨中毒的诊断及分级标准依据《职业性急性氨中毒的诊断》（GBZ 14—2015）。根据短时间内吸入高浓度氨气的职业史，以呼吸系统损害为主的临床表现和胸部 X 射线检查结果，结合血气分析检查及现场劳动卫生学调查结果，综合分析，排除其他病因所致类似疾病，方可诊断。

轻、中、重度急性氨中毒者均可伴有眼或皮肤灼伤，其诊断分级参照《职业性化学性眼灼伤的诊断》（GBZ 54—2017）或《职业性化学性皮肤灼伤诊断标准》（GBZ 51—2009）。

6. 处理原则

防治肺水肿和肺部感染是治疗氨中毒的关键，同时要积极处理眼灼伤，防止失明。治疗中强调一个"早"字，即及早吸氧、及早雾化吸入中和剂、早期应用糖皮质激素、早期使用抗生素预防感染。具体包括以下几点：

（1）现场处理：迅速、安全地将中毒者转移出现场，注意保暖、静卧休息。彻底冲洗污染的眼和皮肤。氨气遇水形成的"强氨水"可灼伤面部皮肤，故现场抢救时忌用湿毛巾捂面。

（2）保持呼吸道通畅，及时清除气道堵塞物，气道阻塞时应及时给予气管切开；可给予支气管解痉剂、去泡沫剂（如 10% 聚二甲基硅氧烷）雾化吸入；如有呼吸抑制，可给予呼吸中枢兴奋剂等。

（3）早期防治肺水肿。应早期、足量、短程应用糖皮质激素、莨菪碱类药物等，同时严格控制液体输入量，维持水、电解质及酸碱平衡。

（4）合理氧疗。采用鼻导管低流量吸氧法或面罩给氧。

（5）积极预防控制感染。及时、足量、合理应用抗生素，早期给予广谱抗生素，也可联合用药，防治继发症。

（6）眼、皮肤的灼伤治疗可参照《职业性化学性眼灼伤诊断标准》（GBZ 54—2002）或《职业性化学性皮肤灼伤诊断标准》（GBZ 51—2009）。皮肤灼伤应迅速用3％的硼酸溶液或清水冲洗，特别应注意腋窝、会阴等潮湿部位。眼灼伤时应及时、彻底地用3％的硼酸溶液冲洗，12 h 内每 15～30 min冲洗一次，每天要剥离结膜囊，防止睑球粘连。

轻度中毒者治愈后可回到原岗位工作。中、重度中毒者视疾病恢复情况而定，一般应调离接触刺激性气体的作业岗位。需劳动能力鉴定者可参照《劳动能力鉴定职工工伤与职业病致残等级》（GB/T 16180—2014）处理。

7. 预防

工作场所空气中氨的时间加权平均容许浓度为 20 mg/m³，短时间接触容许浓度为 30 mg/m³。患有明显呼吸系统疾病如慢性支气管炎、肺气肿、哮喘、肺心病、活动性肺结核及严重肝病者不宜从事与氨有接触的作业。

8. 氨中毒案例

案例一：某化肥厂运输液氨罐爆炸、氨气泄漏造成集市多人急性氨中毒。1987 年6 月22 日12 时40 分，甲化肥厂向乙化肥厂求购液氨，乙厂一辆液氨罐运输车在装满了 790 kg 液氨后向甲厂驶去。途中，司机、押运人员、充装人员一起到附近饭店喝酒吃饭，13 时 30 分吃完饭后司机继续酒后驾车，汽车行驶25 min后到达某乡集市附近时，液氨罐尾部冒出了白烟，先是"啪"的一声，而后"轰"的一声巨响，汽车后部冒出大量白色烟雾并向前猛冲。重达 74.4 kg 的氨罐后封头向后偏右方向飞出 64.4 m，在一民房砖墙上砸出了一个大洞。直径 0.8 m、长 3 m、重约 770 kg 的罐体挣断固定位置的钢丝绳，冲断氨罐支架及卡车前龙门架，撞毁驾驶室后（驾驶员、押运员被当场挤死）向前偏左方向冲出95.7 m，途中撞死 3 人。喷出的液氨立即气化，致使赶集的 87 名村民发生氨灼伤，并致急性氨中毒，其中 57 人送往县医院住院抢救治疗。汽车后部路旁的 200 棵树和约7000 m² 的庄稼全被毁坏。约有 2 万名赶集的村民乱成一片，四处逃跑。

本次事故共造成 9 人死亡，10 名重度中毒者有严重后遗症，其余 47 名中度、轻度中毒患者陆续治愈出院，事故造成了极坏的社会影响。

调查发现，事故原因主要有以下几点：

一是液氨罐制造质量低劣。按规范要求，焊接厚钢板应打坡口焊接，而此罐全部焊缝均未开坡口，且焊接质量极差，10 mm 的厚钢板只焊合了 4 mm。X 光探伤所拍的12 张片子中焊缝无一张合格。封头冲制不合格，无直边，封头直径与筒体直径不相等，造成错边。焊后未进行整体退火处理。

二是管理混乱，没有建立压力容器管理制度。该罐本是固定式储罐，未经批准便随意改成了汽车上的移动罐，且压力容器未按要求进行检验。

三是在运输危险品前未按规定到有关部门办理危险品运输许可证。

四是司机酒后驾驶，超速行驶。

五是未按规定的路线运输危险物品，而是通过人员集中的集镇，扩大了事故后果。

这次事故给我们的启示是，压力容器必须符合国家标准，并按规定定期检验。液氨运输要办理危险品运输许可证。

案例二：某有色冶金机械厂发生氨气泄漏导致多人急性中毒。1989 年 9 月 4 日 9 时，某有色冶金机械厂的工人正在修理冷冻机房的冷冻机阀门，突然从阀门里冲出大量氨气，当时还有 17 人在另一个房间的无菌池中做加料和化验等操作，结果 9 人因吸入氨气而中毒，经过抢救治疗后康复。

调查发现,事故原因是设备未及时维修,维修时未采取应急防备措施。

这次事故给我们的启示是,维修冷冻机阀门应注意防护和应急救援。

二、窒息性气体

（一）概述

1. 概念

窒息性气体（asphyxiating gases）是指被机体吸入后,可使氧的供给、摄取、运输和利用发生障碍,使全身组织细胞得不到或不能利用氧而导致组织细胞缺氧窒息的一类有害气体的总称。窒息性气体中毒常发生于局限空间作业场所,中毒后机体可表现为多个系统受损,但首先是神经系统受损且最为突出。常见的窒息性气体有一氧化碳、硫化氢、氰化氢和甲烷。

2. 分类

窒息性气体按其作用机制不同可分为单纯窒息性气体和化学窒息性气体两大类。

（1）单纯窒息性气体。单纯窒息性气体本身无毒、毒性很低或为惰性气体,但由于它们的存在使空气中氧的比例和含量明显降低,相应地进入呼吸道、血液和组织细胞的氧含量也降低,从而导致机体缺氧、窒息,如氮气、氢气、甲烷、乙烷、丙烷、丁烷、乙烯、乙炔、二氧化碳、水蒸气以及氦气、氖气、氩气等惰性气体。

单纯窒息性气体所致危害与氧分压降低程度成正比。单纯窒息性气体仅在高浓度时,尤其是在局限空间内才有危险性。在101.3 kPa（760 mmHg）大气压下,空气中氧含量为20.96%。若空气中氧含量低于16%,即可致机体缺氧、呼吸困难;若低于6%可迅速导致惊厥、昏迷甚至死亡。二氧化碳主要起单纯窒息性作用,但当其浓度超过正常浓度的5～7倍时,可引起中毒性知觉丧失。

（2）化学窒息性气体。化学窒息性气体是指进入机体后可对血液或组织产生特殊化学作用,使血液对氧的运送、释放或组织利用能力发生障碍,引起组织细胞缺氧窒息的气体,如一氧化碳、硫化氢、氰化氢、苯胺等。根据毒性作用环节的不同,化学窒息性气体又分为以下两小类:

①血液窒息性气体。血液窒息性气体可阻止血红蛋白（Hb）与氧结合或妨碍 Hb 向组织释放氧,影响血液运输氧气的能力,造成组织供氧障碍而窒息,如一氧化碳、氧化亚氮以及苯胺、硝基苯等苯的氨基、硝基化合物蒸气等。

②细胞窒息性气体。细胞窒息性气体主要是抑制细胞内呼吸酶的活性,阻碍细胞对氧的摄取和利用,发生细胞"内窒息",如硫化氢、氰化氢等。细胞窒息作用也可由麻醉剂和麻醉性化合物（如乙醚、氯仿、氧化亚氮、二硫化碳）所引起,它们对神经组织（包括呼吸中枢）均有影响,过量吸入可引起呼吸抑制,最终导致呼吸衰竭。

3. 接触机会

窒息性气体不仅在生产环境中常见,也是家庭生活中常见的有毒气体种类,如一氧化碳可在含碳物质氧化不全,以及以一氧化碳为原料的作业和环境中遇到,如炼焦、金属冶炼、窑炉、火灾现场、光气和合成氨制造、煤气发生炉等,也可以因家庭生活用煤的不完全燃烧、煤气灶漏气等而产生。

硫化氢多见于含硫矿物或硫化物的还原及动植物蛋白质腐败等有关环境中,如石油提炼、化纤纺丝、皮革脱毛、合成橡胶及硫化染料生产等,以及皮革、造纸、制糖、酿酒、酱菜等工业和污物、垃圾清理、下水道疏通等作业。

氰化氢主要来源于氰化物,包括无机氰酸盐类和有机氰类化合物。在化学反应过程中,尤其在高温或与酸性物质作用时,氰化物能释放出氰化氢气体,常见于电镀、采矿、冶金和染料工业等。农业如熏蒸灭虫剂、灭鼠剂等也可产生氰化氢。氰化氢在军事上曾用作战争毒剂。

甲烷见于腐殖化环境和矿井,在化学工业生产过程中常被用作制造三氯甲烷等多种有机化合物的原料。在日常生活、天然气、煤气、油田气和沼气中也存在大量的甲烷。

二氧化碳广泛应用于工业生产中,可以用作生产纯碱、化肥、无机盐及甲醇的原料,用作食品添加剂和防腐剂,也可以用于制造灭火剂。在酒池、地窖、矿井尾部和深井中含有大量二氧化碳。

4.毒理

不同种类窒息性气体的致病机制不同,但其主要致病环节都是引起机体组织细胞缺氧。正常情况下,空气中的氧经呼吸道吸入到达肺泡,经过血气交换进入血液,与红细胞中的 Hb 结合形成氧合血红蛋白(HbO_2),再经血液循环输送至全身各组织器官,与组织中的气体交换进入细胞。在细胞内各种呼吸酶的作用下,参与糖、蛋白质、脂肪等营养物质的代谢转化,产生能量,并生成二氧化碳和水,以维持机体的生理活动。上述过程中的任何一个环节被窒息性气体阻断都会引起机体缺氧窒息。

一氧化碳可以与氧气竞争血红蛋白上的结合位点,形成碳氧血红蛋白(HbCO),使血液运输氧气的能力下降,导致组织细胞缺氧。

硫化氢进入机体后的作用是多方面的,主要是与细胞色素氧化酶中的 Fe^{3+} 结合,抑制细胞呼吸酶的活性,导致组织细胞缺氧。硫化氢还可与谷胱甘肽的巯基(—SH)结合,使谷胱甘肽失活,加重组织细胞缺氧。另外,高浓度的硫化氢可通过对嗅神经、呼吸道黏膜神经及颈动脉窦、主动脉体的化学感受器产生强烈刺激,导致呼吸麻痹甚至猝死。

氰化氢进入机体后,氰离子(CN^-)直接作用于细胞色素氧化酶,使其失去传递电子的能力,导致细胞不能摄取和利用氧,引起细胞内窒息。

甲烷本身对机体无明显毒性,其造成的组织细胞缺氧是由于吸入气中氧的比例和浓度降低所致的缺氧性窒息。

5.窒息性气体的毒性作用特点

(1)脑对缺氧极为敏感,轻度缺氧即可引起智力下降、注意力不集中、定向能力障碍等;缺氧较重时可出现头痛、耳鸣、恶心、呕吐、乏力、嗜睡甚至昏迷;进一步发展可出现脑水肿。

(2)不同窒息性气体中毒的机制不同,对其治疗须按中毒机制和条件选用相应的特效解毒剂。

(3)慢性中毒尚无定论,有学者认为慢性中毒只是反复急性轻度中毒的结果。长期反复接触低浓度一氧化碳可有明显的神经功能和循环系统影响,但缺乏客观体征,且可对一氧化碳产生耐受性;长期接触氰化氢可出现慢性刺激症状、类神经症、自主神经功能紊乱、肌肉酸痛及甲状腺肥大等,但无特异性指标,诊断尚有困难;硫化氢的慢性影响也类似。因此,有研究认为所谓"慢性中毒"只是反复急性轻度中毒的结果。

6.窒息性气体中毒的表现

(1)缺氧症状。缺氧是窒息性气体的共同致病环节,是窒息性气体中毒的共同表现。不同种类的窒息性气体因其独特毒性的干扰或掩盖,导致缺氧的临床表现并不完全相同。

(2)脑水肿。脑水肿主要是颅压升高的表现,但早期颅内压升高往往不明显。

(3)其他表现。窒息性气体会损伤呼吸道,引起中毒性肺水肿,发生急性反应性喉痉挛和反应性延髓呼吸中枢麻痹。急性一氧化碳中毒时患者面颊部呈樱桃红色,色泽鲜艳而无明显青紫。急性氰化物中毒患者表现为无发绀性缺氧、末梢性呼吸困难、缺氧性心肌损害和肺水肿。

实验室检查方面,急性一氧化碳中毒可定性、定量地测定血中 HbCO 的水平;急性氰化物中毒可测定尿中硫氰酸盐的含量(正常参考值上限:不吸烟者为 5 mg/L,吸烟者为 10 mg/L);急性硫化氢中毒可测定尿硫酸盐含量或检查血液中硫化血红蛋白的水平。

7.治疗

(1)治疗原则。窒息性气体中毒病情危急,应分秒必争地进行抢救。有效的解毒剂治疗,及时纠正脑缺氧,积极防治脑水肿是治疗窒息性气体中毒的关键。

(2)现场急救。窒息性气体中毒有明显的剂量-效应关系,故特别强调尽快阻止毒物继续吸收,

解除体内毒物的毒性。要重视现场抢救,关键是及时,具体包括:

①尽快让患者脱离中毒现场,立即吸入新鲜空气。入院患者虽已脱离现场,仍应彻底清洗被污染的皮肤。

②严密观察患者的生命体征。危重者易发生中枢性呼吸循环衰竭,一旦发生应立即进行心肺复苏;呼吸停止者应立即进行人工呼吸,给予呼吸兴奋剂。

③并发肺水肿者给予足量、短程糖皮质激素治疗。

(3)氧疗法。氧疗法是急性窒息性气体中毒急救的主要常规措施之一。氧疗法可采用各种方法给予较高浓度(40%~60%)的氧,以提高动脉血氧分压,增加组织细胞对氧的摄取能力,激活受抑制的细胞呼吸酶,改善脑组织缺氧,阻断脑水肿恶性循环,加速窒息性气体的排出。

(4)尽快给予解毒剂,具体方法是:

①单纯窒息性气体中毒:无特殊解毒剂,但二氧化碳中毒可给予呼吸兴奋剂,严重者可用机械过度通气以促进二氧化碳排出。

②一氧化碳中毒:无特殊解毒药物,但吸入高浓度氧可加速 HbCO 离解。

③硫化氢中毒:可应用小剂量(20~120 mg)亚甲蓝治疗,理论上也可给予高铁血红蛋白(MtHb)形成剂,但硫化氢在体内转化速率较快,且 MtHb 可降低血液携氧能力而加重缺氧,故除非在中毒后立即使用,否则可能弊大于利,必需慎用。

④急性氰化物中毒:可采用注射硫代硫酸钠或使用亚硝酸钠-硫代硫酸钠联合解毒疗法进行排毒。近年来有人采用 10% 的 4-二甲氨基苯酚(4-DMAP)作为高铁血红蛋白(MtHb)形成剂,效果良好、作用快,血压下降等不良反应小;重症者可同时静注 15% 的硫代硫酸钠 50 mL 以加强解毒效果。也可用亚甲蓝-硫代硫酸钠疗法,即采用亚甲蓝代替亚硝酸钠,但剂量应加大。还可用对氨基苯丙酮(PAPP)治疗。

⑤苯的氨基或硝基化合物中毒:可致高铁血红蛋白血症,使用小剂量亚甲蓝还原目前仍为最佳解毒治疗方法。

(5)积极防治脑水肿。脑水肿是缺氧引起的最严重后果,也是窒息性气体中毒死亡的最主要原因。因此,防治脑水肿是急性窒息性气体中毒抢救成败的关键。应早期防治,力求让脑水肿不发生或程度较轻。限水利尿一直是缺氧性脑水肿的经典治疗方法。除了防治缺氧性脑水肿的基础措施外,还应采取如下措施:

①给予脑代谢复活剂,如 ATP、细胞色素 C、辅酶 A 及能量合剂、肌苷、谷氨酸钠、γ-氨基丁酸、乙酰谷氨酰胺、二磷酸胞苷胆碱、二磷酸果糖、脑蛋白水解物注射液等。

②利尿脱水,常用药物为 20% 甘露醇或 25% 山梨醇,也可与利尿药交替使用。

③糖皮质激素对急性中毒性脑水肿有一定效果,常用地塞米松,宜尽早使用,首日应用较大的冲击剂量。

(6)对症支持治疗。常用的对症支持治疗包括:

①谷胱甘肽作为辅助解毒剂可加强细胞抗氧化作用,加速解毒。

②低温与冬眠疗法可减少脑氧耗量,降低神经细胞膜的通透性,并有降温作用,可保护脑细胞,减轻缺氧所致脑损害。

③应用二联抗生素预防感染。

④抗氧化剂对活性氧(包括氧自由基)及其损伤作用具有明显的清除效果。维生素 E、大剂量维生素 C、β-胡萝卜素及小剂量微量元素硒等可拮抗氧自由基。

⑤纳洛酮是特异性阿片受体拮抗剂、神经元保护剂,对一氧化碳中毒患者可起到有效的治疗作用,并可抑制一氧化碳中毒后的大脑神经细胞脱髓鞘和细胞变性,减少一氧化碳中毒后迟发性脑病的发生率。

⑥常用的苏醒药有乙胺硫脲、甲氯芬酯、胞磷胆碱、吡拉西坦等,配合其他脑代谢复活药物常

可收到较好效果。

⑦钙通道阻滞剂可阻止 Ca²⁺ 向细胞内转移,并可直接阻断血栓素的损伤作用,广泛用于各种缺血缺氧性疾病的治疗。可早期用药,常用药物有双苯丙胺、维拉帕米、硝苯地平等。

⑧缺氧性损伤的细胞干预措施:缺氧性损伤的分子机制主要涉及活性氧生成及细胞内钙超载,目前的细胞干预措施主要就是针对这两点,目的在于将损伤限制在亚细胞层面,不使其进展为细胞及组织损伤。缺氧可以诱发大量自由基生成,而治疗过程中的给氧措施可使机体出现"缺血-再灌注样效应",也会产生大量的自由基。大量的自由基可导致细胞脂质过氧化损伤,故以清除氧自由基为主的抗氧化治疗已成为近年来窒息性气体中毒治疗进展的重要标志。常用的自由基清除剂有巴比妥类、维生素 E、维生素 C、辅酶 Q、超氧化物歧化酶(SOD)、谷胱甘肽、糖皮质激素等。

⑨改善脑组织灌流,主要措施包括以下几点:

a.维持充足的脑灌注压,要点是使血压维持在正常或稍高水平,故任何原因的低血压均应及时纠正,但也应防止血压突然升高过多,以免颅内压骤增。紧急情况下可用4~10 ℃的生理盐水或低分子右旋糖酐(300~500 mL/0.5 h)经颈动脉直接快速灌注,以达降温、再通微循环的目的。

b.纠正颅内"盗血",可采用中度机械过度换气法。因动脉血 CO_2 分压($PaCO_2$)降低后可使受缺氧影响较小的区域血管反射性收缩,血液得以重新向严重缺氧区灌注,达到改善脑内分流、纠正"盗血"的目的。一般将 $PaCO_2$ 维持在 4 kPa(30 mmHg)即可,$PaCO_2$ 过低可能导致脑血管过度收缩,加重脑缺氧。

c.改善微循环状况。低分子(分子量 2 万~4 万)右旋糖酐有助于提高血浆胶体渗透压,回收细胞外水分,降低血液黏稠度,预防和消除微血栓,且可以很快经肾小球排出而具有利尿作用,一般 24 h 内可使用 1000~1500 mL。

⑩控制并发症,包括早期、足量、短程应用激素,预防硫化氢中毒性肺水肿的发生发展;高压氧治疗或面罩加压给氧可预防一氧化碳中毒迟发性神经精神后发症。

⑪其他对症处理,如对角膜溃疡等进行处理。

8.预防措施

窒息性气体中毒事故的主要原因是设备缺陷和使用中发生跑、冒、滴、漏,缺乏安全作业规程或违章操作,家庭室内采用煤炉取暖且通风不良等。

中毒死亡多发生在现场或送医途中。现场死亡原因除窒息性气体浓度高外,还有不进行通风,缺乏急救安全措施,缺乏有效的防护面具,劳动组合不合理导致在窒息性气体环境下单独操作而得不到及时发现与抢救,或窒息昏倒于水中溺死等。据此,预防窒息性气体中毒的重点在于:

(1)严格管理制度,制定并严格执行安全操作规程。

(2)定期检修设备,防止跑、冒、滴、漏。

(3)对窒息性气体环境设置警示标志,安装自动报警设备,如一氧化碳报警器等。

(4)加强卫生宣教,做好上岗前安全与健康教育,普及急救互救知识和技能训练。

(5)添置有效防护面具,并定期维修与检测效果。

(6)在高浓度或通风不良的窒息性气体环境下进行作业或抢救时,应先进行有效的通风换气,通风量不少于环境容量的 3 倍,佩戴防护面具,并设置专人接应保护。在高浓度硫化氢、氰化氢环境下短期作业时可口服 4-二甲氨基吡啶 180 mg 和对氨基苯丙酮90 mg进行预防,20 min 即可显效。4-二甲氨基吡啶作用快、药效短,对氨基苯丙酮作用慢、药效持久。

(二)一氧化碳

1.理化特性

一氧化碳俗称"煤气",分子式 CO,是一种无色、无味、无臭、无刺激性的气体,分子量 28.01,密度 0.967 g/L,熔点 −205 ℃,沸点 −190 ℃,微溶于水,易溶于氨水;易燃、易爆,在空气中含量达

12.5%时可发生爆炸。

2.接触机会

CO为分布广泛的窒息性气体,生产性和生活性原因引起的急性CO中毒均较常见。含碳物质不完全燃烧均可产生CO,接触CO的作业存在于70余种工业中,如冶金工业的炼焦、金属冶炼,机械工业的铸造、锻造,采矿业中的爆破作业,用CO作化工原料制造光气、甲醇、甲酸、甲醛、氨、丙酮等,耐火材料、玻璃、陶瓷、建筑材料等工业使用的窑炉、煤气发生炉等。此外,家庭用煤炉、煤气灶、燃气热水器和汽车发动机尾气产生的CO也可在通风不良的情况下引起急性中毒。

3.毒理学

(1)吸收与排泄。CO主要经呼吸道吸收,透过肺泡迅速弥散入血。入血后80%~90%与血红蛋白可逆性结合,形成碳氧血红蛋白(HbCO),失去携氧功能。空气中CO浓度越高,肺泡气中的CO分压越大,血液中HbCO的饱和度也越高。吸入的CO中10%~15%可与血管外血红素蛋白如肌红蛋白、细胞色素氧化酶等结合。CO还可透过胎盘屏障进入胎儿体内。

进入机体的CO绝大部分以原形随呼气排出,约1%转化为CO_2呼出。正常大气压下(氧分压为0.21个绝对大气压),CO的生物半衰期平均为320 min(128~409 min),吸入高浓度CO需7~10天方可完全排出,但提高空气中的氧分压可显著缩短CO的生物半衰期。如吸入1个大气压的纯氧,CO的生物半排期可缩短至80 min,吸入3个大气压的纯氧则缩短至23.5 min。

(2)毒性作用机制。

①与血红蛋白结合形成HbCO,这也是急性CO中毒引起机体缺氧窒息的最主要机制。经呼吸道吸入的CO绝大部分与血红蛋白分子中原卟啉Ⅸ的亚铁复合物发生紧密且可逆的结合,形成HbCO,使血红蛋白失去携氧能力,导致组织缺氧。

CO与血红蛋白的亲和力比O_2与血红蛋白的亲和力大300倍,少量CO即可与氧气竞争,生成大量HbCO;而且HbCO的离解速率比HbO_2慢3600倍。HbCO不仅无携氧功能,还可影响HbO_2的离解,阻碍O_2的释放,故会导致低氧血症和组织缺氧。CO与血红蛋白的结合具有可逆性,及时测定血中HbCO的含量可作为反映CO中毒严重程度的参考指标。停止接触后,O_2可缓慢地取代CO,重新形成HbO_2。高压氧疗可加速HbCO离解。

血液HbCO的含量主要与空气中CO浓度、接触时间及每分钟肺通气量有关,后者取决于接触者的劳动强度。CO的分压越高,则血液中HbCO的饱和度越大,达到饱和的时间也越短。

②CO可与肌红蛋白结合形成一氧化碳肌红蛋白,影响O_2从毛细血管向细胞线粒体的弥散,损害线粒体功能。

③其他机制。CO与线粒体细胞色素氧化酶可逆性结合,可阻断电子传递链,抑制组织呼吸,导致细胞内窒息。CO还可与氧化亚氮合酶(NOS)、鸟苷酸环化酶等结合,干扰有关酶的活性。

4.病理改变

机体缺氧可影响多个脏器系统,中枢神经系统的组织细胞对缺氧最敏感。CO的毒性作用影响了O_2和能量供应,可引起脑水肿、脑血液循环障碍,使大脑和基底神经节(尤其是苍白球和黑质)因血管吻合支较少、血管水肿和结构不健全而发生变性、软化、坏死,或白质广泛性脱髓鞘病变,由此出现以中枢神经系统损害为主,伴有不同并发症的症状与体征,如颅内压升高、帕金森综合征和一系列神经精神症状等。此外,因HbCO为鲜红色,故急性CO中毒患者的皮肤黏膜呈樱桃红色。CO中毒还可引起心肌损害等。

5.临床表现

(1)急性CO中毒。急性CO中毒是吸入较高浓度CO后引起的急性脑缺氧性疾病,起病急骤、潜伏期短,主要表现为急性脑缺氧引起的中枢神经损害。少数患者可有迟发性神经精神症状,部分患者也可有其他脏器的缺氧性改变。患者中毒程度与血中HbCO浓度有关。

①轻度中毒:以脑缺氧反应为主要表现,患者出现剧烈头痛、头晕、耳鸣、眼花、视物模糊、颞部

血管压迫和搏动感,并有恶心、呕吐、心悸、胸闷、四肢无力和步态不稳等症状,可有意识模糊、嗜睡、短暂昏厥甚至谵妄状态等轻度至中度意识障碍,但无昏迷。血液 HbCO 浓度可高于 10%。经治疗症状可迅速消失。

②中度中毒:除有轻度中毒的症状外,患者的皮肤、黏膜呈樱桃红色,意识障碍加重,表现为浅至中度昏迷,对疼痛刺激有反应,瞳孔对光反射和角膜反射迟钝,血液 HbCO 浓度可高于 30%。经抢救可较快清醒,恢复后一般无并发症和后遗症。因 HbCO 为鲜红色,故患者皮肤黏膜在中毒之初呈樱桃红色,与其他缺氧不同,这是中度 CO 中毒的临床特点之一。还有一点需要注意的是,患者多全身乏力,即使尚清醒也已难以行动,不能自救。

③重度中毒:上述症状进一步加重,患者因脑水肿而迅速进入深昏迷或去大脑皮层状态,昏迷可持续十几个小时,甚至几天;肤色因末梢循环不良而呈灰白或青紫色;呼吸、脉搏由弱、快变为慢、不规则,甚至停止,心音弱而低钝,血压下降;瞳孔缩小,瞳孔对光反射等各种反射迟钝或消失,可出现病理性反射;初期肌张力升高、牙关紧闭,可出现阵发性抽搐或强直性全身痉挛,晚期肌张力显著降低,瞳孔散大,大小便失禁,可因呼吸麻痹而死亡。经抢救存活者可并发脑水肿、休克或严重的心肌损害、肺水肿、呼吸衰竭、上消化道出血、锥体系或锥体外系损害等脑局灶损害症状。血液 HbCO 浓度可高于 50%。

(2)急性 CO 中毒迟发脑病(神经精神后发症)。急性 CO 中毒迟发脑病是指少数急性 CO 中毒患者在意识障碍恢复后,经过 2~60 天的"假愈期"后又出现严重的神经精神和意识障碍症状,包括智力低下、谵妄或去大脑皮层状态;锥体外系神经障碍,出现帕金森综合征表现;锥体系损害,出现偏瘫、病理反射阳性或大小便失禁等;大脑皮层局灶性功能障碍,如失语、失明等,或出现继发性癫痫。重者生活不能自理甚至死亡。头部 CT 检查可见脑部病理性密度减低区;脑电图可见中、高度异常。

迟发脑病的发生可能与 CO 中毒急性期病情重、昏迷时间长、苏醒后休息不够充分或治疗处理不当、高龄、有高血压病史、脑力劳动者、精神刺激等有关。约 10% 的患者可发生此病,部分患者经治疗后可恢复,有些则会留下严重后遗症。

(3)慢性影响。长期接触低浓度 CO 是否可引起慢性中毒尚有争论。有研究表明,长期反复接触低浓度 CO 可出现神经和心血管系统损害,如头痛、头晕、耳鸣、无力、记忆力减退及睡眠障碍,以及心律失常、心肌损害和动脉粥样硬化等。

6.实验室检查

(1)血液 HbCO 测定。血中 HbCO 的含量与接触 CO 的浓度和时间有密切的关系,因此,作为接触 CO 的生物监测指标,血中 HbCO 是诊断 CO 中毒的重要依据和特异性诊断指标之一。

血中 HbCO 的生物半衰期平均为 5 h,脱离接触环境后可较快降低,与临床表现程度有时可不一致,故超过 8 h 后测定结果无临床意义。为使监测结果有可比性,职业接触 CO 的生物限值规定采样时间为工作班末,即下班前 1 h 以内,方法是取患者和健康者的血液各 20 μL,分别滴入试管,各加 5% 的氢氧化钠 2 mL 混匀后观察,若患者样品为樱桃红色,则 HbCO 定性为阳性。用双波长分光光度法检测有较高的灵敏度及准确度,快速简便。

血中 HbCO 超过 10% 即提示有较高浓度的 CO 接触史,对本病的诊断及鉴别诊断有参考意义。该生物限值主要用于健康工人群体接触 CO 水平的评价,也可用于个体评价,不适用于有心血管疾病的工人、怀孕女工、接触 CH_2Cl_2 工人和高原作业工人接触 CO 的评价。吸烟能使 HbCO 的本底值升高,因此采样前 8 h 不宜吸烟,以尽可能排除吸烟对监测结果的影响。

(2)脑电图及诱发电位检查。多数急性 CO 中毒的患者可出现异常脑电图,迟发脑病患者脑电图及诱发电位改变较临床表现出现更早。

(3)脑 CT 与 MR 检查。脑 CT 与 MR 检查有助于早期发现脑水肿,急性中毒症状消失后 CT 或 MR 出现新的异常则提示有迟发脑病的可能。

（4）心肌酶学检查。

（5）心电图检查。通过中毒后不同阶段的电生理学和脑 CT，尤其是 MR 对比，可早期预测急性 CO 中毒迟发脑病的发生。早期进行心肌酶学及心电图检查动态观察有助于早期诊断和及时治疗急性 CO 中毒引起的心肌损害。

7. 诊断

急性 CO 中毒的诊断可依据《职业性急性一氧化碳中毒诊断标准》（GBZ 23—2002），根据吸入较高浓度 CO 的接触史和急性发生的中枢神经损害症状和体征，结合血中 HbCO 及时测定的结果，现场卫生学调查及空气中 CO 浓度测定资料，并排除其他病因后，可诊断为急性 CO 中毒。

急性 CO 中毒的接触反应包括头痛、头晕、心悸、恶心等，吸入新鲜空气后症状可消失。急性 CO 中毒以急性脑缺氧引起的中枢神经损害为主要临床表现，故不同程度的意识障碍是临床诊断和分级的重要依据。

（1）具有以下任何一项表现者为轻度中毒：

①出现剧烈的头痛、头晕、四肢无力、恶心、呕吐。

②轻度至中度意识障碍但无昏迷者，血液 HbCO 浓度可高于 10%。

（2）除有上述症状外，意识障碍表现为浅至中度昏迷，经抢救后恢复且无明显并发症者为中度中毒，血液 HbCO 浓度可高于 30%。

（3）具备以下任何一项者为重度中毒：

①意识障碍程度达深昏迷或去大脑皮层状态。

②患者有意识障碍且并发下列任何一项表现者：脑水肿，休克或严重的心肌损害，肺水肿，呼吸衰竭，上消化道出血，脑局灶损害（如锥体系或锥体外系损害体征），血液 HbCO 浓度高于 50%。

（4）急性 CO 中毒迟发脑病（神经精神后发症）。急性 CO 中毒意识障碍恢复后，经 2~60 天的"假愈期"，患者出现下列临床表现之一者即可诊断为急性 CO 中毒迟发脑病：①精神及意识障碍呈智力低下、谵妄或去大脑皮层状态；②锥体外系神经障碍出现帕金森综合征的表现；③锥体系神经损害（如偏瘫、病理反射阳性或小便失禁等）；④大脑皮层局灶性功能障碍（如失语、失明等）或出现继发性癫痫。此外，急性 CO 中毒迟发脑病患者头部 CT 检查可发现脑部有病理性密度减低区，脑电图检查可发现中度及高度异常。

（5）鉴别诊断。轻度急性 CO 中毒需与感冒、高血压、食物中毒等鉴别，中度及重度中毒者应注意与其他病因如脑外伤、脑膜炎、糖尿病酮症酸中毒、脑血管意外、氰化物或硫化氢中毒、安眠药中毒等引起的昏迷相鉴别，急性 CO 中毒迟发脑病应注意与精神病、脑血管性痴呆、帕金森病进行鉴别。毒物接触史、既往疾病史及中枢神经系统阳性体征，尤其是及时检测血 HbCO 及头部 CT 检查有助于临床鉴别诊断。

8. 处理原则

（1）急性 CO 中毒的治疗原则是迅速将患者移离中毒现场至通风处，松开衣领，注意保暖，保持安静，必要时吸氧，密切观察意识状态，同时及时进行急救与治疗，方法包括：

①轻度中毒者可给予氧气吸入及对症治疗。

②中度及重度中毒者应积极给予常压口罩吸氧治疗，有条件时应给予高压氧治疗。

③重度中毒者视病情应给予消除脑水肿、促进脑血液循环、维持呼吸循环功能及镇痉等对症及支持治疗。应注意加强护理，积极防治并发症及预防迟发脑病。

④对迟发脑病患者，可给予高压氧、糖皮质激素、血管扩张剂或抗帕金森病药物与其他对症与支持治疗。

⑤中度及重度急性 CO 中毒患者昏迷清醒后，应观察 2 个月，观察期间宜暂时脱离 CO 作业。

（2）急性 CO 中毒的具体治疗措施包括：

①迅速脱离中毒现场，将患者移至空气新鲜处，保持呼吸道通畅，静卧保暖，密切观察意识

状态。

②立即给予氧疗,以纠正缺氧并促进 CO 排出。有条件者尽早给予高压氧治疗,呼吸停止者应及时人工呼吸或采用机械通气。

③积极防治脑水肿,急性重度中毒患者在中毒后 2～4 h 即可出现脑水肿,2～48 h 达到高峰,并可持续 5～7 天。应及早应用脱水剂,目前最常用的是 20% 的甘露醇溶液快速静脉滴注,2～3 天后颅内压升高情况好转可酌情减量;也可注射 50% 的葡萄糖和呋塞米脱水,ATP、肾上腺皮质激素有助于缓解脑水肿,肾上腺皮质激素常用地塞米松,应早期、足量。

④促进脑细胞代谢。应用能量合剂,如 ATP、辅酶 A、细胞色素 C、胞磷胆碱、脑蛋白水解物注射液、吡拉西坦、大量维生素 C 等。

⑤对症支持治疗。频繁抽搐惊厥、脑性高热的患者可用地西泮10～20 mg静注,或应用苯巴比妥镇静,或施行冬眠疗法,控制肛温在 33～35 ℃;震颤性麻痹患者可服用苯海索 2～4 mg,每天 3 次;瘫痪患者可肌注氢溴酸加兰他敏 2.5～5 mg,口服维生素 B 和地巴唑,配合新针灸、按摩疗法。患者应纠正水、电解质平衡紊乱,给予足够营养和抗生素治疗,预防并发感染,同时加强护理,积极防治并发症和后遗症。

⑥苏醒后的处理。患者应尽可能地卧床休息,密切观察 2 周,一旦发生迟发脑病,应给予积极治疗。对于急性 CO 中毒迟发脑病的治疗,目前尚无特效药物,现有治疗方法包括高压氧、糖皮质激素、血管扩张剂、改善脑微循环、促进神经细胞营养和代谢、抗帕金森病药物及其他对症与支持治疗等。近几年新出现的治疗方法有:大剂量烟酸,金纳多联合高压氧,脑蛋白水解物注射液联合高压氧,纳洛酮联合高压氧,降纤酶联合高压氧,脑多肽联合高压氧,东莨菪碱联合高压氧,奥扎格雷钠与低分子肝素联合高压氧,氟桂利嗪(西比灵)与复方丹参注射液联合高压氧,针刺联合高压氧,推拿按摩联合高压氧,运动再学习方案,等等。

轻度中毒者经治愈后仍可从事原工作;中度中毒者经治疗恢复后,应暂时脱离 CO 作业并定期复查,观察 2 个月如无迟发脑病出现可从事原工作;重度中毒及出现迟发脑病者虽经治疗恢复,皆应调离 CO 作业岗位。因重度中毒或迟发脑病治疗半年仍遗留恢复不全的器质性神经损害时,应永远调离接触 CO 及其他神经毒物的作业岗位,并视病情安排治疗和休息。

9.预防

(1)加强预防 CO 中毒的卫生宣教,普及自救、互救知识。

(2)对可能产生 CO 的场所应加强自然通风和局部通风。

(3)经常检修煤气发生炉和管道等设备,以防漏气。

(4)加强对空气中 CO 的监测,安装 CO 报警器。

(5)认真执行安全生产制度和操作规程。

(6)加强个人防护,进入高浓度 CO 的环境工作时,要佩戴特制的 CO 防毒面具,还要两人同时工作以便监护和互助。

(7)我国职业卫生标准规定,一般地区工作场所空气中 CO 的时间加权平均容许浓度为 20 mg/m³,短时间接触容许浓度为 30 mg/m³;海拔 2000～3000 m 的高原工作场所空气中 CO 的最高容许浓度为 20 mg/m³,海拔超过 3000 m 的高原工作场所空气中 CO 的最高容许浓度为15 mg/m³。

10.CO 中毒案例

案例一:某钢铁厂检修煤气退火炉发生急性 CO 中毒。1983 年 4 月 25 日上午 8 时左右,某钢铁厂第一薄板车间检修工甲对生产车间的煤气退火炉进行了检修,检修完毕后开始调试时,阀门突然漏气,大量煤气从甲的上方逸出。甲因吸入过量煤气而引起急性 CO 中毒,被送入医院急救后脱险。同年 11 月 9 日 18 时左右,该厂耐火车间的焙烧工乙在打开焙烧炉看火时,因炉中的燃料燃烧不完全,致使 CO 逸出,乙因吸入过量 CO 而引起急性中毒。

这次事故给我们的启示是,退火炉检修完毕进行调试和打开焙烧炉看火时,均应加强防护。

案例二:某钢铁厂铸钢车间采用新工艺发生急性 CO 中毒。1983 年 12 月 23 日 21 时,某钢铁厂铸钢车间采用新工艺"70 砂"造型铸钢时,操作工甲浇铸完毕后,发现浇铸处有煤气味的气体大量外逸,便与另一人乙急忙逃到休息室内。他们刚进休息室就闻到了比室外更浓重的煤气味,于是操作工甲立即转身逃出,逃出后见操作工乙久未出来,便又返回休息室寻找乙,发现乙已昏倒在休息室内,甲遂疾呼救援。在众人的帮助下,将乙背出休息室送往医院,乙被诊断为急性 CO 中毒,经抢救后脱险。

这次事故给我们的启示是,浇铸车间内多种危险因素共存,应加强通风排毒和个人防护。休息室应与车间相对隔离,预防车间空气污染休息室。

案例三:某制药厂维生素 C 车间急性 CO 中毒。1989 年 8 月 23 日,某制药厂维生素 C 车间在大修中进行空气试压,第四次送气时(约 14 时 20 分),在发酵缸内操作的工人先后昏倒,于是采取通气措施排出缸内的有毒气体,造成大量气体从缸内逸出,又导致前来救援的人员中毒。约 14 时 50 分,连接发酵缸的总过滤器被电流击穿,药用炭开始燃烧,使现场中毒情况加剧。本次事故中共有 27 人中毒,其中 6 人死亡。经测定,现场空气中 CO 浓度严重超标。

这次事故给我们的启示是,发酵缸内作业应按密闭空间作业进行防护。

(三)硫化氢

1.理化特性

硫化氢(hydrogen sulfide,H_2S)是一种易燃、无色并具有强烈腐败臭鸡蛋气味的气体,分子量 34.08,熔点 $-82.9℃$,沸点 $-60.7℃$,相对密度为 1.19,易积聚在低洼处。H_2S 易溶于水生成氢硫酸,呈酸性,能与大部分金属反应形成黑色的硫化物;也易溶于乙醇、汽油、煤油和原油等。

2.接触机会

工业生产中很少使用 H_2S,接触的 H_2S 大多是工业生产或生活中产生的废气,或是某些化学反应产物,或是以杂质形式存在,以及由蛋白质或其他有机物自然分解腐败产生。H_2S 中毒多是由于含有 H_2S 介质的设备损坏,输送含有 H_2S 介质的管道和阀门漏气,违反操作规程、生产故障以及各种原因引起的 H_2S 大量生成或逸出,含 H_2S 的废气、废液排放不当,无适当个人防护情况下疏通下水道、化粪池、污水池等密闭空间作业,发生 H_2S 中毒事故时盲目施救等所致。接触 H_2S 较多的行业有石油天然气开采业、石油加工业、煤化工业、造纸及纸制品业、煤矿采选业、化学肥料制造业、有色金属采选业、有机化工原料制造业、皮革皮毛及其制品业、污水处理(化粪池)业、食品制造业(腌制业、酿酒业)、渔业、城建环卫业等。

3.毒理学

H_2S 主要经呼吸道吸收,皮肤也可吸收很少一部分。H_2S 吸收入血后可与血红蛋白结合为硫血红蛋白。体内的 H_2S 代谢迅速,大部分被氧化为无毒的硫酸盐和硫代硫酸盐并随尿排出,小部分以原形态随呼气排出,无蓄积作用。

H_2S 易溶于水,接触到湿润的眼结膜和呼吸道黏膜以及潮湿的皮肤时会迅速溶解,形成氢硫酸,并与黏膜表面的 Na^+ 结合生成碱性的 Na_2S,氢硫酸和 Na_2S 具有刺激和腐蚀作用,可引起眼和上呼吸道炎症,严重者可导致角膜溃疡、化学性肺炎和化学性肺水肿,或皮肤充血、糜烂、湿疹。

由于 H_2S 与金属离子具有很强的亲和力,故进入体内未及时被氧化分解的 H_2S 可与氧化型细胞色素氧化酶的 Fe^{3+} 结合,使其失去传递电子的能力,造成组织缺氧,导致细胞"内窒息"。H_2S 还可与体内的二硫键结合,从而抑制 ATP 酶、过氧化氢酶、谷胱甘肽等的活性,干扰细胞内的生物氧化还原过程和能量供应,加重细胞内窒息。神经系统对此尤为敏感。

H_2S 的强烈刺激可作用于嗅神经、呼吸道黏膜末梢神经及颈动脉窦和主动脉体的化学感受器,反射性地引起中枢兴奋。但 H_2S 浓度过高时会很快由兴奋转入超限抑制,还可直接作用于延髓的呼吸及血管运动中枢,使呼吸抑制、麻痹、昏迷,导致"电击样"死亡。

H_2S 刺激阈低,人接触 H_2S 浓度为 $4\sim7$ mg/m^3 的空气时即可闻到中等程度的难闻臭味。需要注意的是,高浓度的 H_2S 可致嗅神经麻痹,故不能依靠其气味强烈与否来判断环境中 H_2S 的浓度高低。

4.临床表现

H_2S 具有刺激作用、窒息作用和神经毒作用,按病情发展程度可分级如下:

(1)轻度中毒。患者眼胀痛,有异物感,畏光、流泪,鼻咽部干燥、灼热感,出现咳嗽、咳痰、胸闷、头痛、头晕、乏力、恶心、呕吐等症状,可有轻至中度意识障碍。检查可见眼结膜充血、水肿,肺部呼吸音粗糙,可闻及散在干(湿)啰音。X 射线胸片显示肺纹理增强。

(2)中度中毒。患者立即出现明显的头痛、头晕、乏力、恶心、呕吐、共济失调等症状,意识障碍明显,表现为浅至中度昏迷,同时有明显的眼和呼吸道黏膜刺激症状,出现咳嗽、胸闷、痰中带血、轻度发绀和视物模糊、结膜充血、水肿、角膜糜烂、溃疡等。肺部可闻及较多干、湿啰音,X 射线胸片显示两肺纹理模糊,肺野透亮度降低,或有片状密度升高阴影。心电图显示心肌损害。经抢救多数患者短时间内意识可恢复正常。

(3)重度中毒。见于吸入高浓度 H_2S 后的患者,多迅速出现头晕、心悸、呼吸困难、行动迟钝等明显的中枢神经系统症状,继而呕吐、腹泻、腹痛、烦躁和抽搐,意识障碍达深昏迷或呈植物状态,可并发化学性肺水肿、休克等心、肝、肾多脏器衰竭,最后可因呼吸麻痹而死亡。接触极高浓度的 H_2S 时可在数秒内突然倒下并停止呼吸,发生所谓的"电击样"死亡。

此外,长期接触低浓度 H_2S 可引起眼及呼吸道慢性炎症,如慢性结膜炎、角膜炎、鼻炎、咽炎、气管炎和嗅觉减退,甚至角膜糜烂或点状角膜炎等。全身症状可有类神经征、自主神经功能紊乱,如头痛、头晕、乏力、睡眠障碍、记忆力减退和多汗、皮肤划痕症阳性等,也可有周围神经损害。

5.诊断

急性 H_2S 中毒的诊断依据是《职业性急性硫化氢中毒诊断标准》(GBZ 31—002),根据短期内吸入较大量 H_2S 的职业接触史,出现中枢神经系统和呼吸系统损害为主的临床表现,参考现场职业卫生学调查,综合分析,并排除其他类似表现的疾病,方可诊断。接触 H_2S 后出现眼刺痛、畏光、流泪、结膜充血、咽部灼热感、咳嗽等眼和上呼吸道刺激表现,或有头痛、头晕、乏力、恶心等神经系统症状,脱离接触后在短时间内消失者可认为发生了急性 H_2S 中毒。

急性 H_2S 中毒的诊断及分级标准为:

(1)具有下列情况之一者可诊断为发生了轻度中毒:①出现明显的头痛、头晕、乏力等症状并出现轻至中度的意识障碍;②发生急性气管-支气管炎或支气管周围炎。

(2)具有下列情况之一者可诊断为发生了中度中毒:①意识障碍表现为浅至中度昏迷;②发生急性支气管肺炎。

(3)具有下列情况之一者可诊断为发生了重度中毒:①意识障碍程度达深昏迷或呈植物状态;②肺水肿;③猝死;④多脏器衰竭。

6.处理原则

急性 H_2S 中毒的急救和治疗原则包括:

(1)现场急救。迅速将患者移出中毒现场,移至空气新鲜处,保持呼吸道通畅,予以对症抢救,有条件者吸氧,严密观察,注意病情变化。

(2)氧疗。及时给氧,对中、重度中毒患者,特别是昏迷者应尽早给予高压氧疗,纠正脑及重要器官的缺氧。

(3)积极防治脑水肿和肺水肿。宜早期、足量、短程应用肾上腺皮质激素,如地塞米松;也可给予脱水剂、利尿剂合剂等治疗。

(4)复苏治疗。对呼吸、心脏停搏者,应立即进行心肺复苏,做人工呼吸,吸氧,注射强心剂和兴奋剂,待呼吸、心跳恢复后,尽快予以高压氧治疗。

(5)眼部刺激处理。对眼部受损害者,需用自来水或生理盐水彻底冲洗至少15 min,应用抗生素眼膏可起到预防感染、润滑等作用,还可隔离眼睑、球结膜和角膜,防止粘连。

(6)其他对症及支持疗法。严密监护,应用抗生素预防感染,维持水、电解质平衡,给予营养支持药物,防治休克,保护脑、心、肺、肝、肾等重要脏器,防治多器官功能衰竭。

轻、中度中毒患者经治愈后可恢复原工作,重度中毒者经治疗恢复后应调离原工作岗位。对神经系统损害恢复不全的患者,应安排治疗和休息。需要进行劳动能力鉴定者可按《劳动能力鉴定职工工伤与职业病致残等级》(GB/T 16180—2014)进行处理。

7.预防

具体指导意见、实施方法可参见《硫化氢职业危害防护导则》(GBZ/T 259—2014),一般来说预防措施有以下几点:

(1)加强安全管理,制定并严格遵守安全操作规程和各项安全生产制度,杜绝意外事故的发生。

(2)定期检修生产设备,防止跑、冒、滴、漏。

(3)做好作业环境监测工作,设置毒物超标自动报警器和警示标志。

(4)凡进入存在 H_2S 的工作场所时,应事先充分通风排毒,携带个人防护用品及便携式 H_2S 检测报警仪。在事故抢险或故障抢修时,应佩戴好防毒面具。

(5)加强 H_2S 中毒预防、自救、互救相关知识的教育和技能培训,增强自我保护意识。

(6)做好职业健康监护工作,排除职业禁忌证。

(7)认真执行职业卫生标准规定,工作场所空气中 H_2S 的最高容许浓度为10 mg/m³。

三、有机溶剂

有机溶剂在工农业生产中应用广泛,自19世纪40年代开始应用于工业生产以来,到目前已有3万余种,常用的近500种。近年来,随着我国工农业生产的迅速发展,有机溶剂中毒事件占职业性化学中毒的比例也明显增长,已成为引发职业中毒的重要因素。

(一)概述

1.理化特性与毒性作用特点

有机溶剂常用于工业生产中的清洗、去污、稀释、萃取等过程,也是化学合成的常用中间体。有机溶剂常温常压下呈液态,具有的理化特性和毒性作用特点如下:

(1)挥发性、可溶性和易燃性。有机溶剂多易挥发,故接触途径以吸入为主。脂溶性是有机溶剂的重要特性,进入体内易与神经组织亲和而产生麻醉作用;又兼具水溶性,故易经皮肤吸收进入体内。大多具有可燃性,如汽油、乙醇等,可用作燃料;但有些则属非可燃物而用作灭火剂,如卤代烃类化合物。

(2)化学结构。有机溶剂按其化学结构特征可分为芳香烃类、脂肪烃类、脂环烃类、卤代烃类、醇类、醚类、脂类、酮类和其他类别。同类者毒性相似,例如氯代烃类多具有肝脏毒性,醛类具有刺激性等。

(3)吸收与分布。有机溶剂经呼吸道吸入后经肺泡-毛细血管膜吸收,有40%～80%在肺内滞留;进行体力劳动时,经肺的摄入量会增加2～3倍。有机溶剂摄入后分布于富含脂肪的组织,包括神经系统、肝脏等。由于血-组织膜屏障富含脂肪,故有机溶剂可分布于血流充足的骨骼和肌肉组织。肥胖者接触有机溶剂后,机体吸收、蓄积增多,排出慢。大多数有机溶剂可通过胎盘,亦可经母乳排出,从而影响胎儿和婴儿的健康。

(4)生物转化与排出。不同个体对有机溶剂的生物转化能力有差异,对不同溶剂的代谢速率也不同,代谢转化与有机溶剂的毒性作用密切相关。例如,正己烷的毒性与其主要代谢物 2,5-己二酮有关;三氯乙烯的代谢与乙醇相似,可由于有限的醇和醛脱氢酶的竞争而产生毒性协同作用。有机溶剂主要以原形经呼气排出,少量以代谢物的形式经尿排出。多数有机溶剂的生物半衰期较短,一般从数分钟至数天,故对大多数有机溶剂来说,生物蓄积不是影响毒性作用的主要因素。

2.有机溶剂对健康的影响

(1)皮肤。由有机溶剂所致的职业性皮炎约占其致病总数的 20%。有机溶剂通常对皮肤有脱脂、溶脂作用和刺激性。典型的溶剂皮炎具有急性刺激性皮炎的特征,如红斑和水肿,亦可见慢性裂纹性湿疹。有些工业溶剂能引起过敏性接触性皮炎,三氯乙烯等少数有机溶剂甚至可诱发严重的剥脱性皮炎。

(2)中枢神经系统。几乎全部易挥发的脂溶性有机溶剂都能引起中枢神经系统的抑制,多属非特异性的抑制或全身麻醉。有机溶剂的麻醉效能与脂溶性密切相关,还与其化学结构有关,如碳链长短、有无卤基或乙醇基取代、是否具有不饱和双键等。

急性有机溶剂中毒时出现的中枢神经系统抑制症状可表现为头痛、恶心、呕吐、眩晕、倦怠、言语不清、步态不稳、兴奋不安、抑郁等,严重时可引起狂躁、抽搐、惊厥昏迷,甚至因心律失常、呼吸抑制而死亡。这些影响与神经系统内化学物质的浓度有关。虽然大多数工业溶剂的生物半衰期较短,24 h 内症状大都可以缓解,但同时接触多种有机溶剂时它们可呈相加甚至增强作用。接触半衰期长、代谢率低的化学物质时,则易产生对急性作用的耐受性。严重过量接触后中枢神经系统会出现持续脑功能不全并伴发昏迷,甚至脑水肿。

慢性接触有机溶剂可导致慢性神经行为障碍,如性格或情感改变(抑郁、焦虑)、智力功能失调(短期记忆丧失、注意力不集中)等,还可因小脑受累导致前庭-动眼失调。此外,有时接触低浓度溶剂蒸气后,虽前庭试验正常,但患者仍可出现眩晕、恶心和衰弱,称为"获得性有机溶剂超耐量综合征"。

(3)周围神经和脑神经。有机溶剂可引起周围神经损害,甚至有少数溶剂对周围神经系统呈特异毒性,如二硫化碳、正己烷和甲基正丁酮能使远端轴突受累,引起感觉运动神经的对称性混合损害,主要表现为手套、袜套样分布的肢端末梢神经炎、感觉异常及衰弱感,有时出现疼痛和肌肉抽搐,远端反射则多表现为抑制。三氯乙烯能引起三叉神经麻痹,并使三叉神经支配区域的感觉功能丧失。

(4)呼吸系统。有机溶剂对呼吸道均有一定程度的刺激作用,高浓度的醇、酮和醛类还会使蛋白质变性而致呼吸道损伤。溶剂引起呼吸道刺激的部位通常在上呼吸道,接触溶解度高、刺激性强的溶剂如甲醛类时尤为明显。过量接触溶解度低、对上呼吸道刺激性较弱的溶剂(如光气)可在其抵达呼吸道深部时引起急性肺水肿。长期接触刺激性较强的溶剂还可致慢性支气管炎。

(5)心脏。有机溶剂对心脏的主要影响是使心肌对内源性肾上腺素的敏感性增强。有报道称,健康工人过量接触工业溶剂后会发生心律不齐,如发生室颤则可致猝死。

(5)肝脏。在接触剂量大、时间长的情况下,任何有机溶剂均可导致肝细胞损害。某些具有卤素或硝基功能团的有机溶剂肝毒性尤为明显。芳香烃(如苯及其同系物)对肝脏的毒性较弱。丙酮本身无直接肝脏毒性,但能加重乙醇对肝脏的损伤作用。作业工人短期内过量接触四氯化碳可产生急性肝损害,而长期较低浓度接触可出现慢性肝病。

(7)肾脏。发生四氯化碳急性中毒时,常出现肾小管坏死性急性肾衰竭。慢性接触多种溶剂或混合溶剂可致肾小管功能不全,出现蛋白尿、尿酶尿(即溶菌酶、β-葡萄糖苷酸酶、氨基葡萄糖苷酶的排出升高)。原发性肾小球肾炎也可能与溶剂接触有关。

(8)血液。苯可损害造血系统,引发白细胞减少甚至全血细胞减少,甚至发生再生障碍性贫血和白血病。某些乙二醇/醚类能引起溶血性贫血(渗透脆性增加)或骨髓抑制性再生障碍性贫血。

(9)致癌。在常用溶剂中,苯是已经确定的人类致癌物质,可引起急性或慢性白血病,应采取措施进行原始级预防,如控制苯作为溶剂和稀释剂的用量。

(10)生殖系统。大多数溶剂容易通过胎盘屏障,还可进入睾丸;某些溶剂如二硫化碳对女性生殖功能和胎儿的神经系统发育均有不良影响。

(二)苯及苯系物

苯(benzene,C_6H_6)是最简单的芳香族有机化合物,常温下为带特殊芳香味的无色液体,分子量78,沸点80.1 ℃,极易挥发,蒸气比重为2.77,燃点为562.22 ℃,爆炸极限为1.4%～8%,易燃,微溶于水,易与乙醇、氯仿、乙醚、丙酮、二硫化碳等有机溶剂互溶。

苯广泛应用于工农业生产中,多作为有机化学合成中常用的原料,如制造苯乙烯、苯酚、药物、农药、合成橡胶、塑料、染料、合成纤维等,也可作为溶剂、萃取剂和稀释剂,用于制药、印刷、树脂、人造革、黏胶和油漆制造等。煤焦油的分馏或石油裂解可产生苯,工业汽油中苯的含量可高达10%以上。我国苯作业工作绝大多数需要接触苯及其同系物甲苯和二甲苯,属混苯作业。

苯在生产环境中主要以蒸气的形式由呼吸道进入人体,经皮肤吸收量很少,虽经消化道完全吸收,但实际意义不大。苯进入体内后,主要分布在含类脂质较多的组织和器官中,骨髓中含量最多,约为血液中的20倍。一次大量吸入高浓度的苯后大脑、肾上腺与血液中的含量最高;中等量或少量长期吸入苯时,骨髓、脂肪和脑组织中含量较多。进入人体内的苯40%～60%以原形经呼气排出,经肾排出的极少。苯主要在肝内代谢,约30%的苯可氧化成酚,并与硫酸、葡萄糖酸结合随尿排出,极少量以酚或酮等形式经肾排出。肝微粒体上的细胞色素P450(CYP)至少有6种同工酶,其中2E1和282与苯代谢有关。在CYP的作用下苯被氧化成环氧化苯,环氧化苯与它的重排产物氧杂环庚三烯存在平衡,是苯代谢过程中产生的有毒中间体。通过非酶性重排,环氧化苯可生成苯酚,再经羟化形成氢醌(hydroquinone,HQ)或儿茶酚(catechol,CAT);环氧化苯在环氧化物水解酶(mEH)的作用下也可生成CAT。氢醌与儿茶酚进一步羟化则形成1,2,4-三羟基苯(1,2,4-BT)。在谷胱甘肽S-转移酶的催化下,环氧化苯还可与谷胱甘肽结合形成苯巯基尿酸(S-phenylmercapturic acid,S-PMA),而通过羟化作用形成的二氢二醇苯则进一步转化成反-反式黏糠酸(t,t-MA)。苯的代谢产物HQ被输送到骨髓后,经骨髓过氧化物酶(myeloperoxidase,MPO)氧化生成苯醌(p-benzoquinone,p-BQ)。酚类代谢产物可与硫酸盐或葡萄糖醛酸结合后自肾脏排出,故接触苯后尿酚排出量增加。有时候中间产物可快速氧化生成反-反式黏糠酸,最后氧化成CO_2而被呼出。环境中空气苯浓度为0.1～10 mg/L时苯接触者尿中苯代谢产物的70%～85%为苯酚,HQ,t,t-MA与CAT分别占5%～10%,S-PMA含量最低,不超过1%。尿中苯的代谢产物水平与空气中苯的浓度存在相关性,因此尿酚、HQ、t,t-MA及S-PMA等均可作为苯的接触标志,其中S-PMA在体内的本底值很低,且具有较好的特异性和半衰期,被认为是低浓度苯接触时的最佳生物标志物,但吸烟可影响其测定值。

苯属于中等毒性物质,急性毒作用主要表现为抑制中枢神经系统,慢性毒作用主要是影响骨髓造血功能。小鼠吸入苯蒸气的半数致死浓度为31.7 g/(m³·8 h),经皮半数致死量为26.5 g/kg,腹腔注射半数致死量为10.11 g/kg;大鼠吸入苯蒸气半数致死浓度为51 g/(m³·4 h),经口半数致死量为3.8 g/kg。急性中毒动物初期表现为中枢神经系统刺激兴奋症状,随后进入麻醉状态,最后因呼吸中枢麻痹或者心肌衰竭而死亡。高浓度苯蒸气对眼、呼吸道黏膜和皮肤有刺激作用,空气中苯浓度达2%时人吸入后可在5～10 min内致死。此外,成人摄入约15 mL苯可引起虚脱、支气管炎及肺炎。

目前认为苯的血液毒性和遗传毒性主要是由其代谢产物引起,氢醌和苯醌在其中发挥了较为重要的作用。苯的毒作用机制仍未完全阐明,目前认为主要涉及以下方面:

(1)干扰细胞因子对骨髓造血干细胞的生长和分化的调节作用。苯代谢物以骨髓为靶部位,降低了造血正调控因子白介素-1(IL-1)和白介素-2(IL-2)的水平,活化了骨髓成熟白细胞,产生高水平的造血负调控因子肿瘤坏死因子(TNF-α)。

(2)氢醌与纺锤体纤维蛋白共价结合,抑制细胞增殖。

(3)苯的活性代谢物与 DNA 共价结合形成加合物或代谢产物氧化产生的活性氧对 DNA 可造成氧化性损伤,诱发突变或染色体的损伤,引起再生障碍性贫血;或因骨髓增生不良最终导致急性髓性白血病。

(4)癌基因的激活。苯致急性髓性白血病可能与 *ras*、*c-fos*、*c-myc* 等癌基因的激活有关。

此外,慢性接触苯的健康危害程度还与个体的遗传易感性如毒物代谢酶基因多态、DNA 修复基因多态等有关。

1.苯中毒的临床表现

(1)急性中毒。急性苯中毒是由于短时间吸入大量苯蒸气引起的,主要表现为中枢神经系统症状。轻者出现兴奋、欣快感、步态不稳以及头晕、头痛、恶心、呕吐等,重者出现剧烈头痛、复视、嗜睡、幻觉、肌肉痉挛、强直性抽搐、昏迷、心律失常、呼吸和循环衰竭。实验室检查可发现尿酚和血苯升高。患者常有肝、肾损害表现和心电图异常。

(2)慢性中毒。长期接触低浓度苯可引起慢性中毒,其主要临床表现如下:

1)神经系统。患者常表现为非特异性神经衰弱综合征,多有头痛、头晕、失眠、记忆力减退等,有的伴有自主神经系统功能紊乱,如心动过速或过缓、皮肤划痕反应阳性,个别病例有肢体痛、触觉减退或麻木表现。

2)造血系统。慢性苯中毒主要损害造血系统,有近5%的轻度中毒者无自觉症状,但血象检查发现异常。重度中毒者常因感染而发热,齿龈、鼻腔、黏膜与皮下常见出血,眼底检查可见视网膜出血。最早和最常见的血象异常表现是持续性白细胞计数减少,主要是中性粒细胞减少,白细胞分类中淋巴细胞相对值可增加到40%左右。血液涂片中可见白细胞有较多的毒性颗粒、空泡、破碎细胞等,电镜检查可见血小板形态异常。中度中毒者可见红细胞计数偏低或减少;重度中毒者红细胞计数、血红蛋白、白细胞(主要是中性粒细胞)、血小板、网织细胞都明显减少,淋巴细胞百分比相对升高。严重中毒者骨髓造血系统明显受损,甚至出现再生障碍性贫血、骨髓增生异常综合征(MDS),少数可转化为白血病。慢性苯中毒的骨髓象主要表现为:

①不同程度的生成降低:前期细胞明显减少;轻者限于粒细胞系列,较重者涉及巨核细胞,重者三个系列都减低,骨髓有核细胞计数明显减少,呈再生障碍性贫血表现。

②形态异常:粒细胞中可见到毒性颗粒、空泡、核质疏松、核浆发育不平衡,中性粒细胞分叶过多、破碎细胞较多等;红细胞有嗜碱性颗粒、嗜碱性红细胞、核浆疏松、核浆发育不平衡等;巨核细胞减少或消失,成堆血小板稀少。

③分叶中性粒细胞由正常的10%增加到20%～30%,结合外周血液中性粒细胞减少,表明骨的释放功能障碍。此外,约有15%的中毒患者有一次骨髓检查呈不同程度的局灶性增生活跃。

苯可引起各种类型的白血病,以急性粒细胞白血病(急性髓性白血病)为多,其次为红白血病、急性淋巴细胞白血病和单核细胞性白血病,慢性粒细胞白血病则很少见。国际癌症研究中心(IARC)已确认苯为人类致癌物。

3)其他表现。经常接触苯的人皮肤可脱脂,变干燥、脱屑以至皲裂,有的出现过敏性湿疹、脱脂性皮炎。苯还可损害生殖系统,对青春期妇女影响明显,可引起女工月经血量增多、经期延长,自然流产胎儿畸形率升高。苯对免疫系统也有影响,接触苯的工人血中 IgG、IgA 明显降低,而 IgM 升高。此外,职业性苯接触工人染色体畸变率可明显升高。

2.苯中毒的诊断标准

苯中毒的诊断参见《职业性苯中毒的诊断》(GBZ 68—2013),具体阐述如下:

(1)急性中毒。根据短期内吸入大量苯蒸气职业史,以意识障碍为主的临床表现,结合现场职业卫生学调查,参考实验室检测指标,进行综合分析,并排除其他疾病引起的中枢神经系统损害,方可诊断。

①轻度中毒:短期内吸入大量苯蒸气后出现头晕、头痛、恶心、呕吐、黏膜刺激症状,伴有轻度意识障碍。

②重度中毒:吸入大量苯蒸气后出现下列临床表现之一者:中、重度意识障碍,呼吸循环衰竭,猝死。

(2)慢性中毒:根据较长时期密切接触苯的职业史,以造血系统损害为主的临床表现,结合现场职业卫生学调查,参考实验室检测指标,进行综合分析,并排除其他原因引起的血象、骨髓象改变,方可诊断。

①轻度中毒:有较长时间密切接触苯的职业史,可伴有头晕、头痛、乏力、失眠、记忆力减退、易感染等症状。在 3 个月内每 2 周复查一次血常规,具备下列条件之一者:白细胞计数大多低于 $4 \times 10^9/L$ 或中性粒细胞低于 $2 \times 10^9/L$;血小板计数大多低于 $80 \times 10^9/L$。

②中度中毒:多有慢性轻度中毒症状,并有易感染和(或)出血倾向,此外具备下列条件之一者:白细胞计数低于 $4 \times 10^9/L$ 或中性粒细胞低于 $2 \times 10^9/L$,伴血小板计数低于 $80 \times 10^9/L$;白细胞计数低于 $3 \times 10^9/L$ 或中性粒细胞低于 $1.5 \times 10^9/L$;血小板计数低于 $60 \times 10^9/L$。

③重度中毒:在慢性中毒基础上,具备下列表现之一者:全血细胞减少症,再生障碍性贫血,骨髓增生异常综合征,白血病。

其中,在诊断慢性重度苯中毒(白血病)时应参考《职业性肿瘤的诊断》(GBZ 94—2014)。

3.苯中毒的处理原则

(1)急性中毒:应迅速将中毒患者移至空气新鲜处,立即脱去受污染的衣服,用肥皂水清洗被污染的皮肤,注意保暖。急性期应卧床休息。急救原则与内科相同,可用葡萄糖醛酸,忌用肾上腺素。病情恢复后,轻度中毒者一般休息 3～7 天即可工作;重度中毒者的休息时间应按病情恢复程度而定。

(2)慢性中毒:无特效解毒药。可使用有助于造血功能恢复的药物,并给予对症治疗。经确诊患病的员工应调离接触苯及其他有毒物质的作业,接受临床规范治疗。

由于苯是确定的人类致癌物,故应予以严格管理,以做到原始级预防。制造苯和将苯用作化学合成原料应控制在大型企业进行,避免苯外流到中小企业。限制苯作为溶剂和稀释剂的使用。此外,还应加强以下方面:

(1)生产工艺改革和通风排毒,生产过程要实现密闭化、自动化和程序化;安装有效的局部抽风排毒设备,定期维修,使空气中苯的浓度保持低于国家卫生标准(6 mg/m³,TWA;10 mg/m³,PC-STEL)。

(2)以无毒或低毒的物质取代苯,如在油漆及制鞋工业中以汽油、二乙醇缩甲醛、环己烷等作为稀释剂或粘胶剂,以乙醇等作为有机溶剂或萃取剂。

(3)加强卫生保健措施,对苯作业现场进行定期劳动卫生学调查,监测空气中苯的浓度。作业工人应加强个人防护,进行就业前和定期体检。女工怀孕期及哺乳期必须调离苯作业岗位,以免对胎儿产生不良影响。

(4)职业禁忌证:血象指标低于或接近正常值下限者;各种血液病患者;严重的全身性皮肤病患者;月经过多或功能性子宫出血患者。

(三)甲苯、二甲苯

甲苯(toluene)、二甲苯(xylene)均为无色透明且带芳香气味、易挥发的液体。甲苯分子式 $C_6H_5CH_3$,分子量 92.1,沸点 110.4 ℃,蒸气比重 3.90;二甲苯分子式 $C_6H_4(CH_3)_2$,分子量 106.2,有邻位、间位和对位三种异构体,三者理化特性相近,沸点 138.4～144.4 ℃,蒸气比重 3.66。甲苯和二甲苯均不溶于水,可溶于乙醇、丙酮和氯仿等有机溶剂。

甲苯和二甲苯多用作化工生产的中间体,作为溶剂或稀释剂用于油漆、橡胶、皮革等工业,也可作为汽车和航空汽油中的调和成分。甲苯和二甲苯可经呼吸道、皮肤和消化道吸收,主要分布在含脂肪丰富的组织内,以脂肪组织、肾上腺为最多,其次为骨髓、脑和肝脏。

进入体内的甲苯80%～90%可氧化成苯甲酸,并与甘氨酸结合生成马尿酸,少量苯甲酸(10%～20%)可与葡萄糖醛酸结合,这两种结合产物均易随尿排出。进入体内的二甲苯60%～80%在肝内氧化,主要产物为甲基苯甲酸、二甲基苯酚和羟基苯甲酸等,其中甲基苯甲酸与甘氨酸结合为甲基马尿酸并随尿排出。甲苯可以原形经呼吸道呼出,一般占吸入量的3.8%～24.8%,而二甲苯经呼吸道呼出的比例较甲苯小。

高浓度甲苯、二甲苯主要对中枢神经系统产生麻醉作用,对皮肤黏膜的刺激作用较苯为强,皮肤接触可引起皮肤红斑、干燥、脱脂及皲裂等,甚或出现结膜炎和角膜炎症状。纯甲苯、二甲苯对血液系统无明显影响。

1.甲苯和二甲苯中毒的临床表现

(1)急性中毒:短时间吸入高浓度甲苯和二甲苯可出现中枢神经系统功能障碍和皮肤黏膜刺激症状。轻者表现为头痛、头晕、步态蹒跚、兴奋,出现轻度呼吸道和眼结膜刺激症状。严重者可出现恶心、呕吐、意识模糊、躁动、抽搐,以至昏迷,呼吸道和眼结膜出现明显刺激症状。

(2)慢性中毒:长期接触中低浓度甲苯和二甲苯可出现不同程度的头晕、头痛、乏力、睡眠障碍和记忆力减退等症状。末梢血象可出现轻度、暂时性改变,脱离接触后可恢复正常。皮肤接触可致慢性皮炎、皮肤皲裂等。

2.甲苯和二甲苯中毒的诊断标准

根据甲苯或二甲苯职业接触史,结合以神经系统损害为主的临床表现及劳动卫生学调查,综合分析,排除其他类似疾病,方可诊断。我国甲苯中毒的诊断标准为《职业性急性甲苯中毒的诊断》(GBZ 16—2014),具体诊断标准如下:

(1)接触反应:短期内接触甲苯后出现头晕、头痛、恶心、呕吐、胸闷、心悸、颜面潮红、结膜充血等,脱离接触后症状72 h内明显减轻或消失。

(2)轻度中毒:短期内接触大量甲苯后出现明显头晕、头痛、恶心、呕吐、胸闷、心悸、乏力、步态不稳,并具有下列表现之一者:轻度意识障碍;哭笑无常等精神症状。

(3)中度中毒:在轻度中毒的基础上,具有下列表现之一者:中度意识障碍;妄想、精神运动性兴奋,幻听、幻视等精神症状。

(4)重度中毒:在中度中毒的基础上,具有下列表现之一者:重度意识障碍;猝死。

3.甲苯和二甲苯中毒的处理原则

(1)急性中毒:迅速将中毒者移至空气新鲜处,急救同内科处理原则。可给予葡萄糖醛酸或硫代硫酸钠以促进甲苯的排泄。一般痊愈后可恢复原工作。

(2)慢性中毒:主要是对症治疗。轻度中毒患者治愈后可恢复原工作,重度中毒患者应调离原工作岗位,并根据病情恢复情况安排休息或工作。

4.甲苯和二甲苯中毒的预防

(1)降低空气中的浓度:通过工艺改革和密闭通风措施,将空气中甲苯、二甲苯浓度控制在国家卫生标准以下(二者均为50 mg/m³,TWA;100 mg/m³,PC-STEL)。

(2)加强对作业工人的健康监护,做好就业前体检和定期健康检查工作。

(3)卫生保健措施同苯。

(4)职业禁忌证:神经系统器质性疾病,明显的神经衰弱综合征,肝脏疾病。

5.苯及其苯系物中毒案例

案例一:某化学防腐保温厂承包涂防腐油漆的工程中发生的急性二甲苯中毒。1989年2月1日,某化学防腐保温厂正在进行其承包的某味精厂372 m²发酵罐的检修与涂防腐油漆工程。事故当日17时30分,该化学防腐保温厂4名工人开始对4个发酵罐(每个罐体积为60 m^3,直径3 m,高9 m,罐顶面有1个直径90 cm的出入孔)用20 kg呋喃环氧树脂(用2 kg工业二甲苯作为稀释剂)进行罐内壁涂防腐油漆作业。当工作进行至19时20分左右,在涂刷第4个发酵罐时,在罐内施工的2名工人发生昏迷,从6 m高的施工板上摔到罐底,另2名工人发现后即下罐抢救,但也支撑不住而昏倒。4名工人最后经消防队员佩戴防毒面具救出后送至医院救治,被诊断为急性二甲苯中毒。现场测试发现,发酵罐内空气中二甲苯平均浓度超标。

这次事故给我们的启示是,罐内油漆作业应按密闭空间作业进行管理,没有防护时不要盲目救援。

案例二:某锅炉厂油漆发生急性苯及苯系物中毒。1989年3月1日8时45分,某锅炉厂包装车间的4名职工进入气包进行油漆作业。气包重400 t,长14.6 m,高1.6 m。4名职工分两组进行油漆作业,油漆的原料为经松香水稀释的沥青油漆。在气包内,工人甲曾摘下口罩与另1名职工交谈后随即又戴上口罩。工作约20 min后,甲感觉不适,即从气包中爬出,出气包口时,从高1 m处摔倒,瞬间失去知觉,后送医院抢救,被诊断为轻度急性苯中毒。事后现场模拟测试(松香水调好的沥青漆)发现,空气中苯、甲苯、二甲苯浓度均严重超标。

这次事故给我们的启示是,进入气包作业时应按密闭空间作业来管理。

案例三:某船舶厂外包工油漆作业时发生急性二甲苯中毒。1989年4月11日13时左右,某船舶厂7名外包工正在某外籍货轮上进行油漆作业,油漆原料为TOP-11漆酚清漆(含二甲苯)。7名职工中有5人下淡水舱油漆,该舱位体积为22 m^3,油漆面积约132 m^2,淡水舱共5格,每格油漆面积约26 m^2,每名职工负责一格油漆。淡水舱两头各有一扇刀门,作业时只开一扇刀门,同时作业场所也未配备送风和抽风设备。5名下舱作业工人中只有1人佩戴了防毒口罩。油漆作业进行到5～6 min时,开始有人感到不适、头晕、乏力,眼结膜有刺激感。13时30分左右,有3名下舱作业工人(其中1人为佩戴防毒口罩者)感到呼吸不畅,难以支持工作而出舱。几分钟后,3名出舱工人未见另外2人出来而进舱查看和呼唤,发现2人已昏迷于舱格内,遂送其入医院抢救,诊断为急性轻度二甲苯中毒。距中毒事故发生5 h后,对作业现场测试发现,空气中二甲苯浓度为5.2～49.2 mg/m^3。

这次事故给我们的启示是,船舱涂刷油漆作业应按密闭空间作业进行管理,没有防护时不要盲目救援。

案例四:某市政工程公司井下刷油漆发生急性苯及苯系物中毒。1990年4月27日上午11时,某市政工程公司2名工人进入深5.8 m的井下给直径1.4 m的水管刷油漆。5～6 min后,有1名工人昏倒,将漆桶撞倒,油漆洒于井底,另1名工人发现后呼救,也昏倒。井上4名工人闻声后先后下井抢救,也中毒。随后6人均被送到医院抢救。某专业机构现场检测发现空气中甲苯、苯和醋酸乙酯含量严重超标。

这次事故给我们的启示是,井下涂刷作业应按密闭空间作业进行管理,没有防护时不要盲目救援。

(四)二氯乙烷

二氯乙烷(dichloroethane)化学式为 $C_2H_4Cl_2$,分子量为98.97,室温下为无色液体,易挥发,有氯仿样气味。二氯乙烷有两种同分异构体:1,2-二氯乙烷(对称异构体)和1,1-二氯乙烷(不对称异构体)。1,2-二氯乙烷的沸点为83.5 ℃,在空气中的爆炸极限为6.2%～15.9%;1,1-二氯乙烷的沸点为57.3 ℃。二者蒸气相对密度均为3.40,难溶于水,可溶于乙醇和乙醚等有机溶剂,是脂肪、橡胶、树脂等的良好溶剂。遇热、明火、氧化剂易燃、易爆,加热分解可产生光气和氯化氢。

二氯乙烷在工农业上的应用历史悠久,目前主要用于制造氯乙烯单体、乙二胺等的化学合成原料,工业溶剂和黏合剂,还用作纺织、石油、电子工业的脱脂剂,金属部件的清洁剂等。二氯乙烷主要的职业暴露人群是生产氯乙烯的工人,其次是从事化工、服装、纺织、石油及煤制品行业的工人。

二氯乙烷的两种异构体常以不同比例共存,1,2-二氯乙烷属高毒类,1,1-二氯乙烷属微毒类。1,2-二氯乙烷易经呼吸道、消化道和皮肤吸收,职业接触主要经呼吸道吸入,进入机体后主要分布在肝脏、肾脏、心脏、脊髓、延髓、小脑等靶器官,其代谢主要有两条途径:

(1)通过细胞色素 P450 介导的微粒体氧化,产物为 2-氯乙醇和 2-氯乙醛,随后与谷胱甘肽结合。

(2)直接与谷胱甘肽结合形成 S-(2-氯乙基)-谷胱甘肽,随后被转化成谷胱甘肽环硫化离子,可与蛋白质、DNA 或 RNA 形成加合物。1,2-二氯乙烷在血液中的生物半衰期为 88 min。尿中主要代谢物为硫二乙酸和硫二乙酸亚砜。1,1-二氯乙烷在体内的生物转运和转化过程目前尚不清楚。

二氯乙烷对中枢神经系统的麻醉和抑制作用突出,可引起中毒性脑病,甚至导致死亡。初步研究结果显示,中毒性脑病的病理基础是脑水肿,与兴奋性氨基酸的神经毒性作用及脑细胞能量代谢障碍有关。1,2-二氯乙烷还具有心脏、免疫和遗传毒性,1,1-二氯乙烷的毒性仅是前者的1/10,吸入一定浓度可引起肾损害,反复吸入也可致肝损害。1,1-二氯乙烷的毒性作用机制尚不清楚。

1.二氯乙烷中毒的临床表现

二氯乙烷中毒事故的发生多数是由于吸入 1,2-二氯乙烷所致,单独由 1,1-二氯乙烷引起的中毒还未见报道。

(1)急性中毒。急性二氯乙烷中毒是由于短期接触较高浓度的二氯乙烷后引起的以中枢神经系统损害为主的全身性疾病,潜伏期短,一般为数分钟至数十分钟。患者可出现头晕、头痛、烦躁不安、乏力、步态蹒跚、颜面潮红、意识模糊等症状,有时伴有恶心、呕吐、腹痛、腹泻等胃肠道症状。重者可突发脑水肿,出现剧烈头痛、频繁呕吐、谵妄、抽搐、浅反射消失、病理反射出现阳性体征、昏迷等。临床死因多为脑水肿并发脑疝。临床上患者病情会出现反复,患者昏迷后清醒可再度出现昏迷、抽搐甚至死亡,应引起重视。患者数天后会出现肝肾损伤。

(2)亚急性中毒。亚急性二氯乙烷中毒见于较长时间、接触较高浓度二氯乙烷的中毒患者,是我国近年来主要的发病形式。其临床特点是潜伏期较长,多为数天甚至十余天。临床表现为中毒性脑病,肝、肾损害少见,多呈散发性,起病隐匿,病情可突然恶化。

(3)慢性中毒。长期吸入低浓度的二氯乙烷可出现乏力、头晕、失眠等神经衰弱综合征表现,也有恶心、腹泻、呼吸道刺激及肝、肾损害表现。皮肤接触可引起干燥、脱屑和皮炎。

(4)致癌、致畸、致突变作用:国际化学品安全规划署(IPCS)公布的资料显示,1,2-二氯乙烷摄入可增加大鼠及小鼠血管肉瘤、胃癌、乳腺癌、肝癌、肺癌以及子宫肌瘤的发生率。原核生物、真菌和哺乳类(包括人类)细胞体外实验证实,1,2-二氯乙烷具有遗传毒性,能诱导基因突变、非程序DNA 合成以及生成 DNA 加合物,但致畸作用不明显。

根据短期接触较高浓度二氯乙烷的职业史和以中枢神经系统损害为主的临床表现,结合现场劳动卫生学调查,综合分析,排除其他病因所引起的类似疾病,方可诊断。诊断标准为《职业性急性 1,2-二氯乙烷中毒诊断标准》(GBZ 39—2016)。

2.二氯乙烷中毒的处理原则

(1)现场处理。应迅速将中毒者移出现场,移至新鲜空气处,更换被污染的衣物,冲洗污染皮肤,注意保暖,并严密观察,防止病情反复。

(2)有接触反应者应密切观察,并给予对症处理。

(3)急性中毒以防治中毒性脑病为重点,治疗成功的关键在于早期明确诊断,积极治疗脑水肿,降低颅内压。目前尚无特效解毒剂,治疗原则和护理原则与神经科、内科相同。轻度中毒者痊愈后可恢复原工作,重度中毒者恢复后应调离二氯乙烷作业岗位。

（4）慢性中毒患者主要需补充多种维生素、葡萄糖醛酸、ATP、肌苷等药物，外加适当的对症治疗。

3. 二氯乙烷中毒的预防措施

（1）降低空气中 1,2-二氯乙烷的浓度，加强密闭环境的通风，严格控制作业场所空气中二氯乙烷的浓度低于国家卫生标准（7 mg/m³，PC-TWA；15 mg/m³，PC-STEL），加强对生产环境中毒物浓度的日常监测。

（2）加强对作业人员的健康监护和健康教育，重视接触工人的健康监护，并对作业工人进行职业健康促进教育。

（3）职业禁忌证：神经系统器质性疾病，精神病，肝、肾器质性疾病，全身性皮肤疾病。

四、苯的氨基和硝基化合物

（一）概述

苯或其同系物（如甲苯、二甲苯、酚）苯环上的氢原子被一个或几个氨基（—NH$_2$）或硝基（—NO$_2$）取代后，即可形成芳香族氨基或硝基化合物，又称"苯的氨基和硝基化合物"。因苯环不同位置上的氢可由不同数量的氨基、硝基、卤素或烷基取代，故可形成种类繁多的衍生物，比较常见的有苯胺、苯二胺、联苯胺、二硝基苯、三硝基甲苯、硝基氯苯等，其主要代表为苯胺和硝基苯等。

苯的氨基和硝基化合物多具有沸点高、挥发性低的特点，如苯胺的沸点为 184.4 ℃，硝基苯为 210.9 ℃，联苯胺高达 410.3 ℃。苯的氨基和硝基化合物常温下呈固体或液体，多难溶或不溶于水，易溶于脂肪、醇、醚、氯仿及其他有机溶剂。

苯的氨基和硝基化合物广泛用于制药、染料、油漆、印刷、橡胶、炸药、农药、香料、油墨及塑料等生产工艺过程中，如苯胺常用于制造染料和作为橡胶促进剂、抗氧化剂、光学白涂剂、照相显影剂等；联苯胺是染料工业的重要中间体，主要用于制造偶氮染料和橡胶硬化剂，也用来制造塑料薄膜；对苯二胺作为一种化工原料，在合成染料、合成树脂、橡胶防老化剂、环氧树脂固化剂、石油产品添加剂、阻燃剂、染发剂、炭黑处理剂等方面有着极广泛的用途；三硝基甲苯主要在国防工业、采矿、筑路等工业生产中使用较多；硝基氯苯是生产染料、颜料、医药、农药、橡胶助剂中间体等的重要有机化工原料。

在生产条件下，苯的氨基和硝基化合物主要以粉尘、蒸气或液体形态存在，可经呼吸道和皮肤吸收，也可经消化道吸收，但职业卫生意义不大。液态化合物经皮肤吸收途径更为重要，在生产过程中劳动者常因热料喷洒到身上，或在搬运及装卸过程中外溢的液体经浸湿的衣服、鞋袜沾染皮肤而吸收中毒。

苯的氨基和硝基化合物吸收进入体内后，多在肝脏代谢，经氧化还原代谢后，大部分最终代谢产物从肾脏随尿排出体外。苯胺的转化较快，硝基苯的转化较慢。

苯的氨基和硝基化合物主要引起血液及肝、肾等损害。由于各类衍生物结构不同，其毒性也不尽相同。如在芳香族苯环上，不同异构体的毒性存在差异，一般认为三种异构体的毒性大小为对位＞间位＞邻位。在基团取代上，一般取代的氨基或硝基的数目越多，其毒性越大。烷基、羧基、磺基取代或乙酰化可使毒性大大减弱。氨基的毒性大于硝基，带卤族元素基团的毒性大。虽然如此，苯的氨基和硝基化合物的主要毒性作用仍有不少共同或相似之处，现简述如下：

1. 血液损害

（1）高铁血红蛋白（MetHb）形成。在正常生理情况下，红细胞内血红蛋白中的铁离子呈亚铁（Fe^{2+}）状态，能与氧结合或分离。当血红蛋白中的 Fe^{2+} 被氧化成高价铁（Fe^{3+}）时，即形成高铁血红蛋白，这种血红蛋白不能与氧结合。血红蛋白中 4 个 Fe^{2+} 只要有一个被氧化成 Fe^{3+}，则不仅其本身失去与 O$_2$ 的结合或分离功能，而且还可影响其他 Fe^{2+} 与 O$_2$ 的结合或分离。

正常生理条件下,体内只有少量血红蛋白被氧化成高铁血红蛋白,占血红蛋白总量的 $0.5\%\sim$ 2%。红细胞内有可使高铁血红蛋白还原的酶还原系统和非酶还原系统。酶还原系统包括:

①还原型辅酶Ⅰ(NADH)-高铁血红蛋白还原酶系统,该系统是生理情况下使少量高铁血红蛋白还原的主要途径。

②还原型辅酶Ⅱ(NADPH)-高铁血红蛋白还原酶系统,该系统仅在中毒解毒过程中有外来电子传递物(如亚甲蓝)存在时才发挥作用,在解毒时具有重要意义。

非酶还原系统包括还原型谷胱甘肽和维生素 C。由于体内有酶和非酶高铁血红蛋白还原系统,因此正常情况下可保持体内血红蛋白与高铁血红蛋白的平衡。若大量生成高铁血红蛋白,超过了生理还原能力,就会发生高铁血红蛋白血症。

高铁血红蛋白的形成剂可分为直接和间接作用两类,前者有亚硝酸盐、苯肼、硝酸甘油、苯醌等,而大多数苯的氨基和硝基化合物属间接作用类,该类化合物经体内代谢后产生的苯胲和苯醌亚胺为强氧化剂,具有很强的形成高铁血红蛋白的能力。也有些苯的氨基和硝基化合物不形成高铁血红蛋白,如二硝基酚、联苯胺等。

苯的氨基和硝基类化合物致高铁血红蛋白生成的能力也强弱不等,一些常见苯的氨基和硝基类化合物对高铁血红蛋白的形成能力强弱依次为:对位二硝基苯>间位二硝基苯>苯胺>邻位二硝基苯>硝基苯。

(2)硫血红蛋白形成。若每个血红蛋白中含 1 个或以上的硫原子,即为硫血红蛋白。正常情况下,硫血红蛋白的含量低于 2%。大量吸收苯的氨基和硝基类化合物也可致血中硫血红蛋白升高。通常,硫血红蛋白含量超过0.5 g/100 mL时即可出现发绀。一般认为,可致高铁血红蛋白形成者多可致硫血红蛋白形成,但形成能力低得多,故较少见。硫血红蛋白的形成不可逆,故因其引起的发绀症状可持续数月之久(红细胞寿命多为 120 天)。

(3)溶血作用。谷胱甘肽具有维持红细胞膜的正常功能,其可与还原型辅酶Ⅱ一起防止红细胞内血红蛋白氧化,或促使高铁血红蛋白还原,并可使红细胞内产生的过氧化物分解,从而起到解毒作用。红细胞的存活需要不断供给谷胱甘肽。苯的氨基和硝基化合物经生物转化产生的中间产物(如苯基羟胺)可使红细胞内的还原型谷胱甘肽减少,这样红细胞膜失去了保护,易发生破裂,会产生溶血作用。特别是有先天性葡萄糖-6-磷酸脱氢酶(G-6-PD)缺陷者更容易引起溶血。此类化合物导致的红细胞珠蛋白变性而引发的红细胞膜脆性增加和功能变化等也可能是其引起溶血的机制之一。

(4)形成变性珠蛋白小体。变性珠蛋白小体又名"海因茨小体"(Heinz body)。苯的氨基和硝基化合物在体内经代谢转化产生的中间代谢物除作用于血红蛋白的铁原子和红细胞的谷胱甘肽外,还可直接作用于珠蛋白分子中的巯基,使球蛋白变性。初期仅2个巯基被结合变性,其变性是可逆的;到后期,4个巯基均与毒物结合,变性的珠蛋白在红细胞内形成沉着物,即海因茨小体。

海因茨小体呈圆形或椭圆形,直径 $0.3\sim2$ μm,具有折光性,多为 $1\sim2$ 个,位于细胞边缘或附着于红细胞膜上。有海因茨小体的红细胞极易破裂引起溶血。海因茨小体的形成略迟于高铁血红蛋白,中毒后 $2\sim4$ 天可达高峰,$1\sim2$ 周才消失。

溶血作用和高铁血红蛋白的形成虽然关系密切,但程度上不呈一致关系,溶血的轻重程度与产生的海因茨小体的量也不一致。另外,高铁血红蛋白形成和消失的速率与海因茨小体的形成和消失速率也不一致。

(5)引起贫血。长期接触较高浓度的苯的氨基和硝基化合物(如 2,4,6-三硝基甲苯等)可能导致贫血,出现点彩红细胞、网织红细胞增多,骨髓象显示增生不良,呈进行性发展,甚至出现再生障碍性贫血。

2.肝肾损害

某些苯的氨基和硝基化合物可直接损害肝细胞,引起中毒性肝炎及肝脂肪变性,以硝基化合物所致肝脏损害较为常见,如三硝基甲苯、硝基苯、二硝基苯、2-甲基苯胺、4-硝基苯胺等。肝脏病理改变主要为肝实质改变,早期出现脂肪变性,晚期可发展为肝硬化。严重的可发生急性、亚急性黄色肝萎缩。某些苯的氨基和硝基化合物本身及其代谢产物可直接作用于肾脏,引起肾实质性损害,出现肾小球及肾小管上皮细胞变性、坏死。中毒性肝损害或肾损害亦可由于大量红细胞破坏,血红蛋白及其分解产物沉积于肝脏或肾脏而引起继发性肝细胞损害或肾脏损害,此种损害一般恢复较快。

3.神经系统损害

苯的氨基和硝基化合物难溶于水,易溶于脂肪,进入人体后易与含大量类脂质的神经细胞发生作用,引起神经系统的损害。重度中毒患者可有神经细胞脂肪变性。视神经区也可受损害,发生视神经炎、视神经周围炎等。

4.皮肤损害及致敏作用

苯的氨基和硝基化合物对皮肤有强烈的刺激和致敏作用,一般在接触数日至数周后发病,脱离接触并进行适当治疗后皮损可痊愈。个别过敏体质者还可发生支气管哮喘,临床表现与一般哮喘相似。

5.眼晶状体损害

某些苯的氨基和硝基化合物,如三硝基甲苯、二硝基酚、二硝基邻甲酚可引起眼晶状体浑浊,最后发展为白内障。中毒性白内障多发生于慢性职业接触者,一旦发生,即使脱离接触,多数患者的病变仍可继续发展。中毒性白内障的发病机制仍然不清楚,曾有以下几种看法:氨基($-NH_2$)或硝基($-NO_2$)与晶状体组织或细胞成分结合和反应的结果;高铁血红蛋白血症形成后,因缺氧促使眼局部糖酵解增多,晶状体内乳糖堆积所致;自由基的形成或机体还原性物质的耗竭导致眼晶状体细胞氧化损伤。

6.其他损害作用

目前公认能引起职业性膀胱癌的主要毒物为 4-氨基联苯、联苯胺和 β-萘胺等。此外,尚有生殖系统损害(男工人精子数量减少、活动力下降)、能量代谢障碍等报道。

苯的氨基和硝基化合物中毒应依据我国《职业性急性苯的氨基、硝基化合物中毒的诊断标准》(GBZ 30—2015)进行诊断及分级。目前尚无统一的职业性苯的氨基和硝基化合物慢性中毒诊断标准。中毒患者应根据我国《职业性急性苯的氨基、硝基化合物中毒的诊断标准》(GBZ 30—2015)进行治疗,具体方法是:

1.急性中毒处理

(1)让患者迅速移出现场,脱去污染的衣服、鞋、袜。皮肤污染者可用 5% 的醋酸溶液清洗皮肤,再用大量肥皂水或清水冲洗;眼部受污染可用大量生理盐水冲洗。

(2)注意维持呼吸、循环功能,给予吸氧,必要时可辅以人工呼吸。给予呼吸中枢兴奋药及强心、升压药物等。

(3)高铁血红蛋白血症的处理措施有以下四点:

①5%～10%葡萄糖溶液 500 mL 加 5.0 g 维生素 C 静脉滴注,或 50% 的葡萄糖溶液 80～100 mL 加 2.0 g 维生素 C 静脉注射。该方法适用于轻度中毒患者。

②亚甲蓝的应用。常用 1% 的亚甲蓝溶液 5～10 mL(1～2 mg/kg)加入 10%～25% 的葡萄糖溶液 20 mL 中静注,1～2 h 内可重复进行,一般用 1～2 次。亚甲蓝作为还原剂可促进高铁血红蛋白还原,其作用机制是亚甲蓝能作为中间电子传递体加快正常红细胞高铁血红蛋白酶还原系统的作用速率,促进 NADPH 还原高铁血红蛋白。亚甲蓝的不良反应是注射过快或一次应用剂量过大易出现恶心、呕吐、腹痛,甚至抽搐、惊厥等。

③甲苯胺蓝和硫堇的应用。甲苯胺蓝和硫堇也可使高铁血红蛋白还原,加快还原速率。常用 4% 的甲苯胺蓝溶液 10 mg/kg 缓慢静脉注射,每 3～4 h 一次。也可用 0.2% 的硫堇溶液 10 mL 静

脉注射或肌内注射,每 30 min 一次。

④10％～25％的硫代硫酸钠溶液 10～30 mL 静脉注射。

(4)溶血性贫血的治疗。可根据病情严重程度采取综合治疗措施。糖皮质激素治疗为首选方法,一般应大剂量静脉快速给药。严重者可采用置换血浆疗法和血液净化疗法。

(5)中毒性肝损害的处理。除给予高糖、高蛋白、低脂肪、富维生素的饮食外,还应积极采取护肝治疗。

(6)对化学性膀胱炎的治疗。主要是碱化尿液,应用适量糖皮质激素,防治继发感染,并可给予解痉剂及支持治疗。

(7)采取其他对症和支持治疗,如有高热可用物理降温法或应用人工冬眠药物,并加强护理工作,包括心理护理等。

2.慢性中毒处理

慢性中毒患者应调离岗位,避免进一步的接触,并积极治疗。治疗主要是对症处理,如有类神经征可给予谷维素、安神补脑液、地西泮等。慢性肝病的治疗根据病情可选用葡醛内酯 0.1 g 静脉注射,每日 3 次;或联苯双酯 25 mg 口服,每日 3 次;或 2.5 g 维生素 C 加 10％的葡萄糖溶液 500 mL 静脉滴注,每日 1 次。白内障的治疗目前无特效药物,可用氨肽碘、砒诺辛钠等眼药水滴眼。

某些苯的氨基和硝基化合物中毒的预防和控制措施如下:

(1)改善或改革工艺及设备,加强生产操作过程中的密闭化、连续化,采用计算机等自动化控制设备,如苯胺的生产用抽气泵加料代替手工操作,以免工人直接接触。以无毒或低毒物质代替剧毒物,如染化行业中用固相反应法代替使用硝基苯作热载体的液相反应;用硝基苯加氢法代替还原法生产苯胺等工艺。

(2)严格遵守检修制度及操作规程。工厂应定期进行设备检修,防止跑、冒、滴、漏现象发生。在检修过程中应严格遵守各项安全操作规程,同时要做好个人防护,检修时要戴防毒面具,穿紧袖工作服、长筒胶鞋、戴橡胶手套等。

(3)改善车间生产环境,加强通风、排毒设施的检查和维修,保证这些设备有效地工作;对车间的建筑及地面可用清水冲洗。定期进行车间毒物浓度检测,保证车间毒物浓度在国家最高容许浓度以下。

(4)增强个人防护意识,开展多种形式的安全健康教育,在车间内不吸烟,不吃食物,工作前后不饮酒,及时更换工作服、手套,污染毒物的物品不能随意去弃,应妥善处理。

(5)做好就业前体检和定期体检工作,就业前发现血液病、肝病、内分泌紊乱、心血管疾病、严重皮肤病、红细胞葡萄糖-6-磷酸脱氢酶缺乏症、眼晶状体浑浊或白内障的患者不能从事接触苯的氨基和硝基化合物的工作。每年应定期体检一次,体检时特别要注意对肝(包括肝功能)、血液系统及眼晶状体的检查。

(二)苯胺

苯胺(aminobenzene)又称"阿尼林"(aniline)、"氨基苯"(aminobenzene)等,化学式为 $C_6H_5NH_2$,分子量 93.1,纯品为无色油状液体,易挥发,具有特殊气味,久置颜色可变为棕色。苯胺熔点 -6.2 ℃,沸点 184.3 ℃,蒸气密度为 3.22 g/L。苯胺微溶于水,能溶于苯、乙醇、乙醚、氯仿等有机溶剂。在工业生产中以下途径可接触到苯胺:

(1)苯胺合成:工业所用的苯胺均由人工合成,方法是硝酸先作用于苯得到硝基苯,再还原成苯胺。

(2)苯胺的应用:广泛用于印染、染料制造、橡胶(硫化时的硫化剂及促进剂)、照相显影剂、塑料、离子交换树脂、香水、药物合成等工业。

（3）在自然界少量存在于煤焦油中。

苯胺可经呼吸道、皮肤和消化道进入人体，经皮吸收是引起中毒的主要原因。苯胺及其蒸气都可经皮吸收，吸收率随室温和相对湿度的升高而增加。经呼吸道吸入的苯胺少量（不到5%）以原形由呼吸道排出，约有1%以原形经尿直接排出，剩下90%滞留在体内。苯胺入血后经氧化先形成毒性更大的中间代谢产物——苯基羟胺（苯胲），然后再氧化生成对氨基酚，与硫酸、葡萄糖醛酸结合后，经尿排出。吸收量的13%～56%可经此途径排出体外。随着苯胺吸收量的增加，其代谢物对氨基酚也相应增加，故暴露在苯胺当中者尿液中对氨基酚含量常与血液中高铁血红蛋白的含量呈一致关系。

苯胺的主要毒性作用由其中间代谢产物苯基羟胺（苯胲）发挥，后者有很强的形成高铁血红蛋白的能力，可使血红蛋白失去携氧功能，造成机体组织缺氧，引起中枢神经系统、心血管系统及其他脏器的一系列损伤。另外，红细胞内的珠蛋白变性形成的海因茨小体可使红细胞脆性增加，容易产生溶血性贫血，继发肝肾损伤，还可引起皮肤损伤。

实验表明，大鼠连续吸入4 h苯胺的半数致死浓度为774.2 mg/m³，小鼠的半数致死浓度为1120 mg/m³，人经口最小致死量估计为4 g。苯胺具有一定的致癌作用。

1. 苯胺中毒的临床表现

（1）急性中毒：短时间内吸收大量苯胺可引起急性中毒，在夏季为多见，主要引起高铁血红蛋白血症。早期表现为发绀，最先见于口唇、指端及耳垂等部位，其色调与一般缺氧所见的发绀不同，呈蓝灰色，称为"化学性发绀"。当血液中高铁血红蛋白含量大于血红蛋白总量的15%时，即可出现明显发绀，但此时可无自觉症状。当高铁血红蛋白含量升高至30%以上时，出现头晕、头痛、乏力、恶心、手指麻木及视力模糊等症状。高铁血红蛋白含量增加至50%时，出现心悸、胸闷、呼吸困难、精神恍惚、恶心、呕吐、抽搐等症状；严重者可发生心律失常、休克，甚至昏迷、瞳孔散大、反应消失。

较严重的中毒者，在中毒3～4天后可出现不同程度的溶血性贫血，并继发黄疸、中毒性肝病和膀胱刺激症状等。肾脏受损时，出现少尿、蛋白尿、血尿等，严重者可发生急性肾衰竭。少数见心肌损害。眼部接触可引起结膜炎、角膜炎。

（2）慢性中毒：长期慢性接触苯胺可出现类神经症，如头晕、头痛、倦乏无力、失眠、记忆力减退、食欲缺乏等症状，并出现轻度发绀、贫血和肝脾肿大等体征，红细胞中可出现海因茨小体。皮肤经常接触苯胺蒸气者，可引起湿疹、皮炎等。

2. 苯胺中毒的临床诊断

（1）诊断原则：有明确的苯胺职业暴露史，出现相应的以高铁血红蛋白血症为主的临床表现，并结合现场劳动卫生学调查，参考实验室检查结果（高铁血红蛋白升高，红细胞内海因茨小体，尿中对氨基酚升高），排除其他因素引起的类似疾病（如亚硝酸盐中毒），方可诊断。

（2）诊断分级标准：急性中毒根据国家《职业性急性苯的氨基、硝基化合物中毒诊断标准》（GBZ 30—2015）进行诊断及分级。慢性中毒目前尚无诊断标准，主要依据血液、肝脏及神经系统的改变进行诊断。

（三）三硝基甲苯

三硝基甲苯（trinitrotoluene）的化学式为 $C_6H_2CH_3(NO_2)_3$，分子量为227.13，有六种同分异构体，通常所指的是α-异构体，即2,4,6-三硝基甲苯，简写为TNT。TNT为灰黄色结晶，又称"黄色炸药"，熔点为80.65 ℃，比重1.65，沸点240 ℃（爆炸）。本品极难溶于水，易溶于丙酮、苯、醋酸甲酯、甲苯、氯仿、乙醚等，受热容易引起爆炸。在工业生产中以下途径可接触到三硝基甲苯：

（1）甲苯被硝化剂（硝酸和硫酸的混合酸）逐级硝化成一硝基甲苯、二硝基甲苯、三硝基甲苯的合成、粉碎、过筛、配料、包装生产过程中可产生TNT粉尘及蒸气。

（2）作为炸药，TNT广泛应用于国防、采矿、开凿隧道等方面。TNT还用作照相材料、药品和染料的中间体。

TNT可经皮肤、呼吸道及消化道进入人体。在生产过程中，主要经皮肤和呼吸道吸收。TNT有较强的亲脂性，很容易从皮肤吸收，尤其是气温高时，经皮吸收的可能性更大。在生产硝酸铵炸药时，由于其具有吸湿性，一旦污染皮肤，就能使皮肤保持湿润，更易加速皮肤对TNT的吸收。进入体内的TNT一部分以原形经尿排出体外，剩下的主要转化途径是在肝微粒体和线粒体的参与下，通过氧化、还原、结合等途径进行代谢，其多种代谢产物与葡萄糖醛酸结合后经尿液排出体外。接触TNT工人的尿液中可以检出10余种TNT的代谢产物，如4-氨基-2,6-二硝基甲苯、2-氨基-4,6-二硝基甲苯、原形TNT、2,4-二氨基硝基苯、2,6-二氨基硝基苯及其他代谢物。接触TNT工人尿液中4-氨基-2,6-二硝基甲苯含量最多，也存在一定量的原形TNT。因此，尿4-氨基-2,6-二硝基甲苯和原形TNT含量可作为职业接触的生物监测指标。

1. TNT的毒性与毒性作用机制

（1）晶状体。晶状体损害以中毒性白内障为主要表现，TNT白内障的发病特点为：

①发病缓慢，一般需接触TNT 2～3年后发病。

②病变范围从周边到中央，初期主要表现为晶状体周边部出现散在点状浑浊，逐渐形成尖向中心、底向外的楔形浑浊体，进而多数楔形浑浊体融合、聚集成环形暗影。随着病情的进展，除晶状体周边浑浊外，其中央部也出现环形或盘状浑浊，裂隙灯下可见浑浊多数为浅棕色小点聚积而成，多位于前皮质和成人核之间。整个皮质部透明度降低，环的大小近于瞳孔直径，此时视力可减退，若再发展则周边浑浊与中央浑浊融合，视力明显减退。

③低浓度可发病。在低TNT浓度下可发生晶状体损伤，甚至空气浓度相当低或低于最高容许浓度时仍可发病，发病随接触工龄增长而增多，且损害加重。

④病变的持续进展性。一般认为，晶状体损害一旦形成，虽脱离接触仍可继续发展，可能是晶状体对TNT及其代谢物的排除极缓慢所致。

有关TNT白内障形成的机制尚不清楚，体外实验中将TNT与动物晶状体匀浆一起孵育，可以检出TNT硝基阴离子自由基与活性氧。目前认为TNT在体内可还原为TNT硝基阴离子自由基，并可形成大量活性氧，这可能与白内障的形成有关。也有人认为白内障的形成可能与TNT所致的高铁血红蛋白沉积于晶状体或TNT代谢产物沉积于晶状体有关。

（2）肝脏。肝脏是TNT毒性作用的主要靶器官，接触TNT的工人早期体征为肝大和（或）脾大。肝大程度与肝损伤严重性并不一致，约25%的TNT中毒性肝硬化患者肝大在1.0 cm以内。如果继续接触TNT，则除肝大外，肝脏质地会变硬。脾大一般在肝大之后发生。肝大严重者可导致肝硬化、萎缩，平均工龄10年者即可诊断出。

TNT对肝脏损害的病理特点是：急性改变主要是肝细胞坏死和脂肪变性，慢性改变主要是肝细胞再生和纤维增生。TNT对肝脏的损害机制可能与TNT硝基阴离子自由基有关，它可形成大量活性氧，使脂质过氧化与细胞内钙稳态失调；也可能是TNT与体内氨基酸结合导致氨基酸缺乏，致使肝细胞营养不良所致。国内调查表明，肝大检出率与TNT白内障的病变程度之间并无一致关系。

大量动物实验显示，TNT具有明显的致畸、致突变、致癌作用。另外，接触人群中肝癌高发的报道日渐增多。近年来我国流行病学调查证实，接触TNT作业者肝癌发病率与工龄、工种以及接触TNT的程度关系明确，值得重视和进一步探讨。

（3）血液系统。TNT可引起血红蛋白、中性粒细胞及血小板减少；也可出现海因茨小体。长期接触高浓度TNT可导致再生障碍性贫血。近年来我国的调查显示，在目前的TNT生产条件下，较少发生血液方面的改变。

（4）其他调查发现，接触TNT的男工人会出现性功能异常、精液质量差、血清睾酮降低，女工人会出现月经异常等生殖系统损伤。TNT暴露者可出现尿蛋白含量升高等肾脏损害表现。长期暴露于 TNT 之中的劳动者,类神经综合征发生率升高,并伴有自主神经功能紊乱,部分患者可出现心肌损害。

有关 TNT 毒性作用的机制还未完全明了,近年的研究表明,TNT 可在体内多种器官和组织内(肝、肾、脑、晶状体、睾丸、红细胞等)接受来自还原型辅酶Ⅱ的 1 个电子,被还原活化为 TNT 硝基阴离子自由基,并在组织内产生大量的活性氧,使体内还原性物质如还原型谷胱甘肽、还原型辅酶Ⅱ含量明显降低,进一步可影响蛋白质巯基的含量。另外 TNT 硝基阴离子自由基、活性氧可诱发脂质过氧化,与生物大分子共价结合并引起细胞内钙稳态紊乱,导致细胞膜结构与功能破坏、细胞内代谢紊乱甚至细胞死亡,从而对机体产生损伤作用。

2. TNT 毒性作用的临床表现

(1)急性中毒。在生产环境中发生急性中毒的情况较少见,一般只有接触高浓度 TNT 粉尘或蒸气时才可引起急性中毒。轻度急性中毒时,患者可出现头晕、头痛、恶心、呕吐、食欲缺乏,上腹部及右季肋部痛,口唇呈蓝紫色,发绀可扩展到鼻尖、耳郭、指(趾)端等部位。重度急性中毒者除上述症状加重以外,尚有神志不清,呼吸浅表、频速,偶有惊厥,甚至大小便失禁,瞳孔散大,对光反应消失,角膜及腱反射消失。严重者可因呼吸麻痹而死亡。

(2)慢性中毒。长期接触 TNT 可引起慢性中毒,主要表现为肝、晶状体、血液等的损害。

①肝损害。患者出现乏力、食欲缺乏、恶心、肝区疼痛,与传染性肝炎相似。体检时肝大多在肋下 1.0~1.5 cm,有压痛、叩痛,多数无黄疸。随着病情进展,肝质地由软变韧,可出现脾肿大,严重者可导致肝硬化。肝功能试验可出现异常,包括血清丙氨酸氨基转移酶(ALT)、天门冬氨酸氨基转移酶(AST)、血清肝胆酸(CC)、血清转铁蛋白(TF)和前白蛋白(PA)、色氨酸耐量试验(ITTT)、吲哚氰绿滞留试验(ICG)等异常。

②晶状体。慢性 TNT 中毒患者出现白内障是常见且具有特征性的体征,一般接触2~3年发病,工龄越长发病率越高,10 年以上工龄发病率为 78.5%,15 年以上工龄发病率为 83.65%。白内障开始于双眼晶状体周边部,呈环形浑浊,环多数为尖向内、底向外的楔形浑浊融合而成,进一步晶状体中央部可出现盘状浑浊。

中毒性白内障患者可伴有肝大,亦可在无肝损伤的情况下单独存在。TNT 对肝和晶状体的损害不完全一致,据全国普查结果,TNT 引起的肝损害早于晶状体损害。

③血液系统。TNT 可引起血红蛋白、中性粒细胞及血小板减少,出现贫血,也可出现海因茨小体,严重者可出现再生障碍性贫血,但在目前的生产条件下,发生血液方面的改变较少。

④皮肤。有的接触 TNT 的工人会出现"TNT 面容",表现为面色苍白,口唇、耳郭青紫,另外手、前臂、颈部等裸露部位皮肤产生过敏性皮炎、黄染,严重时呈鳞状脱屑。

⑤生殖功能。接触 TNT 的男工人可发生性功能低下,如性欲低下、早泄与阳痿等。精液检查发现精液量显著减少,精子活动率低于 60% 者显著增多,精子形态异常率升高。接触者血清单酮含量显著降低。女工人则表现为月经周期异常、月经量过多或过少、痛经等。

⑥长期接触 TNT 的工人神经衰弱综合征的发生率较高,可伴有自主神经功能紊乱。部分可出现心肌及肾损害,尿蛋白及某些酶含量升高。

3. TNT 中毒的诊断和治疗

对 TNT 中毒的患者而言,根据长期 TNT 职业接触史,出现肝脏、血液及神经等器官或者系统功能损害的临床表现,结合职业卫生学调查资料和实验室检查结果,综合分析,排除其他病因所致的类似疾病,方可诊断。慢性 TNT 中毒根据国家《职业性慢性三硝基甲苯中毒的诊断》(GBZ 69—2011)的诊断及分级标准进行确诊。慢性 TNT 中毒的治疗原则为:

(1)宜食用清淡而富有营养的饮食,禁止饮酒和服用产生肝功能损害的药物。

(2)保肝降酶。

(3)重症患者出现肝功能衰竭时,建议进行专科对症治疗。

(4)其他治疗原则与内科相同。

五、铅

铅是一种蓝灰色重金属,相对密度为11.3,熔点为327 ℃,加热到400～500 ℃时会有大量铅蒸气逸出,在空气中迅速氧化成氧化亚铅(Pb_2O),冷凝为铅烟,可污染生产环境。金属铅不溶于水,可溶于酸。由于金属铅熔点低,常和其他金属制成合金,如焊锡就是铅和锡形成的合金。铅的无机化合物大多仍保留铅的特性,如四氧化三铅(Pb_3O_4,又称"红丹")呈红色粉末状,具有抗湿、耐腐蚀性,可用于防锈漆、陶瓷和搪瓷的釉料等。很多铅的化合物以粉末状态存在,在生产和使用过程中易被人体吸入。

（一）与铅的接触机会

1.铅矿的开采及冶炼

铅矿开采可产生含铅粉尘。铅的冶炼可产生铅烟、铅尘和铅蒸气。铅的冶炼也包括铅的一次冶炼,即回收含铅的物品(如废旧蓄电池)重新冶炼。铅冶炼行业是铅中毒的高发行业。

2.熔铅(或铅合金)作业

熔铅作业包括制造蓄电池、铅丝、铅皮、铅管、保险丝等无线电工业喷铅;金属热处理的铅浴;低温焊接等。由于铅的熔点较低,铅合金的熔点更低,因此在熔铅过程中极易产生铅烟及铅蒸气。蓄电池制造业是铅中毒的高发行业。

3.铅化合物的生产和使用

铅的化合物有数百种,和人类的生产、生活密切相关,如蓄电池、玻璃、搪瓷、景泰蓝、油漆、颜料、釉料、防锈剂、橡胶硫化促进剂、塑料稳定剂等。医药工业等行业均可接触不同形式的铅化合物。船舶除锈、拆船业的焊割也是易发生铅中毒的行业之一。

4.生活性接触

接触铅化合物相关物品是生活性铅接触的主要途径,生活中使用不当可能导致铅进入人体。过量使用和滥用含铅的中药(如氧化铅PbO,又称"密陀僧")治疗癫痫、哮喘等慢性疾病是生活性铅中毒的原因之一。玩具和文具中可能有含铅的颜料、油漆、橡胶添加剂、塑料添加剂等,儿童使用不当或啃咬也可使少量铅进入体内。

（二）铅的毒理

金属铅、铅合金、铅化合物三者的毒理作用相同,在体内均以二价铅的形式发挥其毒性作用。

1.铅的吸收、分布与排泄

⑴铅的吸收。在生产环境中,铅及其化合物主要以铅蒸气、铅烟、铅尘的形式经呼吸道进入人体,少量铅尘可以黏附在口腔、咽喉黏膜壁而被吞咽。另外,在铅作业环境中进食、饮水、吸烟或摄取被铅污染的食物可使铅通过消化道进入体内。金属铅和铅的无机化合物不能通过完整的皮肤吸收,铅的有机化合物可通过皮肤吸收(如四乙基铅)。

铅经呼吸道吸收较为迅速。由于肺泡的弥散功能和吞噬细胞吞噬铅尘的作用,使经呼吸道进入的铅25％～30％迅速进入血液循环,其余仍从呼吸道排出。进入消化道的铅5％～10％被吸收后经门静脉入肝,其中一部分由胆汁排入肠内并随粪便排出,另一部分则被再吸收进入血液。

(2)铅的分布。进入血液中的铅90％以上和红细胞结合,血浆中的铅一部分与血浆蛋白结合,少量形成可溶性的磷酸氢铅($PbHPO_4$)。血液中的铅早期随血液循环分布于血流丰富的器官,如肝、肾、脾、肺和脑组织中早期铅含量较高,以肝中浓度为最高。几周后,铅由软组织转移到骨骼、毛发、牙齿等,并以难溶性的磷酸铅[$Pb_3(PO_4)_2$]的形式沉积下来。人体内90％～95％的铅存在于骨骼内,呈稳定状态。铅在人体内的代谢与钙相似,当食物中缺钙,或因感染、饮酒、外伤、服用酸性药物而造成酸碱平衡紊乱时,均可使骨内不溶性的磷酸铅转化为可溶性的磷酸氢铅(二者的溶解度相差 100 倍)进入血液,引起铅中毒症状。

(3)铅的排泄。体内的铅主要经肾脏随尿排出,因此尿铅含量可作为铅中毒的诊断指标或者疗效观察指标。其次,铅还可随粪便、乳汁、唾液、汗液和月经排出,也可通过胎盘进入胎儿体内。

2.铅中毒的机制

铅可作用于全身多个系统和器官,主要累及血液及造血系统、神经系统、消化系统、血管及肾脏等,其中毒机制在很多方面尚待阐明。

(1)铅对红细胞的影响。铅对骨髓中幼稚红细胞有较强的毒性作用,可使其超微结构发生变化,导致点彩红细胞和网织红细胞形成增多。铅可抑制细胞膜 Na^+-K^+-ATP 酶的活性,导致细胞内 K^+ 流失,膜表面物理结构发生改变,脆性增加,寿命缩短,引起细胞膜破裂而溶血。铅还可以影响卟啉代谢,干扰血红蛋白的合成。

迄今为止,在铅中毒的机制研究中发现,铅对卟啉代谢的影响较为深入。铅通过抑制卟啉代谢过程中一系列酶的活性导致血红素的合成障碍,在卟啉代谢过程中铅对 δ-氨基乙酰丙酸脱水酶、粪卟啉原氧化酶和亚铁络合酶(血红素合成酶)有抑制作用。δ-氨基乙酰丙酸脱水酶受抑制后,氨基乙酰丙酸形成卟胆原的过程受阻,血、尿中氨基乙酰丙酸增加。粪卟啉原氧化酶受抑制后,阻碍粪卟啉原Ⅲ氧化为原卟啉Ⅸ,导致血、尿中粪卟啉增多。铅可抑制亚铁络合酶,使原卟啉Ⅸ不能与二价铁结合生成血红素,导致红细胞中游离原卟啉(FEP)增多,原卟啉Ⅸ可与红细胞线粒体内含量丰富的 Zn^{2+} 结合,导致锌原卟啉(ZPP)增加。铅对 δ-氨基-γ-酮戊酸合成酶(ALAS)也有一定影响。对尿中氨基乙酰丙酸及血液中 FEP 和 ZPP 的检测都可作为铅中毒的诊断指标。

(2)铅对神经系统的影响。铅对中枢神经系统和周围神经都可发生明显的毒性作用。铅可使大脑皮质兴奋和抑制过程的正常功能发生紊乱,皮质-内脏调节发生障碍,使周围神经传导速率降低,导致一系列神经系统功能障碍。除对神经系统的直接作用外,铅对神经系统的影响还与血中增多的氨基乙酰丙酸通过血-脑脊液屏障进入脑组织有关,氨基乙酰丙酸的化学结构与 γ-氨基丁酸(γ-aminobutyric acid,GABA)相似,可与 γ-氨基丁酸竞争突触后膜上的 GABA 受体,产生竞争性抑制作用而干扰神经系统的功能,出现意识、行为及神经效应等改变。铅引起的外周神经病是典型的铅毒性表现,可能与神经纤维发生节段性脱髓鞘及轴索变性有关。

(3)铅对肾脏的影响。严重铅中毒可因干扰了肾小管上皮细胞线粒体的呼吸与磷酸化作用而致肾功能异常,慢性中毒还可引起进行性的肾间质纤维化,肾小管萎缩和细胞增生并存。

此外,铅可致肠壁和小动脉壁平滑肌痉挛而引起腹绞痛。小动脉壁平滑肌痉挛可能和暂时性高血压、铅面容、眼底动脉痉挛、中毒性脑病以及肾脏受损等症状有关。

(三)铅中毒的临床表现

铅中毒是常见的职业中毒之一,生活性铅中毒也屡有发生。

1.急性铅中毒

工业生产中急性铅中毒很少见。临床所见急性铅中毒多由于误服大量铅化合物所致,如服用过量含有铅化合物的中药。急性铅中毒的临床表现以消化系统症状为主,可出现恶心、呕吐、腹胀、腹绞痛和中毒性肝病;严重者可发生中毒性脑病,出现痉挛、抽搐、谵妄、高热、昏迷和循环衰竭。

2.慢性铅中毒

生产性接触多可引起慢性中毒,非职业性接触也有发生。慢性中毒主要临床表现为对神经系统、消化系统及血液造血系统的损害。

(1)对神经系统的损害。中毒性类神经征是铅中毒的早期常见症状,主要表现为头痛、乏力、肌肉与关节酸痛、失眠和食欲缺乏等。随着病情的进展,可出现周围神经损伤,表现为感觉型损伤、运动型损伤和混合型损伤。感觉型损伤可表现为感觉过敏或者感觉减退,如出现手套、袜套样感觉,皮肤出现蚁行感、瘙痒、肢端麻木等;运动型损伤可表现为肢体酸痛无力、握力减退、伸肌无力及伸肌麻痹,一般多发生于工作中使用最多的肌肉,以右侧为重,严重时会出现腕下垂,呈非对称性。有些铅中毒患者可出现听神经或视神经的损伤,出现神经性耳聋或者视力下降。严重铅中毒者可出现铅中毒性脑病,主要表现为癫痫样发作、精神障碍或其他脑神经受损的症状。铅中毒引起的腕下垂和中毒性脑病在我国已很少见。

(2)对消化系统的损害。患者早期可出现口内金属味、食欲缺乏、恶心、腹胀、腹隐痛、腹泻与便秘交替出现等症状。口腔卫生差者在齿龈边缘与牙齿交界处可见到暗蓝色的铅线(lead line),为口腔内食物残渣中蛋白质腐败后产生的硫化氢与铅作用形成的硫化铅沉积所致。中等及较重的中毒病例可出现腹绞痛,多为突然发作,呈持续性绞痛,阵发性加剧,部位多在脐周,少数在上腹部或下腹部,发作时患者面色苍白,出冷汗,多伴有呕吐、烦躁不安,手压腹部疼痛可缓解,一般止痛药不易缓解,发作可持续数分钟以上。检查时患者腹部柔软平坦,可能有轻度压痛,但无固定压痛点,肠鸣音减弱。腹绞痛是慢性铅中毒急性发作的典型症状。严重的经口中毒者可伴有明显的肝脏损伤,出现黄疸、肝脏肿大、肝功能异常,驱铅治疗后可恢复。

(3)对血液及造血系统的损害。铅中毒患者可出现小细胞低色素性贫血,多属轻度,周围血中可见点彩红细胞、网织红细胞及碱粒红细胞增多。

(4)对肾脏的损害。铅中毒早期主要是对肾小管的损害,可出现氨基酸尿、葡萄糖尿、磷酸盐尿。后期可引起慢性间质性肾炎和肾小管萎缩,导致肾功能不全。

(5)对生殖系统的损害。铅可使女性出现月经不调、不孕、流产及畸胎等。哺乳期妇女可通过乳汁影响婴儿,甚至引起母源性铅中毒。铅可引起男性精子活动度降低和畸形精子增加。

(四)铅中毒的诊断原则

铅中毒容易被误诊。诊断时应详细询问职业史,并注意和其他疾病鉴别。如铅性腹绞痛很容易误诊为急性胃炎、胆囊炎、急性肝炎、急性阑尾炎和胰腺炎等,甚至误诊为毒瘾发作。疑似患者可建议到当地职业病防治机构做血铅或者尿铅测定,以协助诊断;或到具有职业病诊断资质的机构进一步诊断、治疗和处理。

职业性慢性铅中毒诊断必须依据确切的职业史,以神经、消化、血液和造血系统为主的临床症状及有关实验室检查结果,参考职业卫生现场调查资料进行综合分析诊断。我国现行铅中毒诊断分级标准参考了《职业性慢性铅中毒的诊断》(GBZ37—2015),如表5-3所示。

表5-3　　　　　　　　　　　　　　职业性慢性铅中毒诊断分级标准

铅中毒分级	诊断标准
轻度中毒	血铅不低于 2.9 μmol/L(600 μg/L)或尿铅不低于 0.58 μmol/L (120 μg/L),且具有下列一项表现者:①红细胞锌原卟啉(ZPP)不低于 2.91 μmol/L(13.0 μg/gHb);②尿 δ-氨基-γ-酮戊酸不低于 61.0 μmol/L(8000 μg/L);③有腹部隐痛、腹胀、便秘等症状 络合剂驱排后尿铅不低于 3.86 μmol/L(800 μg/L)或 4.82 μmol/24 h(1000 μg/24 h)者,可诊断为轻度铅中毒
中度中毒	在轻度中毒的基础上,具有下列一项表现者:①腹绞痛;②贫血;③轻度中毒性周围神经病
重度中毒	在中度中毒的基础上,具有下列一项表现者:①铅麻痹;②中毒性脑病

(五)铅中毒的治疗

1.驱铅治疗
驱铅药物有:
(1)依地酸二钠钙(CaNa$_2$-EDTA),0.5～1 g 静注,或加入 10% 的葡萄糖溶液 250～500 mL 中

静滴,每日 1 次,3～4 天为一个疗程,间隔 3～4 天重复用药。根据驱铅情况决定疗程,一般治疗 3～5 个疗程。CaNa$_2$-EDTA 与其他络合剂一样,可与体内多种人体必需的矿物质形成稳定的络合物而排出,可能导致血钙降低及其他元素排出过多,故长期用药可出现"过络合综合征",患者自觉疲劳、乏力、食欲缺乏等,要注意观察。

(2)喷替酸钙钠(促排灵,二乙烯三胺五乙酸三钠钙,CaNa$_3$-DTPA),作用与依地酸二钠钙相似。

(3)二巯丁二钠 1 g,用生理盐水或 5%的葡萄糖溶液配制成 5%～10%的浓度静注。

(4)二巯基丁二酸(DMSA)胶囊,为一种口服驱铅药物,不良反应小;用法一般为每次 0.5 g 口服,一日 3 次,连用 3～4 天,间隔 3～4 天再进行下一疗程,但有铅中毒性脑病者不宜使用。

2.对症治疗

铅绞痛发作时,可静注 10%的葡萄糖酸钙 10～20 mL 或皮下注射 0.5 mg 阿托品以缓解疼痛。

3.一般治疗

适当休息,合理营养,补充维生素等。

六、汞

汞俗称"水银",为银白色液态金属,相对密度 13.6,熔点－38.7 ℃,在自然界中多以 HgS(朱砂)的形式存在。汞可与金、银等贵重金属生成汞合金(汞齐),是贵重金属生产和工艺加工的材料。汞还可与碘生成不易挥发的碘化汞。

汞不溶于水和有机溶剂,易溶于硝酸,能溶于类脂质。汞比重大,呈液态而具有流动性,可用于仪表行业。汞受热膨胀且与温度呈线性关系,是制作温度计的良好材料。汞蒸气以非氧化状态存在,在电源电压的激发下可发出紫外线,是紫外线设备的光源,也是荧光灯具生产的主要材料。

汞在常温下即可蒸发成为汞蒸气,蒸发量随着温度升高而增加,极易污染生产环境。由于表面张力大,汞溅洒地面或桌面后立即形成小汞珠,增加了蒸发的表面积。汞蒸气相对密度为 6.9,几乎比空气密度大 6 倍,可沉积在空气下方,易被粗糙的墙壁、地面、天花板、工作台、工具及衣服所吸附,成为持续污染空气的来源。汞的接触机会有以下这些:

(1)汞矿开采及冶炼,尤其是土法火式炼汞,污染严重,易引起中毒。

(2)仪器、仪表和电气器材的制造与维修,如水银温度计、气压计、汞整流器、荧光灯、紫外灯、石英灯、X 射线球管等制造维修业。

(3)化学工业,如用汞作阴极电解食盐生产烧碱和氯气。

(4)冶金工业及贵重金属加工行业,如用汞齐法提炼金、银等贵重金属,镀金等贵重金属加工工艺等。

(5)颜料工业,如红色的硫化汞是名贵颜料,用于化妆、绘画、石印、油漆等。

(6)生活性接触,如长期使用含汞(如朱砂)的偏方、外用含汞的药物治疗皮肤病等;使用含汞化妆品(如某些美白产品)等。

(7)其他途径,如口腔医学中银汞合金是传统的充填龋齿材料,部分制药行业、军工生产行业均可接触到汞。

(一)汞的毒理学

1.汞的吸收、分布与排泄

汞蒸气以元素态(非离解状态)存在,具有高度弥散性和亲脂性,易以简单扩散的方式通过生物膜。金属汞主要以蒸气形式经呼吸道进入人体,可占吸入量的 70%甚至 80%以上。金属汞经消化道的吸收量极少,约为摄入量的0.01%,但汞盐和有机汞易被消化道吸收。金属汞不易经皮肤吸收,但用含汞的中药制剂治疗皮肤病时汞极易通过破损的皮肤进入人体。

汞被吸收进入血液后,最初分布于红细胞及血浆中,因其在体内转运速率高,故可迅速分布于全身各器官和组织,初期分布在肝脏,随后逐渐向肾脏集中。体内肾脏汞含量最高,其次是肝脏和脑组织。汞在体内可以与多种蛋白结合,尤其是肾脏中的汞能诱导金属硫蛋白(MT)的合成增加并与之结合成汞硫蛋白,贮存于肾皮质近曲小管的上皮细胞中,不仅对肾脏具有保护作用,也对汞在体内的蓄积和解毒具有重要意义。接触汞的早期,随着体内汞含量的增加,肾脏内 MT 含量随之升高;长期接触汞或者接触剂量过高时,MT 被大量消耗,汞就会对肾脏产生毒性作用,尿汞排出量也随之降低。睾丸和甲状腺内亦有汞的存积。

汞蒸气通过血-脑屏障的能力远大于离子态的二价汞离子(Hg^{2+}),因此,汞蒸气容易通过血-脑屏障进入脑组织,并被氧化为 Hg^{2+} 而发挥毒性作用。Hg^{2+} 不易排出,生物半衰期较长,可在脑组织中长期蓄积。汞蒸气也易透过胎盘进入胎儿体内,影响胎儿发育。

汞主要通过肾脏随尿液排出。轻度汞中毒患者尿汞升高可作为诊断参考,中度和重度汞中毒患者肾脏可能受到损害,尿汞排出缓慢且不规则,故尿汞含量对汞中毒的诊断参考意义不大。

人体内的汞也可通过粪便排出,少量汞随唾液、汗液、乳汁、月经等排出。汞在体内的半衰期约 60 天。汞在排出过程中可能对排出器官造成损害,如对肾脏和口腔黏膜的损害等。

2.汞中毒的机制

汞中毒的机制尚未完全清楚。一般认为,进入体内的汞在红细胞或肝细胞内被过氧化氢酶氧化为 Hg^{2+} 而发挥毒性作用。Hg^{2+} 具有高度的亲电子性,可与蛋白质的巯基(含有电子供体的基团,是体内广泛存在的多种重要的细胞代谢酶的活性部分)结合,干扰酶的活性,甚至使之丧失活性,影响细胞的正常功能。汞与巯基结合尚不能完全解释汞中毒的作用特点,其作用机制有待进一步研究。

汞的毒性作用大多情况下是对细胞的直接毒性作用,也可和体内的蛋白质结合形成抗原,引起变态反应,出现肾病综合征。

(二)汞中毒的临床表现

1.急性中毒

短时间内吸入高浓度的汞蒸气可引起急性中毒,多由于在密闭空间内工作或者意外事故造成。急性汞中毒一般起病急剧,临床表现较为复杂:

(1)全身症状。患者开始可出现头痛、头晕、乏力、发热等症状。

(2)口腔-牙龈炎。如流涎、黏膜充血、牙龈红肿、糜烂、溃疡、酸痛、渗血、牙根松动、脱落等。口腔-牙龈炎比慢性中毒多见且病情严重。

(3)胃肠道症状。多数急性汞中毒患者有胃肠道症状,表现为恶心、呕吐、腹痛、腹泻、水样便或大便带血等。口服汞盐者胃肠道症状更为突出。

(4)汞毒性皮炎。部分患者可于发病几天后出现汞毒性皮炎,多呈现泛发性红斑、丘疹或斑丘疹,可融合成片。

(5)支气管炎或间质性肺炎患者可出现咳嗽、气急、胸闷、发热、两肺呼吸音粗糙或干(湿)性啰音。X 射线胸片检查可见两肺纹理增粗、增多、延伸或边缘模糊,有点状或片状阴影等。

(6)肾损伤尿中可出现蛋白、红细胞、管型,严重者则进展为急性肾衰竭。

(7)尿汞升高。急性中毒者尿汞往往明显升高。

(8)急性汞中毒早期神经-精神症状和震颤多不明显。

2.慢性中毒

慢性汞中毒比较常见,其临床表现包括:

(1)神经衰弱综合征以及性格情绪改变。神经衰弱综合征表现为头晕、乏力、失眠、多梦、健忘、注意力不集中、工作效率降低等。性格情绪改变可表现为烦躁、易激动、易怒、胆怯、害羞、多疑、情绪不稳等,并可出现焦虑、抑郁等情绪障碍或疑病观念,严重者可出现幻觉和痴呆。汞中毒患者易兴奋症状表现突出。

(2)震颤。早期可见眼睑、舌、手指细微震颤,多在休息或安静时发生。病情进一步发展可出现手指、前臂、上臂粗大震颤,震颤特点为意向性,即在集中注意力做精细动作时震颤明显,而在安静或睡眠时震颤消失。震颤开始于动作起始,动作过程中加重,动作结束震颤停止。也可伴头部震颤和运动失调。严重者可出现动作迟缓、全身性震颤步态不稳等综合征。

(3)口腔-牙龈炎。患者表现为流涎,牙龈酸痛、红肿、压痛、溢脓、易出血,牙齿松动或脱落,口腔黏膜、舌肿胀及溃疡。口腔卫生不良者沿牙龈可见暗蓝色色素沉着。易兴奋症、震颤、口腔炎是慢性汞中毒的三大典型症状。

(4)肾功能损害。轻度肾功能损害可表现为尿中出现低分子蛋白,如 β_2- 微球蛋白、α_1- 微球蛋白、视黄醇结合蛋白含量升高,表明肾脏近端肾小管功能障碍。肾脏损害明显时,尿中可出现蛋白、红细胞、管型,并可出现水肿。

(5)中毒性脑病。患者表现为小脑共济失调,也可表现为中毒性精神病。

(三)汞中毒的诊断及处理原则

汞中毒患者临床表现呈多样性,如急性中毒患者出现全身症状以及口腔、消化道、呼吸系统、皮肤、肾脏等方面的症状,可出现在临床各科,容易误诊。若要正确诊断汞中毒,详细询问患者的汞接触史至关重要。

职业性汞中毒的诊断必须根据职业接触史、相应的临床症状体征及实验室检查结果,参考职业卫生现场调查资料,并排除其他病因后方可诊断。我国职业性汞中毒的诊断及处理原则根据《职业性汞中毒诊断标准》(GBZ 89—2007)进行,如表5-4所示。

表 5-4 职业性汞中毒诊断分级及处理原则

汞中毒分级		诊断标准	处理原则
急性中毒	轻度中毒	短期内接触大量汞蒸气,尿汞升高。出现发热、头晕、头痛、震颤等全身症状,并具有下列表现之一者:①口腔-牙龈炎和(或)胃肠炎;②急性支气管炎	治愈后仍可从事正常工作
	中度中毒	在轻度中毒的基础上,具有下列一项者:①间质性肺炎;②明显蛋白尿	治愈后不宜再从事接触汞及其他有害物质的作业
	重度中毒	在中度中毒的基础上,具有下列一项者:①急性肾衰竭;②急性中毒或重度中毒性脑病	治愈后不宜再从事接触汞及其他有害物质的作业
慢性中毒	轻度中毒	长期密切接触汞后,具有下列任何三项者:①神经衰弱综合征;②口腔-牙龈炎;③手指震颤,可伴有舌、眼睑震颤;④近端肾小管功能障碍,如尿低分子蛋白含量升高;⑤尿汞升高	治愈后仍可从事正常工作
	中度中毒	在轻度中毒的基础上,具有下列一项者:①性格情绪改变;②上肢粗大震颤;③明显肾脏损害	治愈后不宜再从事接触汞及其他有害物质的作业
	重度中毒	慢性中毒性脑病	治愈后不宜再从事接触汞及其他有害物质的作业

尿汞主要反映近期接触水平,我国正常人尿汞参考值(冷原子吸收光谱法)为不高于 $2.25\ \mu mol/\mu mol$ 肌酐($4\ \mu g/g$ 肌酐)。慢性汞中毒患者尿汞含量波动较大,宜多次测定。有些人长期接触汞之后,会出现尿汞升高而无临床表现的情况,称之为"观察对象"。对观察对象应加强医学监护,可进行药物驱汞。根据职业史及临床表现,怀疑有慢性中毒但尿汞不高者,可进行驱汞试

验以辅助诊断。

(四)汞中毒的治疗

1. 急性中毒的治疗原则

(1)将患者迅速转移出现场,脱去污染衣服,静卧,保暖。

(2)驱汞治疗:二巯基丙磺钠 0.125～0.25 g 肌注,每 4～6 h 进行一次,2 天后剂量改为 0.125 g,每日一次,疗程视病情而定。

(3)对症处理与内科相同。

(4)口服汞盐患者不应洗胃,需尽快灌服鸡蛋清、牛奶或豆浆,以使汞与蛋白质结合,保护被腐蚀的胃壁;也可用 0.2%～0.5%的药用炭吸附汞。

2. 慢性中毒的治疗原则

(1)驱汞治疗。驱汞治疗的药物主要为巯基络合剂,其既可保护人体含巯基酶不受汞的毒害,又可竞争性争夺与巯基酶结合的汞离子,使酶恢复活性。巯基络合剂与汞结合后可由肾脏排出。驱汞治疗的首选药物及疗法是:

①二巯基丙磺酸钠 0.125～0.25 g,每天肌注 1 次,连用 3 天,间歇 4 天为一个疗程,一般持续 3～4 个疗程。对汞中毒性肾损害的患者,尿量在 400 mL/d 以上时方可使用。

②二巯丁二钠 0.5～1 g,每天静注 1～2 次,疗程同上。该药应现用现配,不能久置于空气中。

③2,3-二巯基-1-丙磺酸,口服驱汞有效,不良反应小,剂量为每天 3 次,每次 0.1 g,可连服数周。

④二巯基丁二酸 0.5 g,每天口服 2 次,连服 3 天,隔 4 天重复用药。

(2)对症处理,与内科相同。

(3)镇静安神,健脑补肾等。

七、其他金属

(一)镉

镉为银白色金属,相对密度为 8.65,熔点 320.9 ℃,沸点 767 ℃,易溶于稀硝酸、热硫酸和氨水。镉蒸气在空气中很快就会氧化成细小的氧化镉(CdO)颗粒,呈烟雾状。镉主要和铅、锌及铜矿共生,在冶炼这些金属时会产生镉的副产品;对镉进行回收精炼时也会接触到镉。镉在工业中主要用于电镀,以及制造工业颜料、塑料稳定剂、镍镉电池或银镉电池、半导体元件、合金和焊条等。

1. 镉的毒理学

(1)吸收、分布与排泄。镉及其化合物主要经呼吸道进入人体,10%～40%经肺吸收。生活性接触中可经消化道吸收,一般低于 10%。当缺乏铁、钙和蛋白质或锌时,镉在胃肠道内的吸收可达 20%。

吸收入血的镉 90%以上进入红细胞并与血红蛋白结合,经血液循环分布到全身各器官组织,主要蓄积在肾脏和肝脏,肾脏镉含量约占体内总含量的 30%,而肾皮质镉含量约占全肾的 30%。组织中的镉也可与金属硫蛋白结合。镉的排出速率缓慢,在体内的生物半衰期可长达 30 年以上。经呼吸道进入体内的镉主要经肾脏由尿排出,长期接触镉可引起肾小管重吸收障碍及肾功能损伤。经消化道吸收的镉 70%～80%由粪便排出,约 20%随尿排出。

(2)中毒机制。镉中毒的机制尚不十分清楚,目前认为有以下几点:

①当体内的镉含量过多而肾内金属硫蛋白不足时,镉离子增多可作用于细胞膜产生脂质过氧化。

②镉可干扰以锌为辅基的酶类,替代其中的锌使酶类失活或功能改变,从而干扰肾脏对蛋白

质的重吸收,出现肾小管性低分子蛋白尿。

③慢性镉中毒出现的骨骼病变主要继发于肾小管损害引起的钙、磷和维生素 D 代谢障碍,可引起骨质疏松甚至软化。

④镉可损伤遗传物质 DNA,抑制其修复,还可增强抑癌基因甲基化,从而诱发致癌过程。

2.镉中毒的临床表现

(1)急性镉中毒:短期内吸入高浓度镉烟数小时后,可出现头痛、头晕、乏力、咽喉疼痛、咳嗽、胸部压迫感、寒战、发热、四肢酸痛等症状,严重者可发生化学性支气管炎、化学性肺炎和肺水肿,伴有肝肾损害,甚至因呼吸循环衰竭而死亡。

(2)慢性镉中毒:长期接触低浓度镉可发生慢性中毒,患者早期主要表现为近端肾小管重吸收功能障碍,以出现低分子蛋白尿(如 β_2-微球蛋白)为特征;继续接触可伴有氨基酸尿、葡萄糖尿、磷酸盐尿和高钙尿;晚期可引起慢性间质性肾炎。长期吸入镉烟或镉尘还可引起肺气肿、慢性阻塞性肺疾病和肺纤维化等。严重镉损伤晚期可出现骨骼的损害,主要表现为骨软化、骨质疏松和病理性骨折。患者自觉四肢和背部疼痛,行走困难,用力压迫骨骼时有疼痛感。慢性镉中毒者可有嗅觉减退,鼻黏膜溃疡和贫血。

人群调查和动物实验均证明镉及其化合物可引起肺癌,因此,国际癌症研究所将镉及其化合物列为人类致癌物。

3.镉中毒的诊断及处理原则

镉中毒的诊断应根据《职业性镉中毒诊断标准》(GBZ 17—2015)进行。急性镉中毒可根据职业接触史和呼吸系统临床症状以及胸部 X 射线检查表现作出诊断。慢性镉中毒的诊断主要根据临床症状和实验室检查。临床症状主要包括头晕、乏力、嗅觉障碍、腰背及肢体疼痛等,最后发展到出现骨质疏松、骨质软化或慢性肾衰竭等;实验室检查主要包括尿镉的测定结果,以及尿 β_2-微球蛋白和视黄醇结合蛋白的测定结果。

急性镉中毒的治疗措施包括:①将中毒者迅速转移出现场,保持安静及卧床休息,吸氧,维持呼吸道通畅;②早期、短程给予糖皮质激素,必要时给予 10%的二甲基硅酮雾化吸入。

慢性镉中毒的治疗措施包括:①增加营养,补充蛋白质和含锌制剂,并服用钙剂和维生素 D;②可用 EDTA 等络合剂治疗,但应严密观察肾功能,禁用二巯丙醇;③对症治疗。

(二)锰

锰(manganese,Mn)是一种浅灰色有光泽的金属,相对密度 7.2,熔点1260 ℃,易溶于稀酸。锰蒸气在空气中能迅速被氧化为二氧化锰(MnO_2)及四氧化三锰(Mn_3O_4)烟尘。接触锰的机会包括锰矿的开采、运输和加工,冶炼锰合金,制造及使用电焊条,应用二氧化锰生产干电池,在染料工业中用氯化锰、碳酸锰、铬酸锰等作为色料,等等。

1.锰的毒理学

职业接触者以呼吸道吸入锰尘和锰烟多见,经消化道吸收的仅为 5%。锰尘或锰烟进入肺泡后,被巨噬细胞吞噬,经淋巴系统入血,其中部分以三价锰的形式在血浆中转运,并与运铁蛋白 β_1-球蛋白结合而分布于全身。体内的锰 97%以上经粪便排出。锰虽是机体的必需微量元素,但过量接触可对机体产生危害。

2.锰中毒的临床表现

慢性锰中毒可损害锥体外系神经,产生帕金森样症状。早期可表现为类神经征和自主神经功能障碍,如头痛、头晕、易疲乏、失眠、健忘、情绪低落、注意力涣散、对周围事物缺乏兴趣、易激动及食欲减退、多汗、心悸、性欲减退等。随着病情的发展,可出现震颤及肌张力增高,轻者表现为手指震颤,较重者锥体外系损害明显,全身肌张力明显增高,四肢出现粗大震颤,可累及下颚、颈部和头部;患者步态明显异常,动作笨拙,两腿发沉,走路速度减慢,易跌倒。严重者可出现精神障碍,如感情淡漠、反应迟钝、不自主哭笑、强迫观念、冲动行为、智力障碍等。

3. 锰中毒的诊断及处理原则

锰中毒的诊断应根据《职业性慢性锰中毒诊断标准》(GBZ 3—2015)进行。早期轻度中毒者可采用依地酸二钠钙或二巯丁二钠等金属络合剂治疗,并对症治疗。出现明显锥体外系损害或严重精神障碍时,治疗原则与神经科、精神科相同。

(三)铬

铬(Chromium,Cr)是坚硬而脆的银灰色金属,相对密度 7.2,熔点 1890 ℃,沸点 2672 ℃。铬具有多价态性,工业上接触的铬多为六价(Cr^{6+}),其次是三价(Cr^{3+}),铬的价态可影响铬的化合物毒性。接触铬的机会包括铁矿的开采、冶炼,电镀行业的镀铬,不锈钢生产及不锈钢焊接,铬酸盐颜料的制造,皮革行业的鞣皮,等等。

1. 铬的毒理学

Cr^{6+} 的毒性比 Cr^{3+} 的毒性大。Cr^{6+} 化合物易经呼吸道和皮肤吸收,其次是消化道;Cr^{3+} 可经呼吸道吸收。吸入 Cr^{6+} 的粉尘或者烟、雾可引起呼吸道刺激症状。Cr^{6+} 在红细胞内可被还原为 Cr^{3+},通过与蛋白质及核酸结合产生毒性。Cr^{6+} 在体内主要影响细胞的氧化还原功能,并具有致突变和致癌作用。

铬是人体必需的微量元素,Cr^{3+} 可参与机体的正常代谢活动,但过量接触可对机体产生危害。皮肤接触高浓度的铬酸雾、铬酸盐、重铬酸盐时,其可直接通过真皮发生刺激和腐蚀作用。铬主要经尿排出,少量经胆汁从肠道排出,也可经乳汁、汗液、头发和指甲排出。

2. 铬中毒的临床表现

急性铬中毒主要表现为呼吸道的炎症,如鼻炎、咽炎、支气管炎,也可表现为眼结膜炎。吸入铬酸盐尘或铬酸雾后 4~8 h 可出现哮喘。接触 Cr^{6+} 可出现面颈部、手背、手指根部针头大小的丘疹或湿疹样改变,并有瘙痒感,搔抓极易形成溃疡,称为"铬疮",因其特有的形态而被称为"鸟眼状溃疡",是不易愈合的侵蚀性溃疡。

长期接触铬酸雾或铬酸盐尘的工人可发生慢性铬中毒,主要表现为铬鼻病,即鼻中隔黏膜充血、肿胀、干燥、萎缩、糜烂,鼻中隔软骨穿孔。此外,还可发生慢性上呼吸道炎症和接触性皮炎、肝脏和肾脏的损害等。Cr^{6+} 化合物可引起肺癌和鼻窦癌,国际癌症研究所将其列为人类致癌物。

3. 铬中毒的诊断及处理

铬中毒的诊断主要依靠职业史、典型的临床表现及现场调查资料。出现铬鼻病者按照《职业性铬鼻病诊断标准》(GBZ 12—2014)进行诊断,出现"铬疮"者按照《职业性皮肤溃疡诊断标准》(GBZ 62—2002)进行诊断,肺癌患者按照《职业性肿瘤的诊断》(GBZ94—2017)进行诊断。铬中毒的治疗和处理措施包括:

(1)吸入大量铬酸雾或铬酸盐尘时,应将中毒者迅速转移出现场,转移到空气新鲜处,保持呼吸道通畅、给氧。呼吸道症状明显时可给予 5% 的 $NaHCO_3$ 雾化吸入,哮喘时可适当使用激素。有皮肤接触者应立即用清水清洗。

(2)使用解毒剂硫代硫酸钠($Na_2S_2O_3$)、二巯基丙磺酸钠、二巯丁二钠可促进铬的排出,故慢性鼻黏膜和皮肤溃疡者可用 10% 的 $CaNa_2$-EDTA 或 5% 的 $Na_2S_2O_3$ 软膏,已形成鼻中隔穿孔时可进行鼻中隔修补术。鼻黏膜糜烂较重者可暂时脱离铬作业岗位,久治不愈的鼻黏膜溃疡患者(如出现鼻中隔穿孔者)可考虑调离铬作业岗位。

八、农药

(一)概述

农药(pesticides)是指用于防止、控制或消灭一切虫害的化学物质或化合物。《中华人民共和国农药管理条例》中明确规定,农药是用于预防、消灭或者控制危害农业、林业的病、虫、草和其他有害生物以及有目的地调节植物、昆虫生长的化学合成或者来源于生物、其他天然物质的一种或者几种物质的混合物及其制剂。

农药是一类特殊的化学品,它既能防治农林病虫害,也会对人畜产生危害。农药的接触非常广泛,既有大量从事生产、运输、保存、使用的职业接触人群,也有通过污染的产品和水体、土壤等环境接触的社会人群。在职业接触人群中,与其他工业品明显不同,使用者广泛是农药的主要特征之一。在农村,由于容易获得,农药已经是自杀性中毒的主要工具。因此,针对农药的管理有特别的要求。

1. 农药的分类

(1)按用途农药可分为以下几类:

①杀虫剂(insecticides),包括杀螨剂(如吡虫啉、毒死蜱、高效氯氰菊酯、异丙威)等,在标签上用"杀虫剂"或"杀螨剂"字样和红色带表示。有机磷酸酯类、氨基甲酸酯类、拟除虫菊酯类、沙蚕毒素类、有机氯类均属此类。

②杀菌剂(fungicides),如多菌灵、代森锰锌、井冈霉素等,在标签上用"杀菌剂"字样和黑色带表示,常包括有机硫类、有机砷(胂)类、有机磷类、取代苯类、有机杂环类及抗生素类杀菌剂。

③除草剂:如草甘膦、百草枯、莠去津、烯禾啶、敌稗等,在标签上用"除草剂"字样和绿色带表示,常包括季铵类、苯氧羧酸类、三氮苯类、二苯醚类、苯胺类、酰胺类、氨基甲酸酯类、取代脲类等。

④植物生长调节剂:如芸苔素内酯、多效唑、赤霉素等,在标签上用"植物生长调节剂"字样和深黄色带表示。

⑤杀鼠剂:如杀鼠醚、溴敌隆等,在标签上用"杀鼠剂"字样和蓝色带表示。

除上述之外,还有生物化学农药、微生物农药、植物源农药、转基因生物、天敌生物等特殊农药。

(2)按照对靶生物的作用方式可分为触杀剂、胃毒剂、熏蒸剂毒剂、内吸毒剂等。这一分类方式有利于指导实际使用,避免因药效时间未到而加大用量造成危害。

(3)按化学结构可分为无机化学农药和有机化学农药。目前无机化学农药品种极少,有机化学农药大致可分为有机氯类、有机磷类、拟除虫菊酯类、氨基甲酸酯类、有机氮类、有机硫类、酚类、酸类、醚类、苯氧羧酸类、脲类、磺酰脲类、三氮苯类、脒类、有机金属类及多种杂环类等。

(4)按成分可分为原药和制剂。原药是指产生生物活性的有效成分,制剂是指除活性成分外的溶剂、助剂及如颜料、催吐剂和杂质等其他成分。制剂有不同的剂型,如乳油、悬浮剂、水乳剂、微乳剂、可湿性粉剂、水性化(又称"水基化")剂型及水分散粒剂(WDG)、微胶囊等。按单剂、混剂分类,单独使用时称为"农药单剂",将两种以上的农药混合配制或混合使用则称为"农药混剂"。

在我国,混配农药使用非常普遍。在杀虫剂混剂中,一般都含有机磷。混配农药的毒性大多呈相加作用,少数有协同作用。混配农药对人体健康危害更大,也对中毒原因的识别提出了更高的要求。有时会因只觉察出一种农药,忽视了另外一种农药的存在而耽误治疗。

(5)按农药的毒性分类。农药的毒性相差悬殊,在我国,依据农药的大鼠急性毒性大小,可将农药分为剧毒、高毒、中等毒、低毒和微毒五类。不同毒性的农药在登记时其应用范围有严格的限制。

2. 农药中毒的预防措施

农药对人体的影响主要包括急性中毒和长期接触后的不良健康效应两方面。急性中毒危害主要取决于农药的急性毒性大小和人群短时间内的接触量。农药的长期健康危害问题比较复杂,有报告说一些农药可以引起致癌、生殖发育和免疫功能损伤等危害,如新近被国际癌症研究所认定为2A类的草甘膦。有时,农药的活性成分毒性不大,但所用的溶剂或助剂的毒性较大,如家庭卫生杀虫剂常用的增效剂八氯二丙醚就被列为可疑致癌物和持久性有机污染物,其两步合成中间体和分解产物为二氯甲醚,二氯甲醚已列入已知人类致癌物。此外,农药生产过程中使用的有毒原料、中间体也会对生产工人产生健康影响。

职业性急性农药中毒主要发生在农药厂工人以及农药施用人员身上。发生农药中毒的情况有:生产过程中出现跑、冒、滴、漏现象;农药包装时徒手操作;运输和销售农药时发生包装破损,药液溢漏;使用农药时违反安全操作规程;配药及施药时缺乏个人防护,配制农药浓度过高,施药器械溢漏,徒手或用口吹的方式处理喷管故障;逆风喷洒,未遵守隔行施药的规定,以及衣服和皮肤污染农药后未及时清洗等。职业性急性农药中毒除事故性的以外,通常程度较轻,如能及时救治都能恢复健康。农村地区夏季使用农药较为普遍,在高温季节农药轻度中毒常与中暑合并或混淆,在治疗时应予以重视。目前,国内农药中毒的另一个重要原因是生活性中毒,这对人民群众的健康构成了严重威胁。

农药中毒的预防措施与其他化工产品的原则基本相同,但要考虑农药有广泛应用的特性。除《中华人民共和国农药管理条例》外,国家或有关主管部门还颁发了《农药安全使用规定》《农药合理使用准则》和《农村农药中毒卫生管理办法》等法规。预防农药中毒的关键是加强管理和普及安全用药知识,包括以下几点:

(1)严格执行农药管理规定。生产农药必须进行产品登记和申领生产许可,农药经营必须实行专营制度,避免农药的扩散和随意购买。应限制或禁止使用对人、畜危害性大的农药,鼓励发展高效低毒的农药,逐步淘汰高毒类农药。农药容器的标签必须符合国家规定,有明确的成分标志、毒性分级和意外时的急救措施等。

(2)积极向有关人员宣传、落实预防农药中毒的管理办法。要严格执行农药登记的使用范围限制,剧毒农药绝不可用于蔬菜和收获前的粮食作物及果树等。开展安全使用农药的教育,提高防毒知识与个人卫生防护能力。

(3)改进农药生产工艺及施药器械,防止跑、冒、滴、漏现象;加强通风排毒措施,用机械化包装替代手工包装。

(4)遵守安全操作规程。农药运输应专人、专车,不与粮食、日用品等混装、混堆。被污染的地面、包装材料、运输工具要正确地清洗。配药、拌种应有专门的容器和工具,严格按照说明书上的要求,正确掌握配制的浓度。容器、工具用毕后,要在指定的地点清洗,防止污染水源等。喷药时要遵守操作规程,防止农药污染皮肤和吸入中毒。一些行之有效的经验可予以推广,如站在上风向倒退行走喷洒,禁止在炎热或大风时施药等。施药员要穿长衣长裤,使用塑料薄膜围裙、裤套或鞋套。工作时不吸烟或吃食物。污染的皮肤、工作服应及时清洗。施药工具要注意保管、维修,防止发生泄漏。严禁用嘴吹、吸喷头和滤网等。使用过农药的区域要竖立标志,在一定时间内避免他人进入。

(5)医疗保健和预防措施。对农药生产工人,要进行就业前和定期体检,可针对接触的农药品种增加有关指标,如有机磷农药接触工人的全血胆碱酯酶活性。妊娠期和哺乳期的妇女、患有神经系统疾病及明显肝肾疾病的患者要调离接触农药的岗位。对施药人员,要给予健康指导。农药的使用有季节性,且使用者多为农民,应告知他们每次施药时间不要过长,连续施药3～5天后应休息1～2天,不应在炎热时喷洒农药等。患病时,不应再从事施药作业。

(6)指导农民正确存放农药。要告知农民购买回来的农药切莫与粮食、化肥、种子等混放在一起,也不能存放在人、畜经常出入的地方。应存放在阴凉、通风干燥,特别是小孩不能找到的隐蔽地方。随意将农药瓶和农药塑料丢弃不但会破坏环境,而且容易造成人畜中毒,可采取在野外挖坑深埋的方法处理,防患于未然。

(7)其他措施。如鼓励组成专业队伍开展施药工作,减少接触农药的人数;避免农药流失;积极研制低毒或无毒类农药;在高毒类农药中加入警告色或恶臭剂等,避免错误地使用。

（二）有机磷酸酯类农药

有机磷酸酯类农药是我国目前生产和使用最多的一类农药,除单剂外,也是许多多元混剂的主要成分,在农药的职业健康危害中占有重要地位。有机磷农药的品种较多,除用作杀虫剂外,少数品种还用作杀菌剂、杀鼠剂、除草剂和植物生长调节剂,个别品种还用作战争毒剂。

1.有机磷农药的理化特性

有机磷农药的基本化学结构如下（Z 为 O_xS）:

$$R_1-\overset{\overset{Z}{\|}}{\underset{\underset{R_2}{|}}{P}}-XR_3$$

有机磷农药可粗略分为磷酸酯类（P ═O）和硫代磷酸酯类（P ═S）两大类,再根据 X 元素的不同分为磷酸酯类、硫代磷酸酯类、磷酰胺及硫代磷酰胺、焦磷酸酯、硫代焦膦酸酯和焦磷酰胺类等。

（1）磷酸酯类:磷酸是一个三元酸,即其中有三个可被置换的氢原子。这些氢原子被有机基团置换可形成磷酸酯类,如敌敌畏、敌百虫、磷胺、百治磷等。

（2）硫代磷酸酯类:磷酸分子中的氧原子被硫原子置换即为硫代磷酸酯,常见的有对硫磷、甲基对硫磷、杀螟硫磷、内吸磷、辛硫磷、二嗪农、稻瘟净、倍硫磷等硫代磷酸酯类和乐果、马拉硫磷、甲拌磷等二硫代磷酸酯类。

（3）磷酰胺及硫代磷酰胺类:磷酸分子中一个羟基被氨基取代后即为磷酰胺,氧原子若被硫原子取代则为硫代磷酰胺。我国仅有甲胺磷及乙酰甲胺磷等少数品种。

（4）焦磷酸酯、硫代焦膦酸酯和焦磷酰胺:两个磷酸分子脱去一分子水即形成焦磷酸,焦磷酸中的氢、氧和羟基可分别由有机基团、硫原子和氨基取代。国内现有的此类农药有治螟磷、双硫磷等。

有机磷农药纯品一般为白色结晶,工业品为淡黄色或棕色油状液体,除敌敌畏等少数品种外,大多有类似大蒜或韭菜的特殊臭味。沸点较高且均不耐热,加热到 200 ℃ 左右即可发生分解,甚至爆炸。有机磷农药的比重多大于1,常具有较高的折光率。在常温下有机磷农药的蒸气压力较低,但无论液体还是固体在常温下都有蒸气逸出,可造成中毒。一般难溶于水,易溶于芳烃、乙醇、丙酮、氯仿等有机溶剂,难溶于石油醚和脂肪烃类。

2.有机磷农药的毒理学

有机磷农药的毒性高低不一,与其化学结构中的取代基团有关。如结构式中 R 基团为乙氧基时,其毒性较甲氧基时大,因为后者容易分解;X 基团为强酸根时,毒性较弱酸根时大,因为前者能使磷原子的趋电性增强,使该化合物对胆碱酯酶的亲和力增高。

有机磷农药可经胃肠道、呼吸道以及完好的皮肤或黏膜吸收。经呼吸道或胃肠道进入人体时,吸收较为迅速而完全。皮肤吸收是急性职业性中毒的主要途径。有机磷农药吸收后迅速随血液及淋巴循环分布到全身各器官组织,其中以肝脏含量最高,肾、肺、脾次之,具有氟、氰等基团的有机磷农药可通过血-脑屏障,有的还能通过胎盘屏障到达胎儿体内。脂溶性高的有机磷农药能少量储存于脂肪组织中缓慢释放。

有机磷农药在体内的代谢途径及代谢速率因种属而异,并且取决于连接在其基本结构上的替代化学基团的种类。有机磷农药体内代谢的主要方式有氧化及水解两种,一般氧化产物毒性增强,水解产物毒性降低。例如,对硫磷在体内肝细胞微粒体氧化酶的作用下,先被氧化为毒性较大的对氧磷,后者可被磷酸三酯水解酶水解成对硝基酚等随尿排出。马拉硫磷在体内可被氧化为马拉氧磷,毒性增加,也可被羧酸酯水解酶水解而失去活性。哺乳动物体内含丰富的羧酸酯酶,对马拉硫磷的水解作用超过氧化作用,而昆虫相反,因此马拉硫磷是高效、对人畜低毒的杀虫剂。乐果在体内被氧化成毒性更大的氧化乐果,同时可由肝脏的酰胺酶将其水解为乐果酸,经进一步代谢转变成无毒产物由尿排出。因昆虫酰胺酶的降解能力有限,故其杀虫效果较好。

由于有机磷农药在结构上的相似性,经过上述生物转化反应后,其最终都代谢为二烷基膦酸酯的一种或几种,并大部分随尿排出。有机磷农药在体内经代谢转化后排泄很快,一般数日内可排完。有机磷农药主要通过肾脏排出,少部分随粪便排出。

参与体内有机磷农药代谢的酶主要有 P450 系统和酯酶。酯酶根据其与有机磷农药的相互作用特点可分为两类,能水解有机磷酸酯的酶称"A 酯酶"(如对氧磷酶),被有机磷酸酯抑制的酶称"B 酯酶"(如羧酸酯酶和胆碱酯酶)。后来的研究发现,被称为"B 酯酶"的一类酶不仅是被简单地抑制,也可参与有机磷酸酯代谢,并可以被诱导。酯酶包括硫酯酶、磷酸酶和羧基酯酶等,其中研究最多的是羧基酯酶,它包括对氧磷酶、羧酸酯酶。目前已经发现对氧磷酶在人群中有多态现象,7 号染色体 q21~22 区域的基因位点不同,编码此酶 55 位和 192 位氨基酸的基因分别存在 ATG/TTG 和 CAA/CGA 多态性。这种酶多态现象可以影响机体对有机磷农药毒性作用的易感性和耐受性。

有机磷农药急性毒作用的主要机制是抑制胆碱酯酶(cholinesterase,ChE)的活性,使之失去分解乙酰胆碱(acetylcholine,ACh)的能力,导致乙酰胆碱在体内聚集,从而产生相应的功能紊乱。

乙酰胆碱是胆碱能神经递质,胆碱能神经包括大部分中枢神经纤维、交感与副交感神经的节前纤维、全部副交感神经的节后纤维、运动神经、小部分交感神经节后纤维。当胆碱能神经兴奋时,其末梢释放乙酰胆碱,作用于效应器,按其作用部位可分为两种情况:

(1)毒蕈碱样作用(M 样作用),即因兴奋乙酰胆碱 M 受体而产生,其效应与刺激副交感神经节后纤维所产生的作用,与毒蕈碱作用效果相似,如心血管抑制,腺体分泌增加,平滑肌痉挛,瞳孔缩小,膀胱及子宫收缩及肛门括约肌松弛等。

(2)烟碱样作用(N 样作用),即在自主神经节、肾上腺髓质和横纹肌的运动终板上,乙酰胆碱的 N 受体兴奋所产生的作用,与烟碱作用效果相似,小剂量兴奋,大剂量抑制、麻痹。中枢神经内神经细胞之间的突触联系大部分属于胆碱能纤维。

胆碱酯酶是一类能在体内迅速水解乙酰胆碱的酶。正常生理条件下,当胆碱能神经受刺激时,其末梢部位立即释放乙酰胆碱,将神经冲动向其次一级神经元或效应器传递。同时,乙酰胆碱迅速被突触间隙处的胆碱酯酶分解失效而解除冲动,以保证神经生理功能的正常活动。

人体内有两类胆碱酯酶,一类称为"乙酰胆碱酯酶"(AChE),主要分布于神经系统及红细胞表面(由神经细胞及幼稚红细胞合成),具有水解乙酰胆碱的特殊功能,亦称"真性胆碱酯酶"。另一类为丁酰胆碱酯酶(BuChE),存在于血清、唾液腺及肝脏中(在肝脏中合成),分解丁酰胆碱的作用较强,分解丙酰胆碱及乙酰胆碱的作用较弱。目前对丁酰胆碱酯酶的生理功能还不太清楚,也称其为"假性胆碱酯酶"。有机磷农药中毒时,两类胆碱酯酶都可被抑制,但对神经传导起作用的是真性胆碱酯酶。

乙酰胆碱酯酶具有两个活性中心,即阴离子部位和酶解部位。阴离子部位能与乙酰胆碱中带有正电荷的氮(N)结合,同时酶解部位与乙酰胆碱中乙酰基里的碳原子(C)结合形成复合物,进而形成胆碱和乙酰化胆碱酯酶。最后,乙酰化胆碱酯酶在乙酰水解酶的作用下,在千分之几秒内迅速水解,使乙酰基形成醋酸,而胆碱酯酶恢复原来的状态。

有机磷化合物进入体内后,可迅速与体内的胆碱酯酶结合,形成磷酰化胆碱酯酶,使之失去分解乙酰胆碱的作用,以致胆碱能神经末梢部位所释放的乙酰胆碱不能迅速被周围的胆碱酯酶所水解,造成乙酰胆碱大量蓄积,引起胆碱能神经过度兴奋,产生强烈的毒蕈碱样症状、烟碱样症状和中枢神经系统症状。

有机磷化合物抑制胆碱酯酶的速率与其化学结构有一定关系:磷酸酯类如对氧磷、敌敌畏等在体内能直接抑制胆碱酯酶,而硫代磷酸酯类如对硫磷、乐果、马拉硫磷等必须在体内经过活化(如氧化)作用后才能抑制胆碱酯酶(间接抑制剂),故其对胆碱酯酶的抑制作用较慢,持续时间相对较长。

随着中毒时间的延长,磷酰化胆碱酯酶可失去重新活化的能力,成为"老化酶"。老化是有机磷酸酯类化学物抑制乙酰胆碱酯酶后的一种变化,是指中毒酶从可以重新活化的状态变为不能重新活化的状态,其实质是一种自动催化的脱烷基反应。此时使用复能剂难以恢复其活性,其恢复主要靠再生。

胆碱酯酶活性抑制是有机磷农药急性毒性作用的主要机制,但不是唯一的机制,兴奋性氨基酸、抑制性氨基酸、单胺类递质等非胆碱能机制也有涉及。有机磷农药可以直接作用于胆碱能受体,抑制其他的酯酶,也可以直接作用于心肌细胞造成心肌损伤。一些农药(如敌百虫、敌敌畏、马拉硫磷、甲胺磷、对溴磷、三甲苯磷、丙硫磷等)还可以引起迟发性神经病变。由有机磷化合物诱导的迟发神经毒性(OPIDN)的主要病变为周围神经及脊髓长束的轴索变性和轴索内聚集管囊样物继发脱髓鞘改变。长而粗的轴索最易受损害,且以远端为重,符合中枢周围远端型轴索病的特征。OPIDN 的发病机制尚未完全明了,目前认为与神经病靶酯酶(neuropathy target esterase,NTE)抑制以及靶神经轴索内的钙离子/钙调蛋白激酶 B 受干扰,使神经轴突内钙稳态失调,骨架蛋白分解导致轴突变性有关。还有一些农药,如乐果、氧乐果、敌敌畏、甲胺磷、倍硫磷等中毒后,在出现胆碱能危象后和出现 OPIDN 前,中毒者可出现中间肌无力综合征(intermediate myasthenic syndrome,IMS)。中间肌无力综合征的表现以肢体近端肌肉、颅神经支配的肌肉以及呼吸肌的无力为特征,发病机制尚未阐明,主要假设有神经-肌接头传导阻滞、横纹肌坏死、乙酰胆碱酯酶持续抑制、血清钾离子水平下降、氧自由基损伤等。

3.有机磷农药中毒的临床表现

(1)急性中毒:潜伏期长短与接触有机磷农药的品种、剂量、侵入途径及人体健康状况等因素有关。经皮吸收中毒者潜伏期较长,可在 12 h 内发病,但多在 2～6 h 开始出现症状。经呼吸道吸收中毒者潜伏期较短,但往往是在连续工作的情况下逐渐发病,通常发病越快病情越重。急性中毒的症状体征可分为以下几方面:

①毒蕈碱样症状:早期就可出现,主要表现为腺体分泌亢进,平滑肌痉挛,瞳孔缩小(因动眼神经末梢 ACh 堆积引起虹膜括约肌收缩所致),心血管抑制等。常被烟碱样作用所掩盖。

②烟碱样症状:主要表现为血压升高及心动过速,可掩盖毒蕈碱样作用下的血压偏低及心动过缓。运动神经兴奋时,可出现肌束震颤、肌肉痉挛,进而由兴奋转为抑制,出现肌无力、肌肉麻痹等。

③中枢神经系统症状:早期可出现头晕、头痛、倦怠、乏力等,随后可出现烦躁不安、言语不清及不同程度的意识障碍。严重者可发生脑水肿,出现癫痫样抽搐、瞳孔不等大等,甚至因呼吸中枢麻痹而死亡。

④其他症状:严重者可出现许多并发症状,如中毒性肝病、急性坏死性胰腺炎、脑水肿等。一些重症患者可出现中毒性心肌损害。少数患者主要在急性中毒后第 1～4 天,胆碱能危象症状基本消失后出现中间肌无力综合征。部分患者在急性中毒恢复期出现迟发性神经病变。

(2)慢性中毒:症状较轻,主要有类神经症,部分患者出现毒蕈碱样症状,偶有肌束颤动、瞳孔变化、神经肌电图和脑电图变化。长期接触对健康的影响主要表现为免疫系统功能和生殖功能受损。

(3)致敏作用和皮肤损害:有些有机磷农药可引起支气管哮喘、过敏性皮炎等。

4.有机磷农药中毒的诊断

正确诊断是有机磷农药中毒抢救成功的关键。此外,还要随时观察病情变化,根据病情调整用药。必须注意接触混配农药时对其他农药中毒的识别。我国的《职业性急性有机磷杀虫剂中毒诊断标准》(GBZ 8—2002)中规定了有关原则和分级标准。

(1)诊断依据:根据短时间接触大量有机磷杀虫剂的职业史,以自主神经、中枢神经和周围神经系统症状为主的临床表现,结合全血胆碱酯酶活性测定,参考劳动卫生调查资料,排除其他类似疾病后可作出诊断。

(2)具有下列表现之一者即可诊断为接触反应:①无明显临床表现,全血或红细胞胆碱酯酶活性低于70%;②有轻度的毒蕈碱样自主神经症状和(或)中枢神经系统症状,全血胆碱酯酶活性高于70%。

(3)急性中毒的分级标准:根据短时间大量接触史,结合相应的临床症状体征、全血胆碱酯酶活性,可分为轻、中、重度中毒及中间肌无力综合征和迟发性神经病。

(4)慢性中毒:结合长时间接触史并具有下列情况之一者可诊断为慢性中毒:①有神经症状、轻度毒蕈碱样症状和烟碱样症状中两项者,胆碱酯酶活性在50%以下,并在脱离接触后1周内连续3次检查仍在50%以下;②出现上述症状中一项者,胆碱酯酶活性在30%以下,并在脱离接触后1周内连续3次检查仍在50%以下。

5.有机磷农药中毒的处理原则

(1)急性中毒的处理原则:

①清除毒物:立即令患者脱离中毒现场,脱去污染衣服,用肥皂水(忌用热水)彻底清洗污染的皮肤、头发、指甲,眼部如受污染应迅速用清水或2%的碳酸氢钠溶液冲洗。

②特效解毒药:迅速给予解毒药物。轻度中毒者可单独给予阿托品;中度或重度中毒者需要阿托品及胆碱酯酶复能剂(如氯解磷定、碘解磷定)两者并用。两药合并使用时有协同作用,故剂量应适当减少。敌敌畏、乐果等中毒时使用胆碱酯酶复能剂的效果较差,治疗应以阿托品为主。要注意阿托品化反应(瞳孔扩大、颜面潮红、皮肤无汗、口干、心率加速),即防止阿托品过量中毒。

③对症治疗:处理原则同相关内科。治疗过程中要注意保持患者呼吸道通畅,出现呼吸衰竭或呼吸麻痹时立即给予机械通气,必要时做气管插管或切开。出现呼吸暂停时,不要轻易放弃治疗。急性中毒患者临床表现消失后仍应继续观察2~3天;乐果、马拉硫磷、久效磷中毒者应延长治疗观察时间,重度中毒者应避免过早活动,防止病情突变。

④劳动能力鉴定:观察对象应暂时调离有机磷作业岗位1~2周,并复查全血胆碱酯酶活性,有症状者可适当对症处理;急性中毒者治愈后3个月内不宜接触有机磷农药,有迟发性神经病变者应调离有机磷作业岗位。

(2)慢性中毒:患者应脱离接触,接受治疗,主要采取对症和支持疗法。在症状、体征基本消失,血液胆碱酯酶活性恢复正常1~3个月后,可恢复原来的工作。若屡次发生或病情加重者,应调离有机磷农药接触岗位。

6.有机磷农药中毒的预防原则

在健康监护时,就业前体检检查全血胆碱酯酶活性;定期体检应将全血胆碱酯酶活性检查列入常规,必要时进行神经肌电图检查。

(三)甲拌磷

甲拌磷亦称"3911""福瑞松""西梅脱",是硫代磷酸酯类有机磷农药的一种,属高毒类。甲拌磷外观为透明液体,工业品为黄色及褐色油状液体,有强烈的臭味,分子量为260.38,相对密度为1.16,沸点为114℃,难溶于水,易溶于乙醇、乙醚、丙酮等有机溶剂,遇碱分解失效,属ⅢB类可燃液体。甲拌磷可经呼吸道、胃肠道、皮肤吸收进入人体,皮肤吸收是职业性中毒的主要途径。

1.甲拌磷的职业中毒特点

急性甲拌磷中毒早期可出现毒蕈碱样症状,主要表现为食欲减退、恶心、呕吐、腹痛、腹泻、多汗、流涎、视物模糊、瞳孔缩小、支气管痉挛、呼吸道分泌增多,严重时可出现呼吸困难、肺水肿、大小便失禁等。也可出现烟碱样症状,患者表现为血压升高和心动过速,出现全身紧束感,进而有肌肉震颤、痉挛,严重时可产生肌无力、肌肉麻痹。中枢神经系统症状早期为头晕、头痛、倦怠、乏力等,随后可出现烦躁不安、言语不清及不同程度的意识障碍,严重者可发生脑水肿,出现癫痫样抽搐、瞳孔不等大等,甚至因呼吸中枢麻痹而死亡。少数重症患者在中毒后胆碱能危象消失后,可在中毒后的第 2～7 天出现"中间肌无力综合征",主要表现为肢体近端肌肉和屈颈肌无力,部分脑神经支配的肌肉也受累。个别患者在其急性重度中毒症状消失后 2～3 周内可出现感觉、运动型周围神经病。

2.甲拌磷中毒的危害及处理

甲拌磷中毒损害的靶器官为神经系统,应急处理措施为令中毒者及时脱离现场,用大量肥皂水彻底冲洗被污染的皮肤、头发、指甲或伤口,若眼部受污染,应迅速用大量清水或 2％的碳酸氢钠溶液冲洗眼睛。如果接触者吸入了大量甲拌磷,应立即将接触者转移至空气新鲜处,注意保暖和休息。如果中毒者呼吸停止,要进行人工呼吸,并尽快就医。同时,应迅速给予解毒药物,轻度中毒者可单独给予阿托品,中度或重度中毒者需要阿托品和胆碱酯酶复能剂(氯解磷定、碘解磷定)两者并用。

3.甲拌磷中毒案例

2002 年 3 月 27 日,某农业技术服务中心雇佣 10 名民工搬运贮于某农业生产资料公司 3 号、4 号仓库内的农药(含 3％的甲拌磷颗粒剂,俗称"地虫宁"),其中 6 人装车、4 人在目的地卸车。从当天 10 时搬运到17 时,患者实际接触甲拌磷农药的时间为 6～7 h,共装卸 25 t。搬运时天气炎热,民工汗流浃背,均赤裸上身作业,有些还裸露手脚,午餐饮酒。17 时,有 3 人开始出现头晕、呕吐和乏力等症状,18 时 20 分,3 人被服务中心送医院治疗,当班医生根据患者的接触史、临床表现和身上特殊大蒜味而初步诊断为急性有机磷农药中毒。随后 1.5 h 内,其余 7 名民工相继因出现了类似症状而就诊。最后确诊 4 人重度中毒,6 人中度中毒。现场采样分析发现,仓库空气中甲拌磷浓度严重超标。

调查发现,用人单位缺乏职业卫生防护措施,存放农药的仓库内无通风排毒设施,导致空气中甲拌磷浓度过高;未给搬运民工提供个人防护用品,搬运时甲拌磷污染皮肤,同时民工缺乏安全防护知识。

这次事故给我们的启示是,搬运农药时应采取防护措施。

(四)百草枯

百草枯(paraquat)又名"对草快""克草王""克草灵"等,为联吡啶化合物,是一种速效触杀型灭生性除草剂,喷洒后能很快发挥作用,接触土壤后迅速失活,因此在土壤中无残留,不会损害植物根部。相比于其他除草剂,百草枯有两个显著的优点:一是快速起效,使用 30 s 后即起效;二是遇土钝化,这一特性使之成为浅根作物用药、快速复种作物用药的首选,即在杀死杂草的同时不杀根,有利于水土保持、固土保墒。百草枯广泛用于园林除草、作物及蔬菜行间除草、草原更新、非耕地化学除草等,还可用于棉花、向日葵、大豆、扁豆等作物的催枯,因此接触机会较多,其危害很受关注。目前,我国已经禁止了百草枯水剂的生产销售。

1.百草枯的理化特性

百草枯为 1,1-二甲基-4,4-联吡啶阳离子二氯化物,分子式为 $C_{12}H_{14}N_2Cl_2$,分子量为 257.2。纯品为白色粉末,不易挥发,易溶于水,稍溶于丙酮和乙醇,在酸性及中性溶液中稳定,在碱性介质中不稳定,遇紫外线分解。惰性黏土和阴离子表面活性剂可使其钝化。其商品为紫蓝色溶液,有的已经加入催吐剂或恶臭剂。

2.百草枯的毒理学

百草枯的大鼠经口半数致死量为 110～150 mg/kg,急性毒性属中等毒性类,可经胃肠道、皮肤和呼吸道吸收。因其无挥发性,故一般不易经吸入发生中毒。皮肤若长时间接触百草枯,或短时间接触高浓度百草枯,特别是破损的皮肤或阴囊、会阴部位均可导致全身中毒。口服是严重中毒的主要途径,口服吸收率为 $5\%\sim15\%$,吸收后 2 h 达到血浆浓度峰值,并迅速分布到肺、肾、肝、肌肉、甲状腺等,其中肺部含量较高,存留时间较久。百草枯在体内可部分降解,大部分在 2 天内以原形经肾脏随尿排出,少量亦可随粪便排出。

百草枯中毒的机制目前尚不完全清楚,其与超氧阴离子的产生有关。一般认为百草枯是一种电子受体,作用于细胞内的氧化还原反应,生成大量活性自由基,引起细胞膜脂质过氧化,造成组织细胞的氧化性损害。由于肺泡细胞对百草枯具有主动摄取和蓄积的特性,故肺脏损伤表现最为突出。

3.百草枯中毒的临床表现

职业接触者经皮肤或呼吸道吸收所致中毒一般症状较轻,口服中毒症状较重,且常表现为多脏器功能损伤或衰竭,其中肺的损害常见且突出。

(1)消化系统:口服中毒者有口腔烧灼感,唇、舌、咽黏膜糜烂、溃疡,吞咽困难、恶心、呕吐、腹痛、腹泻,甚至出现呕血、便血、胃穿孔。部分患者于中毒后2～3天出现中毒性肝病,表现肝区疼痛、肝脏肿大、黄疸、肝功能异常。

(2)呼吸系统:中毒者表现为咳嗽、咳痰、胸闷、胸痛、呼吸困难、发绀、双肺闻及干、湿啰音。大剂量服毒者可在 24～48 h 出现肺水肿、出血,常在 1～3 天内因急性呼吸窘迫综合征而死亡。经抢救存活者,经 1～2 周后可发生肺间质纤维化,呈进行性呼吸困难,最终因呼吸衰竭而死亡。非大量吸收者开始肺部症状可不明显,但于 1～2 周内因发生肺纤维化而逐渐出现肺部症状,肺功能障碍可导致顽固性低氧血症。

(3)肾脏:中毒者于中毒后 2～3 天可出现尿蛋白、管型、血尿、少尿,血肌酐及尿素氮升高,严重者会发生急性肾衰竭。

(4)中枢神经系统:中毒者表现为头晕、头痛、幻觉、昏迷、抽搐。

(5)皮肤与黏膜:皮肤接触后,可发生红斑、水疱、溃疡等。高浓度百草枯液接触指甲后可致指甲脱色、断裂,甚至脱落。眼部接触百草枯后可引起结膜及角膜水肿、灼伤、溃疡。

(6)其他表现:中毒者可有发热、心肌损害、纵隔及皮下气肿、鼻出血、贫血等表现。

4.百草枯中毒的诊断

根据百草枯的接触史或服毒史,以肺损害为主的多脏器功能损伤的临床表现,参考尿、血或胃内容物中百草枯的测定,一般可明确诊断。

5.百草枯中毒的处理原则

本病无特效解毒剂,中毒早期应采取一切行之有效的手段来控制病情的发展,阻止肺纤维化的发生,降低死亡率。

(1)阻止毒物继续吸收:彻底清洗污染部位,时间不少于 15 min。经口中毒者给予催吐、碱性液洗胃,同时加用吸附剂(药用炭或 15% 的漂白土),继之用甘露醇或硫酸镁导泻。由于百草枯有腐蚀性,故洗胃时要小心。

(2)加速毒物排泄:除常规输液、使用利尿剂外,最好在中毒 24 h 内进行血液透析、灌流、置换或换血等疗法,血液灌流对毒物的清除率是血液透析的 5～7 倍。

(3)防止肺纤维化:及早给予自由基清除剂,如维生素 C、维生素 E、超氧化物歧化酶等。有实验称谷胱甘肽、茶多酚能提高机体的抗氧化能力,对百草枯中毒有改善作用。应避免高浓度的氧气吸入,因为吸入氧可增加活性氧的形成,加重肺组织损害。仅在氧分压低于 5.3 kPa(40 mmHg)或出现急性呼吸窘迫综合征时才吸入浓度超过 21% 的氧气,或用呼气末正压呼吸给氧。此外,中毒早期应用肾上腺糖皮质激素及免疫抑制剂(环磷酰胺、硫唑嘌呤)可能对中毒者有效。然而,一旦肺损伤出现则无明显作用。

(4)对症与支持疗法:保护肝、肾、心功能,防治肺水肿,加强对口腔溃疡、炎症的护理,积极控制感染。

百草枯中毒患者如出现肺部损害,预后往往不好,死亡率较高,故对中毒患者要密切观察其肺部症状和体征,动态观察其胸部 X 射线及血气分析结果,以有助于早期确定肺部病变。

6.对百草枯中毒的预防

禁止皮肤破损者从事接触百草枯的作业。由于百草枯口服中毒后死亡率高,因此不少人呼吁政府应禁止生产百草枯,以消灭"获得性中毒"的机会。西方一些国家已经批准禁止生产百草枯,我国也已经禁止了百草枯水剂的生产销售。

第三节　生产性粉尘与职业性肺部疾病

一、生产性粉尘的健康危害及其控制

生产性粉尘是指在生产过程中形成的,并能较长时间飘浮在空气中的固体微粒。生产性粉尘可致多种职业性肺部疾病,是威胁职业人群健康的重要职业性有害因素之一。生产性粉尘还可造成环境污染,危害居民健康。

（一）生产性粉尘的来源及分类

1.生产性粉尘的来源

工农业生产的很多生产过程中都可产生粉尘,如矿山开采、隧道开凿、筑路、矿石粉碎及生产中的固体物质的破碎和机械加工;水泥、玻璃、陶瓷、机械制造、化学工业等生产中的粉末状物质的配料、混合、过筛、包装、运转等;纳米材料的制备与生产皮毛及纺织业的原料处理;金属熔炼、焊接、切割以及可燃物的不完全燃烧等。此外,生产环境中沉积的降尘也可因机械振动、气流变化等形成二次扬尘,从而成为生产性粉尘的另一来源。

2.生产性粉尘的分类

生产性粉尘按粉尘的化学性质可分为三类:

（1）无机粉尘:包括矿物性粉尘(如石英、石棉、滑石、煤等)、金属性粉尘(如铝、铅、锰、锌、铁、锡等及其化合物的粉尘)和人工无机粉尘(如水泥、玻璃纤维、金刚砂等)。

（2）有机粉尘:包括动物性粉尘(如兽毛、羽绒、骨质、丝等)、植物性粉尘(如棉、麻、亚麻、谷物、木、茶等)和人工有机粉尘(如合成染料、合成树脂、合成纤维、TNT 炸药、有机农药等)。

（3）混合性粉尘:在生产环境中大部分生产性粉尘以两种或多种粉尘的混合形式存在,常称为"混合性粉尘",如煤矿工接触的煤硅尘、金属制品加工研磨时的金属和磨料粉尘、皮毛加工时的皮毛粉尘和土壤粉尘等。

（二）生产性粉尘的特性及其卫生学意义

生产性粉尘的理化性质、粉尘浓度和机体暴露时间是决定粉尘对机体健康危害的主要因素。

1.粉尘的化学组成

粉尘的化学成分是决定其对机体危害作用性质的最主要因素。不同化学成分的粉尘对机体作用的性质各异,可引起肺纤维化、中毒、过敏或刺激等不同损伤,如游离型 SiO_2 粉尘可致硅肺,含结合型 SiO_2 的石棉尘可引起石棉肺,铅尘可致铅中毒,铝尘可致铝尘肺并有神经毒效应,棉、麻尘可引起棉尘病,等等。

2.粉尘的分散度

分散度是指物质被粉碎的程度,以粉尘粒子的直径大小(μm)或质量组成百分比来表示,前者称为"粒子分散度",粒径越小的颗粒越多,分散度越高;后者称为"质量分散度",粒子越小的颗粒占总质量的百分比越大,质量分散度越高。粉尘的分散度可影响其在空气中的悬浮稳定性,分散度愈高,其在空气中悬浮的时间愈长,沉降速率愈慢,被人体吸入的机会愈大;分散度愈高,其比表面积愈大,生物活性愈高,对机体的危害就愈大。分散度还会影响粉尘在呼吸道中的阻留部位和阻留率:粒径小于 15 μm 的尘粒可进入呼吸道;粒径为 10~15 μm 的粉尘主要沉积于上呼吸道;粒径小于 5 μm 的尘粒可达呼吸道深部和肺泡,称为"呼吸性粉尘"。

3. 粉尘浓度与接尘时间

生产环境中的粉尘浓度、机体暴露粉尘时间以及粉尘分散度等是影响接尘工人肺内粉尘蓄积量的主要因素,而肺内粉尘蓄积量则是尘肺发病的决定性因素。对于同一化学性质的粉尘而言,暴露浓度越高、时间越长,粉尘的分散度越高,其给机体造成的危害就越大。

4. 其他

粉尘的密度、形状、硬度、溶解度、带电性、爆炸性等均具有一定的卫生学意义。粉尘密度和形状可影响尘粒在空气中的沉降速率,当粉尘粒子密度相同时,粒子越小,沉降速率越慢;而当尘粒大小相同时,密度越大的尘粒沉降越快。当粉尘质量相同时,其形状越接近球形,在空气中所受的阻力就越小,沉降速率就越快。粒径较大的坚硬尘粒能引起上呼吸道黏膜的机械性损伤。含有化学毒物的粉尘溶解度越大,其毒性作用越强;无毒粉尘溶解度越大,其对机体的危害性越弱。尘粒的带电性可影响其在空气中的沉降、在呼吸道中的阻留及被巨噬细胞吞噬的速率。带同性电荷的粒子相斥,可增强其在空气中的稳定程度;带异性电荷的粒子相吸,使尘粒易撞击、聚集并沉降。一般来说,荷电尘粒,特别是带负电荷的尘粒在呼吸道内易被阻留。一些氧化性粉尘在适宜浓度下(煤尘35 g/m^3,面粉、铝、硫黄 7 g/m^3,糖 10.3 g/m^3)遇明火或电火花可发生爆炸,造成工伤事故,如 2005 年 11 月 27 日北方某矿业集团东风煤矿发生特大煤尘爆炸事故,造成 171 人死亡,48 人受伤。

(三)生产性粉尘对机体健康的影响

1. 生产性粉尘在呼吸道的阻留和清除

粉尘粒子随气流进入呼吸道之后,主要通过撞击、截留、重力沉积或静电沉积、布朗运动而沉降。粒径较大的尘粒在大气道的气流方向改变之处可发生撞击沉降,纤维状粉尘的主要沉积方式是截留;直径小于 0.5 μm 的尘粒主要通过布朗运动沉降于小气道和肺泡壁上;而随着气道变小、总截面积增大,气流减慢,进入小气道和肺泡的直径超过1 μm 的尘粒可由于重力沉积阻留于气道表面。带电荷较多的尘粒在呼吸道表面可发生静电沉积。人体呼吸道对粉尘的防御和清除有三道防线:

(1)鼻腔、喉、气管支气管树的阻留作用。大量粉尘粒子随气流吸入时,上呼吸道通过撞击、截留、静电沉积等作用使其阻留,以减少粉尘进入呼吸性细支气管、肺泡管、肺泡。此外,气道平滑肌的异物反应性收缩可使气道截面积缩小,减少含尘气流的进入,增大粉尘截留,并通过咳嗽和喷嚏反射排出粉尘。

(2)呼吸道黏液-纤毛系统的排出作用。呼吸道黏膜上皮细胞表面的纤毛和覆盖其上的黏液组成了黏液-纤毛系统,被阻留在气道的粉尘黏附在气道表面的黏液层上,再通过纤毛有规律地摆动,将含粉尘的黏液移出。但如果长期大量吸入粉尘,黏液-纤毛系统的功能和结构会遭到严重损害,其粉尘清除能力将大大降低,从而加重粉尘在呼吸道的滞留。

(3)肺泡巨噬细胞的吞噬作用。沉积在肺泡腔的尘粒多被巨噬细胞吞噬,形成尘细胞(dust-laden phagocyte)。绝大部分尘细胞通过阿米巴样运动和肺泡的缩张活动移行至支气管上皮的纤毛上,再经纤毛运动移出呼吸道,小部分尘粒和尘细胞可进入肺淋巴系统,沉积于肺门和支气管淋巴结上。呼吸系统通过上述作用可使进入呼吸道的粉尘绝大部分在 24 h 内被排出。通常情况下,进入呼吸道的粉尘有97%~99%最终被清除,只有1%~3%的尘粒会沉积在体内。若长期吸入粉尘,则可削弱上述各种清除功能,粉尘在肺内会过量沉积而导致肺组织发生病理性改变。

2.生产性粉尘对人体的致病作用

生产性粉尘的理化性质和作用机体的部位不同,可引起不同的病理损害。

(1)局部作用。尘粒对呼吸道黏膜可产生局部刺激作用,引起鼻炎、咽炎、气管炎等。刺激性强的粉尘(如铬酸盐粉尘等)还可引起鼻腔黏膜充血、水肿、糜烂、溃疡,甚至导致鼻中隔穿孔;金属、磨料粉尘可引起角膜损伤;粉尘堵塞皮肤的毛囊、汗腺开口可引起粉刺、毛囊炎、脓皮病等;沥青粉尘可引起光敏性皮炎。

(2)呼吸系统疾病。

①尘肺病(pneumoconiosis)。尘肺病是由于长期吸入生产性粉尘引起的以肺组织弥漫性纤维化为主的全身性疾病。尘肺病的病理特征是肺内有粉尘阻留,并伴有胶原纤维增生,肺泡结构永久性破坏。按所接触粉尘的性质,可将尘肺病分为五类,如表5-5所示。

表 5-5　　　　　　　　　　各种粉尘及其引起的尘肺病

粉尘		尘肺病类型
游离二氧化硅		硅肺
结合型二氧化硅		硅酸盐肺
煤、炭黑、活性炭等粉尘		炭尘肺
煤和游离二氧化硅混合型粉尘		煤硅肺等
其他粉尘	铝及其氧化物粉尘	铝尘肺
	电焊烟尘	电焊工尘肺

我国 2013 年公布的《职业病分类和目录》中共列入了 13 种尘肺病,即硅肺、煤工尘肺、石墨尘肺、炭黑尘肺、石棉肺、滑石尘肺、水泥尘肺、云母尘肺、陶工尘肺、铝尘肺、电焊工尘肺、铸工尘肺,以及根据《尘肺病诊断标准》和《尘肺病理诊断标准》可诊断的其他尘肺病。其中硅肺和煤工尘肺占我国尘肺病患者总例数的 80% 以上。

②粉尘沉着症。某些生产性粉尘如锡、钡、铁、锑尘沉积于肺部后,可引起一般性异物反应,并继发轻度的肺间质非胶原型纤维增生,但肺泡结构保留;脱离接尘作业后病变并不进展,甚至会逐渐减轻,X 射线检查可见阴影消失。

③有机粉尘引起的肺部病变。吸入棉、大麻、亚麻等粉尘可引起棉尘病;吸入霉变枯草尘、禽类排泄物和含异体血清蛋白的动植物性粉尘等可引起以肺泡变态反应为主的职业性变态反应性肺泡炎,如农民肺、蔗渣尘肺、禽类饲养工肺等;吸入被细菌内毒素污染的有机粉尘可引起有机粉尘毒性综合征;吸入聚氯乙烯、人造纤维粉尘可引起非特异性慢性阻塞性肺病。

④硬金属肺病。接触或吸入含碳纤维的金属如钨、钛等粉尘,粉尘通过呼吸系统沉积可变成硬度很大的硬金属,引起呼吸系统症状、肺功能损害和弥漫性影像学肺病变。

(3)急(慢)性中毒。吸入铅、锰、砷等粉尘可致中毒。

(4)呼吸系统肿瘤。吸入 SiO_2(结晶型,石英或方石英)、石棉、放射性矿物质、镍酸盐、铬酸盐等可引发呼吸系统肿瘤。

(5)粉尘性支气管炎、肺炎、支气管哮喘等。如长期吸入较高浓度的煤尘、谷草尘、电焊烟等可造成支气管上皮损伤,出现粉尘性支气管炎。吸烟具有协同作用。

最近国内职业流行病学的研究显示,影响接触粉尘工人寿命的疾病依次为恶性肿瘤、硅肺、肺气肿、肺源性心脏病(肺心病)、慢性支气管炎等。

(四)生产性粉尘危害控制

我国是尘肺病危害较严重的国家之一。资料显示,截至 2016 年年底,全国累计报告尘肺病超过 82 万例,而根据某社会救助基金会的估计,全国尘肺病患者总数超过 600 万例,已经给我国造成了巨大的经济损失和社会影响。防尘一直是我国职业卫生的重点工作之一,数十年的防尘实践经验已证明,控制尘肺病的关键在于预防。我国政府对粉尘控制工作一直高度重视,在防止粉尘危害和预防尘肺病发生方面做了大量工作。但由于受生产力和经济水平等制约,全国接触粉尘的人数仍很多,尘肺病防治工作任务仍很艰巨。我国尘肺发病以煤炭行业最为严重,之后依次是冶金、建材、机械、轻工、铁道等行业,上述各行业部门的尘肺病例数占全国总数的 85%,是我国尘肺病防治工作的重点。此外,我国还有乡镇企业、私有企业 2000 余万家,接触粉尘作业的工人众多,这些企业普遍对粉尘危害缺乏认识,防尘设施简陋,部分企业粉尘危害非常严重。

我国的综合防尘和降尘措施可以概括为"革、水、风、密、护、管、查、教"的八字方针,这对控制粉尘危害具有指导意义。具体来说,"革"即工艺改革和技术革新,这是消除粉尘危害的根本途径;"水"即湿式作业,可降低环境粉尘浓度;"风"是加强通风及抽风措施;"密"是将尘源密闭;"护"即个人防护;"管"是开展经常性的维修和管理工作;"查"是定期检查环境空气中的粉尘浓度和接触者的健康情况;"教"是加强宣传教育。在实际工作中,控制生产性粉尘应从以下几方面着手:

1.法律措施是保障

自中华人民共和国成立以来,我国政府陆续颁布了一系列政策、法令和条例来防止粉尘危害。如 1956 年国务院颁布了《关于防止厂、矿企业中的硅尘危害的决定》,1987 年 2 月颁布了《中华人民共和国尘肺防治条例》和修订的《粉尘作业工人医疗预防措施实施办法》,将尘肺病防治工作纳入了法制管理的轨道。2002 年 5 月 1 日开始实施《中华人民共和国职业病防治法》,并于 2011 年 12 月 31 日、2016 年 7 月 2 日及 2017 年 11 月 4 日三次对该防治法进一步修正,充分体现了我国政府对职业病"预防为主"的方针,为控制粉尘危害和防治尘肺病提供了明确的法律依据。

我国还从卫生标准上逐步制定完善了生产场所粉尘的最高容许浓度规定,明确了防尘工作的基本目标。2007 年新修订的《工作场所有害因素职业接触限值第 1 部分　化学有害因素》(GBZ 2.1—2007)列出了 47 种粉尘的 8 h 时间加权容许浓度。

2.采取技术措施控制粉尘

各行各业需根据其粉尘的产生特点,通过技术措施控制粉尘浓度,各类防尘和降尘措施概括起来主要体现在以下几点:

(1)改革工艺过程。革新生产设备是消除粉尘危害的主要途径,如使用遥控操纵、计算机控制、隔室监控等措施避免工人接触粉尘。在可能的情况下,应使用含石英量低的原材料代替石英,并寻找石棉的替代品等。

(2)湿式作业、通风除尘和抽风除尘。除尘和降尘的方法很多,既可使用除尘器,也可采用喷雾洒水、通风和负压吸尘等经济而简单实用的方法,降低作业场地的粉尘浓度。后者在露天开采和地下矿山应用较为普遍。对不能采取湿式作业的场所,可以使用密闭抽风除尘的方法,即密闭尘源和局部抽风相结合,抽出的空气经过除尘处理后排入大气。

3.个人防护措施

个人防护是对技术防尘措施的必要补救,当在作业现场采取防、降尘措施难以使粉尘浓度降至国家卫生标准所要求的水平时(如井下开采的盲端),必须使用个人防护用品。工人防尘防护用品包括防尘口罩、防尘眼镜、防尘安全帽、防尘衣、防尘鞋等。粉尘接触作业人员还应注意个人卫生,在作业点不吸烟,杜绝将粉尘污染的工作服带回家,经常进行体育锻炼,加强营养,增强个人体质。

4.卫生保健措施

要落实卫生保健措施,开展健康监护,包括对粉尘作业人员开展就业前体检和定期的医学检查。定期的医学检查能及时了解作业人员身体状况,保护其健康。根据《粉尘作业工人医疗预防措施实施办法》和《职业健康监护技术规范》等标准的规定,从事粉尘作业的工人必须进行就业前和定期健康检查,脱离粉尘作业时还应做脱尘作业检查。

二、游离 SiO_2 粉尘与硅肺

硅肺(silicosis)是由于在生产过程中长期吸入游离 SiO_2 粉尘而引起的以肺部弥漫性纤维化为主的全身性疾病。我国硅肺病例占尘肺病总病例数的 40% 左右,是尘肺病中危害最严重的一种。

在自然界中,游离 SiO_2 分布很广,在 16 km 以内的地壳内约占 5%,在 95% 的矿石中均含有数量不等的游离 SiO_2。游离 SiO_2 粉尘俗称"硅尘",石英(quartz)中的游离 SiO_2 达 99%,故常以石英尘作为硅尘的代表。游离 SiO_2 按晶体结构可分为结晶型、隐晶型和无定型三种。结晶型 SiO_2 的硅氧四面体排列规则,如石英、鳞石英等,多存在于石英石、花岗岩或夹杂于其他矿物内的硅石中;隐晶型 SiO_2 的硅氧四面体排列不规则,主要有玛瑙、火石和石英玻璃等;无定型 SiO_2 主要存在于硅藻土、硅胶和蛋白石、石英熔炼产生的 SiO_2 蒸气和在空气中凝结成的气溶胶中。

在不同温度和压力下,游离 SiO_2 的硅氧四面体可形成多种同素异构体,硅氧四面体的稳定温度由低到高依次为石英、鳞石英、方石英、柯石英、超石英和人工合成的凯石英。正是由于这种特性,在工业生产和热加工时,SiO_2 的晶体结构会发生改变。制造硅砖时,石英经高温焙烧转化为方石英和鳞石英;以硅酸盐为原料制作的瓷器和黏土砖焙烧后可含有石英、方石英和鳞石英;硅藻土焙烧后部分可转化为方石英。

(一)接触游离 SiO_2 粉尘的主要作业

接触游离 SiO_2 粉尘的作业非常广泛,遍及许多领域,如各种金属、非金属、煤炭等采矿业;采掘作业中的凿岩、掘进、爆破、运输等;修建公路、铁路、水利电力工程的开挖隧道;采石、建筑、交通运输等行业和作业;冶金、制造、加工业等,如冶炼厂、石粉厂、玻璃厂、耐火材料厂生产过程中的原料破碎、研磨、筛分、配料等工序;机械制造业铸造车间的原料粉碎、配料、铸型、打箱、清砂、喷砂等生产过程;陶瓷厂的原料准备;珠宝加工、石器加工;等等。以上行业均能产生大量含游离 SiO_2 的粉尘。通常将接触含有 10% 以上游离 SiO_2 粉尘的作业称为"硅尘作业"。

(二)影响硅肺发病的主要因素

硅肺发病与下列因素有关:粉尘中游离 SiO_2 的含量、SiO_2 类型、粉尘浓度、分散度、接尘工龄、防护措施、接触者个体因素。

(1)粉尘中游离 SiO_2 的含量越高,发病时间越短,病变越严重。各种不同石英变体的致纤维化能力依次为鳞石英>方石英>石英>柯石英>超石英;晶体结构不同,致纤维化能力也各异,依次为结晶型>隐晶型>无定型。

(2)硅肺的发生发展及病变程度还与肺内粉尘的蓄积量有关。肺内粉尘蓄积量主要取决于粉尘浓度、分散度、接尘时间和防护措施等。空气中粉尘浓度越高,分散度越大,接尘工龄越长,防护措施越差,则吸入并蓄积在肺内的粉尘量就越大,越易发生硅肺,病情越严重。

(3)工人的个体因素如年龄、营养、遗传、个体易感性、个人卫生习惯以及呼吸系统疾病对硅肺的发生也起着一定的作用。既往患有肺结核,尤其是接尘期间患有活动性肺结核及其他慢性呼吸系统疾病者易罹患硅肺。

硅肺发病一般比较缓慢,接触较低浓度游离 SiO_2 粉尘多在 $15\sim20$ 年后才发病,但发病后即使脱离粉尘作业,病变仍可继续发展。少数患者由于持续吸入高浓度、高游离 SiO_2 含量的粉尘,经 $1\sim2$ 年即发病者,称为"速发型硅肺"(acute silicosis)。还有些接尘者虽接触了较高浓度的硅尘,但在脱离粉尘作业时 X 射线胸片未发现明显异常,或发现异常但尚不能诊断为硅肺,直到在脱离接尘作业若干年后才被诊断为硅肺,称为"晚发型硅肺"(delayed silicosis)。

(三)硅肺发病机制

1.经典学说

石英引起肺纤维化的机制至今未完全明了,学者们提出了多种假说,如机械刺激学说、硅酸聚合学说、表面活性学说等,总的来看有以下几点:

(1)石英直接损害巨噬细胞膜,改变细胞膜通透性,促使细胞外 Ca^{2+} 内流,当其内流超过 Ca^{2+}/Mg^{2+}-ATP酶及其他途径的排钙能力时,细胞内 Ca^{2+} 浓度就会升高,造成巨噬细胞损伤及功能改变。

(2)石英尘粒表面的羟基活性基团(即硅烷醇基团)可与肺泡巨噬细胞膜构成氢键,产生氢的交换和电子传递,造成细胞膜通透性升高、流动性降低、功能改变。

(3)尘细胞可释放活性氧(ROS),激活白细胞产生活性氧自由基,参与生物膜脂质过氧化反应,引起细胞膜的损伤。

(4)在硅尘的作用下,肺泡Ⅰ型上皮细胞可变性、肿胀、脱落,当肺泡Ⅱ型上皮细胞不能及时修补时,肺泡基底膜就会受损,暴露间质,激活成纤维细胞增生。

(5)巨噬细胞损伤或凋亡释放的脂蛋白等可成为自身抗原,刺激产生抗体,抗原抗体复合物沉积于胶原纤维上发生透明变性。

2.分子机制研究

以上这些假说均不能圆满解释硅肺的发病过程。硅肺纤维化发病的分子机制研究目前也有了一定的进展。硅尘进入肺内后可激活或损伤淋巴细胞、上皮细胞、巨噬细胞、成纤维细胞等效应细胞,分泌多种细胞因子、趋化因子及细胞外基质等。尘粒、效应细胞、活性分子等相互作用,构成复杂的细胞-细胞因子网络,通过多种信号传导途径激活胞内转录因子,调控肺的纤维化进程:

(1)硅尘可通过直接和间接途径激活炎症小体 NLRP3,进而活化 caspase-1,激活下游的 IL-13 和 IL-18,发挥促炎作用。在硅尘导致巨噬细胞凋亡的过程中可释放趋化因子,募集新的炎症细胞,进一步放大炎症反应。

(2)Ⅲ型细胞因子在肺损伤早期可激活淋巴细胞,参与组织炎症反应过程。Th2型细胞因子可促进成纤维细胞增生、活化,启动纤维化进程。硅尘可促进调节性 T 淋巴细胞调控 Th1 向 Th2 型反应极化,诱导 TGF-β 分泌增加,进而促进成纤维细胞增生及胶原蛋白等的合成与分泌。

(3)肌成纤维细胞在硅肺发病中起着重要的作用。肌成纤维细胞来源于肺内成纤维细胞的直接分化、上皮细胞转化和循环及骨髓源性细胞的分化。这些不同来源的肌成纤维细胞最终导致过多的细胞外基质沉积,主要有Ⅰ型和Ⅲ型胶原蛋白、弹性蛋白、纤维粘连蛋白、黏多糖等。

(4)硅尘可使肺泡巨噬细胞溶酶体产生应激反应,导致自噬体增加,细胞自噬降解抑制,促使死亡受体、线粒体和内质网信号通路介导各种肺部效应细胞的凋亡,从而加快肺纤维化的进程。

(四)硅肺病理改变

硅肺病例尸检肉眼观察可见肺体积增大,晚期肺体积缩小,一般含气量减少,色灰白或黑白,呈花岗岩样。肺重量增加,入水下沉。触及表面有散在、孤立的结节,如砂粒状,肺弹性丧失,融合团块处质硬似橡皮。可见胸膜粘连、增厚,肺门和支气管分叉处淋巴结肿大,色灰黑,背景夹杂玉白色条纹或斑点。

硅肺的基本病理改变是硅结节形成和弥漫性间质纤维化,硅结节是硅肺的特征性病理改变。硅肺病理形态可分为结节型、弥漫性间质纤维化型、硅性蛋白沉积和团块型。

1.结节型硅肺

结节型硅肺是由于长期吸入游离 SiO_2 含量较高的粉尘而引起的肺组织纤维化,典型的病变为硅结节形成。肉眼观察硅结节稍隆起于肺表面,呈半球状,在肺切面多见于胸膜下和肺组织内,大

小为 $1\sim5$ mm。镜下观察可见不同发育阶段和类型的硅结节。早期硅结节胶原纤维细且排列疏松,间有大量尘细胞和成纤维细胞。结节越成熟,胶原纤维越粗大密集,细胞越少,终至胶原纤维发生透明性变,中心管腔受压,成为典型硅结节。典型硅结节横断面呈葱头状,外周是多层紧密排列呈同心圆状的胶原纤维,中心或偏侧为一闭塞的小血管或小支气管。有的硅结节以缠绕成团的胶原纤维为核心,周围是呈漩涡状排列的尘细胞、尘粒及纤维性结缔组织。粉尘中游离 SiO_2 含量越高,硅结节形成的时间越长,结节越成熟、典型。有的硅结节直径虽很小但很成熟,可出现中心钙盐沉着,多见于长期吸入低浓度高游离 SiO_2 含量粉尘者。进展缓慢的病例淋巴结内也可见硅结节。

2.弥漫性间质纤维化型硅肺

弥漫性间质纤维化型硅肺见于长期吸入的粉尘中游离 SiO_2 含量较低,或虽游离 SiO_2 含量较高但吸入量较少的病例。其病变进展缓慢,特点是在肺泡、肺小叶间隔及小血管和呼吸性细气管周围纤维组织呈弥漫性增生,相互连接呈放射状、星芒状,肺泡容积缩小,有时形成大块纤维化,其间夹杂着粉尘颗粒和尘细胞。

3.硅性蛋白沉积

硅性蛋白沉积的病理特征为肺泡腔内有大量乳白色的蛋白分泌物,称为"硅性蛋白",之后可伴有纤维增生,形成小纤维灶乃至硅结节。该病多见于短期内接触高浓度、高分散度的游离 SiO_2 粉尘的年轻工人,又称"急性硅肺"。

4.团块型硅肺

团块型硅肺是由上述类型的硅肺进一步发展、病灶融合而成,表现为硅结节增多、增大、融合,其间继发纤维化病变,融合扩展而形成团块状。该型多见于两肺上叶后段和下叶背段,肉眼观察病灶为黑或灰黑色,索条状,呈圆锥、梭状或不规则形,界限清晰,质地坚硬;切面可见原结节轮廓、索条状纤维束、薄壁空洞等病变。镜下除可观察到结节型、弥漫性间质纤维化型病变、大量胶原纤维增生及透明性变外,还可见被压神经、血管及所造成的营养不良性坏死,薄壁空洞及钙化病灶;萎缩的肺泡组织泡腔内充满尘细胞和粉尘,周围肺泡壁破裂呈代偿性肺气肿,贴近胸壁形成肺大泡;胸膜增厚并广泛粘连;病灶如被结核菌感染可形成硅肺结核病灶。

硅肺结核的病理特点是既有硅肺又有结核病变。镜下观察中心为干酪样坏死物,在其边缘有数量不多的淋巴细胞、上皮样细胞和不典型的结核巨细胞,外层为环形排列的多层胶原纤维和粉尘;也可见到结节的核心为纤维团,外周为干酪样坏死物和结核性肉芽组织。坏死物中可见大量胆固醇结晶和钙盐颗粒,多见于硅肺结核空洞,呈岩洞状,壁厚不规则。

多数硅肺患者由于长期吸入混合性粉尘,兼有结节型和弥漫间质纤维化型病变,难分主次,称"混合型硅肺"。有些严重病例兼有团块型病变。

(五)硅肺的临床表现与诊断

1.临床表现

(1)症状与体征:肺的代偿功能很强,硅肺患者可在相当长的时间内无明显自觉症状,但 X 射线检查已呈现较显著的硅肺影像改变。随着病情的进展或有并发症时,可出现胸闷、气短、胸痛、咳嗽、咳痰等症状和体征,无特异性,虽可逐渐加重,但与胸片改变并不一定平行。

(2)X 射线胸片表现:硅肺 X 射线检查影像是肺组织硅肺病理形态在 X 射线胸片上的反映,是"形"和"影"的关系,与肺内粉尘蓄积、肺组织纤维化的病变程度有一定关系,但由于多种原因的影响,并非完全一致。这种 X 射线胸片改变表现为 X 射线通过病变组织和正常组织对 X 射线吸收率的变化,呈现发白的圆形或不规则形小阴影,可作为硅肺诊断的依据。X 射线胸片上的其他影像学改变,如肺门变化、肺气肿、肺纹理和胸膜变化对硅肺诊断也有参考价值。

①圆形小阴影:圆形小阴影是硅肺最常见和最重要的一种 X 射线检查表现形态,其病理基础

以结节型硅肺为主,呈圆或近似圆形,边缘整齐或不整齐,直径小于 10 mm,按直径大小分为 p(小于 1.5 mm)、q(1.5~3.0 mm)、r(3.0~10 mm)三种类型。p 类小阴影主要是不太成熟的硅结节或非结节性纤维化灶的影像,q、r 类小阴影主要是成熟和较成熟的硅结节,或为若干个小硅结节的影像重叠。圆形小阴影早期多分布在两肺中下区,随着病变的进展,圆形小阴影数量增多,直径增大,密集度增加,波及两肺上区。

②不规则形小阴影:不规则形小阴影多为接触游离 SiO_2 含量较低的粉尘所致,病理基础主要是肺间质纤维化,表现为粗细、长短、形态不一的致密阴影。阴影之间可互不相连,或杂乱无章地交织在一起,呈网状或蜂窝状,致密度多持久不变或缓慢升高。阴影按其宽度可分为 s(小于 1.5 mm)、t(1.5~3.0 mm)、u(3.0~10 mm)三种类型。阴影早期也多见于两肺中下区,弥漫分布,随病情进展而逐渐波及肺上区。

③大阴影:大阴影是指长径超过 10 mm 的阴影,为晚期硅肺的重要 X 射线检查表现,形状有长条形、圆形、椭圆形或不规则形,病理基础是团块状纤维化。大阴影的发展可由圆形小阴影增多、聚集,或不规则小阴影增粗、靠拢、重叠形成;多在两肺上区出现,逐渐融合成边缘较清楚、密度均匀一致的大阴影,常对称,形态多样,呈八字形等,也有先在一侧出现者。大阴影周围一般有肺气肿带的 X 射线检查表现。

④胸膜变化:胸膜粘连增厚,先在肺底部出现,可见肋膈角变钝或消失;晚期膈面粗糙,由于肺纤维组织收缩和膈胸膜粘连,呈"天幕状"阴影。

⑤肺气肿:硅肺患者多表现为弥漫性、局限性、灶周性和泡性肺气肿,严重者可见肺大泡。

⑥肺门和肺纹理变化:患者早期表现为肺门阴影扩大、密度升高、边缘模糊不清,有时可见淋巴结增大,包膜下钙质沉着,呈蛋壳样钙化,肺纹理增多或增粗变形;晚期肺门上举外移,肺纹理减少或消失。硅性蛋白沉积 X 射线检查表现为双肺弥漫性细小的羽毛状或结节状浸润影,边界模糊,可见支气管充气征;高分辨率 CT(HRCT)检查可呈毛玻璃状和(或)网状及斑片状阴影,可为对称或不对称性,有时可见支气管充气征。

(3)肺功能变化:硅肺早期即有肺功能损害,但由于肺脏的代偿功能很强,故临床肺功能检查多属正常。随着病变进展,肺组织纤维化进一步加重,肺弹性下降,可出现肺活量及肺总容积降低;伴肺气肿和慢性炎症时,时间肺活量降低,最大通气量减少,所以硅肺患者的肺功能以混合性通气功能障碍多见;当肺泡大量损害、毛细血管壁增厚时,可出现弥散功能障碍。

2.并发症

硅肺常见的并发症有肺结核、肺及支气管感染、自发性气胸、肺心病等。一旦出现并发症,病情进展会加剧,甚至导致死亡。其中,最为常见和危害最大的是肺结核。硅肺如果合并肺结核,硅肺的病情会恶化,且让结核难以控制。硅肺合并肺结核是硅肺患者死亡的最常见原因。

3.诊断

(1)诊断原则和方法:根据可靠的生产性粉尘接触史、现场劳动卫生学调查资料,以技术质量合格的 X 射线高千伏或数字化摄影(DR)后前位胸片表现作为主要依据,结合工作场所职业卫生学、尘肺流行病学调查资料和职业健康监护资料,参考临床表现和实验室检查,排除其他肺部类似疾病后,对照尘肺诊断标准片可作出尘肺病的诊断和 X 射线分期。劳动者临床表现和 X 射线胸片检查应符合尘肺病的特征,在没有证据否定其与接触粉尘之间存在必然联系的情况下,可由有诊断资质的诊断组诊断为尘肺病。

在诊断时应注意与下述疾病鉴别:急性和亚急性血行播散型肺结核、浸润型肺结核、肺含铁血黄素沉着症、肺癌、特发性肺间质纤维化、变态反应性肺泡炎、肺真菌病、肺泡微石症等。

对于少数生前有较长时间的接尘职业史却未被诊断为尘肺病者,可根据本人遗愿或死后家属提出的申请进行尸体解剖。根据详细可靠的职业史,由具有尘肺病理诊断资质的病理专业人员按照《尘肺病病理诊断标准》(CBZ 25—2014)提出尘肺的病理诊断报告,患者历次 X 射线胸片、病例摘要、死亡日志及现场劳动卫生学资料都是诊断的必需参考条件。该诊断可作为享受职业病待遇的依据。

（2）尘肺病诊断标准：2015年，我国重新修订的《职业性尘肺病的诊断》（GBZ 70—2015）规定如下：

①有下列表现之一者可诊断为尘肺一期：有总体密集度1级的小阴影，分布范围至少达到2个肺区；接触石棉粉尘，有总体密集度1级的小阴影，分布范围只有1个肺区，同时出现胸膜斑；接触石棉粉尘，小阴影总体密集度为0，但至少有2个肺区小阴影密集度为0/1，同时出现胸膜斑。

②有下列表现之一者可诊断为尘肺二期：有总体密集度2级的小阴影，分布范围超过4个肺区；有总体密集度3级的小阴影，分布范围达到4个肺区；接触石棉粉尘，有总体密集度1级的小阴影，分布范围超过4个肺区，同时出现胸膜斑并已累及部分心缘或膈面；接触石棉粉尘，有总体密集度2级的小阴影，分布范围达到4个肺区，同时出现胸膜斑并已累及部分心缘或膈面。

③有下列表现之一者可诊断为尘肺三期：有大阴影出现，其长径不小于20 mm，短径大于10 mm；有总体密集度3级的小阴影，分布范围超过4个肺区并有小阴影聚集；有总体密集度3级的小阴影，分布范围超过4个肺区并有大阴影；接触石棉粉尘，有总体密集度3级的小阴影，分布范围超过4个肺区，同时单个或两侧多个胸膜斑长度之和超过单侧胸壁长度的一半或累及心缘使其部分显示蓬乱。

（六）硅肺患者的处理

1.治疗

硅肺目前尚无根治办法。我国学者多年来研究了数种治疗硅肺的药物，在动物模型上具有一定的抑制胶原纤维增生等作用，临床试用中有某种程度上的减轻症状、延缓病情进展的疗效，但仍有待继续观察和评估。大容量肺泡灌洗术是目前治疗硅肺的一种探索性方法，可排出一定数量的沉积于呼吸道和肺泡中的粉尘及尘细胞，在一定程度上缓解患者的临床症状，但由于存在术中及术后并发症，因此存在一定的治疗风险，远期疗效也有待继续观察研究。硅肺患者应根据病情需要进行综合治疗，积极预防和治疗肺结核及其他并发症，以期减轻症状，延缓病情进展，延长患者寿命，提高患者生活质量。硅肺的治疗措施有以下几种：

（1）保健康复治疗。及时脱离接尘作业环境，定期复查、随访，积极预防呼吸道感染等并发症的发生；进行适当的体育锻炼，加强营养，提高机体抵抗力，进行呼吸肌功能锻炼；养成良好的生活习惯，饮食、起居规律，戒掉不良的生活习惯，如吸烟、酗酒等，提高家庭护理质量。

（2）对症治疗。镇咳，可选用适当的镇咳药治疗，但患者痰量较多时慎用，应采用先祛痰后镇咳的治疗原则；通畅呼吸道，解痉、平喘；清除积痰（侧卧叩背、吸痰、湿化呼吸道、应用祛痰药）；氧疗，根据实际情况可采取间断或持续低流量吸氧以纠正缺氧状态，改善肺通气功能和缓解呼吸肌疲劳。

（3）并发症治疗。

①积极控制呼吸系统感染：硅肺患者的机体抵抗力降低，尤其是呼吸系统的清除自净能力下降，呼吸系统炎症，特别是肺内感染（包括肺结核）是硅肺患者最常见的、最频发的并发症，而肺内感染又是促进硅肺进展的重要因素，因此尽快、尽早控制肺内感染对硅肺患者来说尤为重要。进行抗感染治疗时，应避免滥用抗生素，并密切关注长期使用抗生素后引发真菌感染的可能。

②慢性肺源性心脏病的治疗：应用强心剂（如洋地黄）、利尿剂（如选用氢氯噻嗪）、血管扩张剂（如选用酚妥拉明、硝普钠）等进行对症处理。

③呼吸衰竭的治疗：可采用氧疗、通畅呼吸道（解痉、平喘、祛痰等措施）、抗炎、纠正电解质紊乱和酸碱平衡失调等措施综合治疗。

2.尘肺病致残程度鉴定

尘肺病患者确诊后,应依据其 X 射线诊断尘肺期、肺功能损伤程度和呼吸困难程度,进行职业病致残程度鉴定。按《劳动能力鉴定职工工伤与职业病致残等级》(GB/T 16180—2014),尘肺病致残程度共分为六级,由重到轻依次为:

(1)一级:尘肺三期伴肺功能重度损伤及(或)重度低氧血症 PsO$_2$<53 kPa(40 mmHg)。

(2)二级:具备下列三种情况之一者为二级:尘肺三期伴肺功能中度损伤和(或)中度低氧血症;尘肺二期伴肺功能重度损伤和(或)重度低氧血症(血氧分压低于 53 kPa);尘肺三期伴活动性肺结核。

(3)三级:具备下列三种情况之一者为三级:尘肺三期;尘肺二期伴肺功能中度损伤和(或)中度低氧血症;尘肺二期合并活动性肺结核。

(4)四级:具备下列三种情况之一者为四级:尘肺二期;尘肺一期伴肺功能中度损伤或中度低氧血症;尘肺一期伴活动性肺结核。

(5)五级:尘肺一期伴肺功能轻度损伤和(或)轻度低氧血症。

(6)六级:尘肺一期,肺功能正常。

3.尘肺病患者的安置原则

(1)尘肺一经确诊,不论期别,均应及时调离接尘作业岗位;不能及时调离的,必须报告当地劳动、卫生行政主管部门,设法尽早调离。

(2)伤残程度轻者(五级、六级)可安排在非接尘作业岗位从事劳动强度不大的工作。

(3)伤残程度中等者(三级、四级)可安排在非接尘作业岗位做些力所能及的工作,或在医务人员的指导下从事康复活动。

(4)伤残程度重者(一级、二级)不应担负任何工作,需在医务人员的指导下从事康复活动。

三、煤矿粉尘与煤工尘肺

煤是主要的能源和化工原料之一,可分为褐煤、烟煤和无烟煤。随着采煤机械化程度的提高,煤的粉碎程度也在提高,粉尘产生量及分散度也随之增大。煤尘和煤硅尘是仅次于硅尘的可对工人健康造成明显危害的煤矿粉尘。我国报告的尘肺病多发于煤矿企业,占尘肺病总数的 50% 以上,位居第一。

(一)煤矿粉尘

在煤矿生产和建设过程中所产生的各种岩矿微粒统称为"煤矿粉尘",主要是岩尘和煤尘,但由于地质构造复杂多变,煤层和岩层常交错存在,所以在采煤过程中常产生大量煤岩混合尘,称为"煤硅尘"。

1.煤矿粉尘的来源

煤矿地下开采过程中的凿岩、爆破、装载、喷浆砌碹、运输、支柱、井下通风等活动均可产生粉尘,主要是硅尘、煤尘、水泥尘等。岩石掘进过程中,使用风钻打眼、机械割煤和放炮产生的粉尘量最大,在无防护措施的情况下,空气中粉尘浓度可达 1000 mg/m³ 以上,使用电钻打眼和装车时次之。露天开采在剥离岩层和采掘煤层过程中都会产生大量的粉尘,剥离岩层、煤炭装卸、破碎、筛选、水洗、浮选、设备维护岗位均存在生产性粉尘。

2.煤矿粉尘的理化特性

煤矿粉尘的化学成分与沉积岩层密切相关。煤矿粉尘是一种混合物,含有碳、各种黏土矿物和含量不等的石英。不同的岩石类型使不同煤矿和同一煤矿不同部位的粉尘成分也不相同。煤矿粉尘的主要化学成分有二氧化硅、三氧化二铝、三氧化二铁、氧化钙、氧化镁、氧化钠、氧化钾、二氧化硫、氧化亚铁、碳等。煤本身的游离二氧化硅含量较低,通常低于 10%,但可能有少量伴生矿物。

煤矿粉尘的物理特性与硅尘相同,分散度愈高,单位体积总表面积越大,理化活性越高,易于与空气中的氧气发生反应而引起粉尘的自燃或爆炸。煤矿粉尘可吸附氡及其衰变产物,引起肺癌或加强粉尘的致纤维化作用。采掘工作面的新鲜粉尘较回风巷中的粉尘容易带电荷。煤的炭化程度越低,挥发分越高,煤尘的爆炸性就越强。无烟煤的挥发分小于 10%,无爆炸性;贫煤的挥发分为 $10\%\sim20\%$,有弱爆炸性;烟煤的挥发分大于 20%,有强爆炸性。一般煤尘的爆炸下限为 $30\sim50 \ g/m^3$。

(二)煤工尘肺

煤工尘肺是指煤矿作业工人长期吸入生产性粉尘所引起的尘肺病的总称。煤矿生产的工种和工序比较多,岩石掘进工人接触岩石粉尘(粉尘中游离 SiO_2 含量都在 10% 以上)所患尘肺病为硅肺,发病工龄 $10\sim15$ 年,病变进展快,危害严重,占煤矿尘肺病患者总数的 $20\%\sim30\%$。采煤工作面的工人主要接触单纯性煤尘(煤尘中游离 SiO_2 含量在 5% 以下),其所患尘肺病为煤肺(anthracosis),发病工龄多在 $20\sim30$ 年以上,病情进展缓慢,危害较轻。既在岩石掘进工作面也在采煤工作面工作过的工人既接触硅尘又接触煤尘,他们所患的尘肺病称为"煤硅肺"(anthracosilicosis),是我国煤工尘肺最常见的类型,发病工龄多在 $15\sim20$ 年,病情发展较快,危害较重。

1.接触机会

煤田勘探、煤矿建设和生产的各工种,煤炭加工、运输和使用过程中均可接触煤矿粉尘。煤田地质勘探过程中的钻孔、坑探、物探、采样分析等岗位,地下开采过程中的凿岩、爆破、装载、出矿推车、喷浆砌碹、掘进、打眼、采煤、运输、支柱、井下通风等岗位,露天开采的钻孔、爆破、挖掘、采装、运输、排土等岗位,洗煤厂的煤炭装卸、破碎、筛选或跳汰、水洗、浮选、设备维护等岗位可接触不同类型的煤矿粉尘。此外煤球制造工、车站和码头煤炭装卸工也可接触煤尘。

2.病理改变

煤工尘肺的病理改变随吸入的硅尘与煤尘比例的不同而有所差异,除了凿岩工所患硅肺外,其余基本上属混合型,多兼有间质性弥漫纤维化和结节两大特征。主要病理改变有:

(1)煤斑。煤斑又称"煤尘灶",是煤工尘肺最常见的原发性特征性病变,是病理诊断的基础指标。煤斑肉眼观察呈灶状,色黑,质软,直径 $2\sim5 \ mm$,圆形或不规则形,境界不清,多在肺小叶间隔和胸膜交角处呈网状或条索状分布。肉眼看到的煤斑在显微镜下是由很多煤尘细胞灶和煤尘纤维灶组成的。煤尘细胞灶是由数量不等的煤尘以及吞噬了煤尘的巨噬细胞聚集于肺泡、肺泡壁、细小支气管和血管周围形成的,特别是在二级呼吸性小支气管的管壁及其周围肺泡最为常见。煤尘细胞灶可随着病灶的发生发展出现纤维化,早期以网状纤维为主,后期可有少量的胶原纤维交织其中,形成煤尘纤维灶。

(2)灶周肺气肿。灶周肺气肿是煤工尘肺病理的又一特征。煤工尘肺常见的肺气肿有两种:一种是局限性肺气肿,为散在分布于煤斑旁的扩大气腔,与煤斑共存;另一种是小叶中心性肺气肿,在煤斑的中心或煤尘灶的周边,有扩张的气腔,居小叶中心,这是由于煤尘和尘细胞在二级呼吸性细支气管周围堆积,使管壁平滑肌等结构受损,从而导致了灶周肺气肿的形成。如果病变进一步向肺泡管及肺泡扩展,可波及全小叶形成全小叶肺气肿。

(3)煤硅结节。煤硅结节肉眼观察呈圆形或不规则形,直径 $2\sim5 \ mm$ 或更大,色黑,质坚实,在肺切面上稍向表面凸起。镜下观察可见两种类型:典型的煤硅结节其中心部由漩涡样排列的胶原纤维构成,可发生透明样变,胶原纤维之间有明显的煤尘沉着,周边则有大量煤尘细胞、成纤维细胞、网状纤维和少量的胶原纤维向四周延伸呈放射状;非典型煤硅结节无胶原纤维核心,胶原纤维束排列不规则且较为松散,尘细胞分散于纤维束之间。吸入粉尘中含游离二氧化硅高者也可见部分典型硅结节。

（4）弥漫性纤维化。弥漫性纤维化是指在肺泡间隔、小叶间隔、小血管和细支气管周围和胸膜下出现的程度不同的间质细胞和纤维增生，并有煤尘和尘细胞沉着，间质增宽变厚，晚期形成粗细不等的条索和弥漫性纤维网架，可见肺间质纤维增生。

（5）大块纤维化。大块纤维化又称"进行性块状纤维化"（progressive massive fibrosis，PMF），是煤工尘肺晚期的一种表现，但不是晚期煤工尘肺的必然结果。其表现为肺组织出现约 2 cm×2 cm×1 cm 的一致性致密的黑色块状病变，多分布在两肺上部和后部，右肺多于左肺。病灶呈长梭形，不规整，少数似圆形，边界清楚，也就是通常 X 射线片中所谓的"融合块状阴影"。镜下观察其组织结构有两种类型：一种为弥漫性纤维化，在大块纤维组织中和大块病灶周围有很多煤尘和煤尘细胞，而见不到结节改变；另一种为大块纤维化病灶中可见煤硅结节，但间质纤维化和煤尘仍为主要病变。煤工尘肺的大块纤维化与硅肺融合团块不同，在硅肺融合团块中结节较多，间质纤维化相对较少。有时在团块病灶中可见空洞形成，洞内积储墨汁样物质，周围可见明显的代偿性肺气肿，在肺的边缘也可发生边缘性肺气肿。

另外，胸膜呈轻度至中等程度的增厚，在脏层胸膜下，特别是与小叶间隔相连处有数量不等的煤尘、煤斑、煤硅结节等。肺门和支气管旁淋巴结多肿大，色黑质硬，镜下可见煤尘、煤尘细胞灶和煤硅结节。

（6）含铁小体。在北京地区煤矿工人尸检肺组织中报道过含铁小体，检出率为83.8%。光镜下含铁小体普鲁士蓝铁染色呈阳性，在肺内分布广泛，多游离存在。非尘肺病患者含铁小体检出率与平均数明显低于尘肺病患者，且随着尘性病变加重，含铁小体的数量有增加的趋势。含铁小体主要以 Al、Si、K、S、Ca、Fe 为主，其构成与尘肺肺组织的灰分元素一致，也称"煤小体"。在煤矿粉尘游离 SiO_2 含量相近的情况下，含铁小体越多，引起的病变越重。

3.临床表现、诊断与治疗

（1）临床表现：患者早期一般无症状，当病变进展，尤其发展为大块纤维化或合并支气管或肺部感染时才会出现呼吸系统症状和体征，从事稍重劳动或爬坡时气短加重。煤工尘肺患者由于广泛的肺纤维化和呼吸道狭窄，特别是由于肺气肿导致肺泡大量破坏后才会出现通气功能、弥散功能和气体交换功能减退或障碍。

（2）X 射线胸片影像：煤工尘肺 X 射线检查表现也是其病理改变在胸片上的反映，煤工尘肺不论是煤硅肺还是煤肺，X 射线胸片的主要表现均为圆形小阴影、不规则小阴影和大阴影，还有肺纹理和肺门阴影的异常改变，但多缺乏特异性。

①圆形小阴影：煤工尘肺 X 射线检查表现以圆形小阴影为主者较为多见，多为 p 类和 q 类圆形小阴影。圆形小阴影的形态、数量和大小往往与患者长期从事的工种即与接触粉尘的性质和浓度有关。纯掘进工患者可出现典型硅肺表现；以掘进作业为主，接触含游离 SiO_2 较多的混合性粉尘患者以典型的小阴影居多；以采煤作业为主的工人主要接触煤尘并混有少量岩尘，所患尘肺胸片上圆形小阴影多不太典型，边缘不整齐，呈星芒状，密集度低。圆形小阴影最早出现在右肺中区，其次为左肺中区、右肺下区，左肺下及两肺上区出现较晚。煤肺患者胸片主要以小型类圆形阴影为多见。

②不规则形小阴影：不规则形小阴影较圆形小阴影少见，多呈网状，有的密集呈蜂窝状，密度不高。其病理基础为煤尘灶、弥漫性间质纤维化、细支气管扩张和肺小叶中心性肺气肿。

③大阴影：硅肺和煤硅肺患者胸片上可见到大阴影，胸片动态观察可看到大阴影多是由小阴影增大、聚集、融合而形成，也可由少量斑片、条索状阴影逐渐相连并融合呈条带状。患者周边肺气肿比较明显，形成边缘清楚、密度较浓、均匀一致的大阴影，多在两肺上、中区出现，左右对称。煤肺患者晚期罕见大阴影。

此外，煤工尘肺的肺气肿多为弥漫性、局限性和泡性肺气肿。泡性肺气肿表现为成堆小泡状阴影，直径为1～5 mm，即所谓的"白圈黑点"，晚期可见到肺大泡。患者肺门阴影增大，密度升高，有时还可见到淋巴结蛋壳样钙化或桑葚样钙化阴影。胸膜增厚、有钙化改变者较少见,但常可见到肋膈角闭锁及粘连。

(3)诊断与治疗:煤工尘肺按《职业性尘肺病的诊断》(GBZ 70—2015)进行诊断和分期,治疗方法同硅肺。

四、硅酸盐肺

硅酸盐(silicate)是由 SiO_2、金属氧化物和结合水组成的矿物,按其来源分为天然和人造两种。天然硅酸盐广泛地存在于自然界中,如石棉、滑石、云母等。人造硅酸盐多由石英和碱性物质焙烧而成,如玻璃纤维、水泥等。硅酸盐有纤维状(如石棉)和非纤维状(如水泥、云母、高岭土、蛭石等)之分。一般认为,纤维是指纵横径之比大于 3 的粉尘。直径小于 3 μm,长度大于等于 5 μm 的纤维为可吸入性纤维;直径大于等于 3 μm,长度大于等于 5 μm 的纤维为非可吸入性纤维。

长期吸入硅酸盐尘所致的尘肺病统称为"硅酸盐肺"。在我国现行《职业病分类和目录》中列有石棉肺、滑石尘肺、云母尘肺和水泥尘肺四种,其他种类的硅酸盐尘大量吸入也可引起肺组织损害。

(一)硅酸盐肺的特点

硅酸盐粉尘引起的尘肺病有以下共同特点:

(1)肺组织病理改变主要为弥漫性肺间质纤维化,组织切片可见含铁小体,如石棉小体、滑石小体、云母小体等,但其数量多少与肺组织纤维化程度不一致,仅可作为吸入硅酸盐尘的指标。

(2)X 射线胸片表现以不规则小阴影为主。

(3)患者自觉症状和体征常较明显。肺功能损害出现较早,早期以气道阻塞和进行性肺活量降低为主要表现,晚期可出现"限制性综合征"及气体交换功能障碍。

(4)并发症以气管炎、肺部感染、胸膜炎为主,肺结核合并率较硅肺低。

在各种硅酸盐肺中以石棉肺最为常见,危害最为严重。

(二)石棉肺

石棉是蛇纹石类和闪石类硅酸盐矿物的总称,此类矿物具有纤维状结构,含有镁、铁、铝、钙、钠等氧化物和结合型 SiO_2。石棉具有抗拉强度大、不易断裂、隔热、耐火、耐酸碱和绝缘等良好的物理性能和工艺性能,广泛用于绝缘、隔热、隔声、制动、纺织、耐酸碱等制品工业,用途达 3000 种以上。

蛇纹石类主要为温石棉。温石棉为银白色片状结构,呈中空的管状纤维丝,其纤维质地柔软,具有可织性,工业用途广。温石棉使用量占全球石棉产量的 95% 以上。闪石类的纤维为链状结构,直硬而脆,包括青石棉、铁石棉、直闪石、透闪石、阳起石和角闪石。在闪石类石棉中,以青石棉和铁石棉的开采和使用量为大。石棉纤维直径由大到小依次为:直闪石、铁石棉、温石棉、青石棉。青石棉直径最小,易沉进入肺组织中,且穿透力强,因而致病作用也最强。石棉不但可致肺组织纤维化,引起石棉肺,其还是Ⅰ类致癌物,可引起胸膜和腹膜恶性间皮瘤及肺癌。

石棉肺(asbestosis)是指在生产过程中长期吸入石棉粉尘所引起的以肺组织纤维化为主的疾病。

1. 主要接触作业和影响发病因素

石棉矿的开采、选矿和运输,石棉加工厂的开包、轧棉、梳棉,石棉布、绳以及石棉瓦等石棉制品的制作,造船、建筑等行业的保温、耐火材料的制造、维修及旧建筑拆除,其他石棉制品的检修等均可产生大量石棉粉尘,其中尤以石棉加工厂开包、轧棉、梳棉为甚。石棉矿体中的石棉多呈束状,职业危害相对较小。

石棉肺的发病工龄一般为 5～15 年,不足 5 年发病者少见。少数工人脱离接触石棉尘作业后可发生晚发性石棉肺。石棉种类、纤维直径、长度、纤维浓度、接尘时间(工龄)、接触者个人防护、个体差异以及工作场所是否混有其他粉尘等是影响石棉肺发病的主要因素。此外,接触者的生活习惯(如吸烟等)也与石棉肺的发生有关。

石棉纤维粉尘随气流经气道进入肺泡的过程中,较长的纤维在支气管分叉处易被截留,直径小于 3 μm 的纤维才易进入肺泡。纤维形态可影响截留方式,直而硬的闪石类纤维在肺泡沉积量大于软而弯曲的温石棉,温石棉多在呼吸细支气管以上部位被截留沉积。柔软的温石棉纤维也易被清除,不易穿透肺组织;直而硬的闪石类纤维(如青石棉和铁石棉纤维)可穿透肺组织,并可达到胸膜,易导致胸膜疾病。进入肺泡的石棉纤维大多被巨噬细胞吞噬,长度小于5 μm 的纤维可被完全吞噬。肺组织中有时可见长度达200 μm 的石棉纤维,一根长纤维可由两个或两个以上的巨噬细胞同时吞噬。进入呼吸道的石棉纤维大部分由黏液纤毛系统排出,部分可滞留于肺内,部分纤维可穿过肺组织到达胸膜。

2.发病机制

石棉肺的发病机制远较硅肺复杂,目前不甚明了,主要有纤维机械刺激学说和细胞毒性学说等。前者认为,石棉纤维容易以截留的方式沉积于呼吸细支气管中,由于石棉具有纤维性、坚韧性和多丝结构等物理特性,它不仅可机械损伤和穿透呼吸细支气管和肺泡壁,侵入肺间质引起纤维化病变,而且可穿透脏胸膜,进入胸腔引起胸膜病变,即胸膜斑、胸膜渗出及间皮瘤。长纤维石棉致纤维化能力强。过去认为只有长的石棉纤维(长度大于 20 μm)才有致纤维化作用,现已证实纤维长度低于 5 μm 的石棉纤维不仅具有致弥漫性纤维化的潜能,而且具有更强的穿透力,易进入肺深部,甚至远及胸膜,引起严重的胸膜病变——胸膜斑、胸膜积液或间皮瘤。后者认为,石棉纤维具有细胞毒性,温石棉细胞毒性强于闪石类。当温石棉纤维与细胞膜接触后,纤维表面的 Mg^{2+} 及其正电荷与巨噬细胞膜性结构相互作用,致膜上的糖蛋白(特别是唾液酸基团)丧失活性,形成离子通道,使钠泵失调,细胞膜通透性升高和溶酶体酶释放,造成巨噬细胞崩解,引起肺组织纤维化。巨噬细胞崩解过程中产生的氧自由基等在细胞膜的脂质过氧化损伤中也起着重要的作用。

3.病理改变

石棉肺的主要病理改变是肺间质弥漫性纤维化。胸膜增厚和胸膜斑是石棉肺的主要病理特征之一。石棉肺组织切片中可见长 10~300 μm,直径 1~5 μm 的石棉小体(asbestos body),呈黄色或黄褐色,形似哑铃、串球或火柴状,铁反应阳性,系石棉纤维被巨噬细胞吞噬后由一层含铁蛋白颗粒和酸性黏多糖包裹沉积于石棉纤维之上所形成。石棉小体数量的多少与肺纤维化程度不一定相关,肺内查见石棉小体仅仅是吸入石棉的标志,并非患病的证明。石棉纤维一旦被铁蛋白所包裹就会丧失致纤维化的能力。

由于进入呼吸道的石棉纤维易随支气管长轴进入肺下叶,故石棉肺的纤维化病变自上而下逐渐加重,双侧下叶尤其。肺间质纤维化在血管和支气管周围更为明显。随着病变进展,两肺切面上会出现粗细不等的灰白色弥漫性纤维化索条和网架,此改变为石棉肺的病理典型特征。纤维化病变以胸膜下区、血管支气管周围和小叶间隔处最为显著,两下叶底后部病变尤为突出。晚期患者可见两肺明显缩小、变硬,表面因斑痕下陷与结节样隆起而凹凸不平,切面为典型的弥漫性纤维化伴蜂房样变,此病变是其最突出的特征。

胸膜对石棉纤维的反应包括胸膜斑、胸膜渗出和弥漫性胸膜增厚。胸膜斑是指厚度约 5 mm 的局限性胸膜增厚,由玻璃样变的粗大胶原纤维束在胸膜壁层和(或)脏层局部所形成的纤维斑片组成,以壁层多见。胸壁下后方的外侧面和脊柱旁以及膈肌的中心腱为常发部位,可为单侧或双侧。胸膜斑呈灰白或浅黄色,表面光滑,境界清楚,形似胼胝体或软骨,有的可伴钙化。胸膜斑是石棉所致肺部病变的病理学和影像学重要标志之一,也可以是接触石棉者唯一的病变。

4.临床表现

(1)症状和体征。石棉肺患者自觉症状出现较硅肺早,主要表现为咳嗽和呼吸困难。咳嗽一般为阵发性干咳或伴少量黏液性痰,但难以咳出。呼吸困难起初出现于体力活动时,随着病情发展逐渐趋于明显。晚期患者在静息时也可出现气急。有的患者可有一过性的局限性胸痛。并发肺癌或胸膜间皮瘤者可出现持续性胸痛。

石棉肺的特征性体征是双侧下肺区在吸气期间可闻及捻发音,随病情加重,捻发音可扩展至肺中、上区,其声音也由细小变粗糙。晚期患者可出现杵状指(趾)等体征,伴肺源性心脏病者可有心肺功能不全的症状和体征。

(2)肺功能改变。石棉肺患者肺功能改变出现较早,在X射线胸片尚未显示石棉肺影像之前,肺活量即开始降低。肺活量进行性降低是石棉肺患者肺功能损害的特征,弥散量下降也是早期石棉肺患者肺功能损害的表现之一。随着病情进展,患者的肺活量(vital capacity,VC)、用力肺活量(forced vital capacity,FVC)和肺总量(total lung capacity,TLC)均会下降,而第1秒用力呼气容积/用力肺活量(FEV1/FVC)变化不明显,呈现限制性肺通气功能损害的特征,此特征为石棉肺患者典型的肺功能改变。动态观察VC、FVC和FEV1/FVCD的变化有助于预测肺纤维化的病变进展。

(3)X射线胸片表现。石棉肺的X射线胸片表现主要为不规则小阴影和胸膜改变。不规则小阴影不仅是石棉肺X射线胸片的主要表现,也是石棉肺诊断的主要依据。石棉肺早期多在两侧肺下区近肋膈角处出现密集度较低的不规则小阴影,随着病情进展,小阴影增多增粗,呈网状并向中、上肺区扩展。有的石棉肺患者X射线胸片上也可出现圆形小阴影,多见于石棉矿开采工,此表现与所接触的石棉尘中混有游离 SiO_2 有关。

胸膜改变包括胸膜增厚、胸膜斑和胸膜钙化。胸膜斑是我国石棉肺诊断分期的指标之一。胸膜斑多分布在双下肺侧胸壁6~10肋间,也可发生于膈胸膜和心包膜。弥漫性胸膜增厚的X射线影像呈不规则形阴影,以中、下肺区为明显,有时可有点片或条状钙化影。晚期石棉肺可因纵隔胸膜增厚并与心包膜及肺组织纤维化交错重叠而使心缘轮廓不清,甚至可形成"蓬发状心影",此影像是三期石棉肺主要的诊断依据之一。

(4)并发症。

①肺感染:肺内非特异性感染是石棉肺的主要并发症,尤其中、晚期患者的肺内感染往往会促使纤维化过程加重、加快。石棉肺并发结核者较硅肺少。

②肺心病:石棉肺晚期容易患肺心病。肺部反复继发感染可加重肺心病,引起心肺功能衰竭,这是晚期石棉肺患者的常见死因。

③肺气肿:多为灶周性、代偿性和小叶性肺气肿。

④癌症:石棉纤维可致肺癌和恶性间皮瘤。

5.治疗

石棉肺的处理原则同硅肺。目前尚无治疗石棉肺的有效疗法,主要采取对症治疗,增强机体抵抗力,积极预防。

五、有机粉尘所致肺部疾患

有机粉尘是指能较长时间飘浮在空气中的有机物微粒,包括动物性粉尘、植物性粉尘和人工合成的有机粉尘。在羽毛、羊毛、皮毛、蚕丝、骨等加工处理及畜牧、家禽饲养场等的作业过程中,均有动物性粉尘产生;植物性粉尘多见于棉、麻、木材、烟草、茶、谷物的加工及蘑菇栽培等作业;人工有机粉尘可见于有机染料、塑料、合成橡胶、合成纤维等的生产、储运及使用等过程。有机粉尘中存在各种微生物和游离型二氧化硅等夹杂物,可致多种肺部疾患,主要包括呼吸系统急慢性炎症、慢性阻塞性肺病、支气管哮喘、职业性变态反应性肺泡炎、有机粉尘毒性综合征、棉尘病等。

(一)棉尘病

棉尘病是由于长期吸入棉、麻等植物性粉尘而引起的,具有特征性的胸部紧束感和(或)胸闷、气短等症状,并有急性通气功能下降的呼吸道阻塞性疾病,长期反复发作可致慢性肺通气功能损害。患者主要表现为在休息 24～48 h 后,第一天上班接触棉麻粉尘数小时后出现胸部紧束感、气急、咳嗽、畏寒、发热等症状,又称"星期一症状"。上述症状多在第二个工作日后逐渐减轻或消失。接尘工人发病工龄一般在 10 年以上,但若接触的粉尘浓度高且棉质差则可在 4 年左右发病。随工龄延长,发病逐渐频繁,持续时间也延长,特别是在接尘 10～20 年后,发病更加频繁,以致每个工作日后均可出现症状。棉尘病晚期可出现慢性气道阻塞症状,并发支气管炎、支气管扩张及肺气肿等。棉尘能引起肺通气功能损害,早期主要表现为阻塞性通气障碍,第 1 秒用力呼气量(FEV1)显著降低;晚期 FEV1 可持续降低,发展为慢性肺功能损害,但患者肺部无类似尘肺的纤维化病变。吸烟可加重棉尘对呼吸功能的影响。

棉尘病的发病机制尚不完全清楚,曾先后提出过组胺释放学说、内毒素学说和细胞免疫反应学说等。组胺释放学说的证据是棉尘水溶性提取物可使组织的组胺释放量增加,引起支气管痉挛,但不能解释棉尘病的进展和慢性期反应。内毒素学说认为,棉尘易受到革兰阴性细菌及内毒素的污染。有证据表明,内毒素激发的炎症反应是棉尘病发病的基础,棉尘病的急性症状发生率与粉尘内毒素含量及革兰阴性杆菌活菌数呈剂量-反应关系。细胞免疫反应学说认为,棉尘浸出液可激活巨噬细胞,激活的巨噬细胞分泌的各种介质在支气管痉挛、发热及炎症反应等方面起着重要的作用。

棉尘病是我国的法定职业病,其诊断按《棉尘病诊断标准》(GBZ 56—2016)进行。治疗可按阻塞性呼吸系统疾病处理,多以对症治疗为主。反复发作者应调离接触棉尘的工作岗位。

(二)职业性变态反应性肺泡炎

职业性变态反应性肺泡炎是指在生产过程中吸入某些具有抗原性的有机粉尘所引起的以肺泡变态反应为主的呼吸系统疾病。职业性变态反应性肺泡炎是一组病理改变基本相同的疾病,其基本病理特征为肺组织间质细胞浸润和肉芽肿形成。目前认为,职业性变态反应性肺泡炎的发病是Ⅲ型、Ⅳ型多种变态反应共同起作用的结果,急性期表现为肺泡和肺间质炎症,肺泡腔中淋巴细胞聚集,浆细胞和巨噬细胞增多;亚急性期可出现与结节病相似的非干酪样肉芽肿;慢性期则可出现不同程度的肺间质纤维化。

常见具有抗原性的有机粉尘包括:被真菌、细菌或血清蛋白污染的枯草、甘蔗渣、谷物、木材及鸽、鸡、鹦鹉等禽类的羽毛和粪便等。常见致病因了主要为嗜热性放线菌属中的干草小多孢菌、普通高温放线菌、热吸水链霉菌、蘑菇孢子、鸟或家禽类蛋白等。

职业性变态反应性肺泡炎属于我国的法定职业病。常见的职业性变态反应性肺泡炎有"农民肺""甘蔗肺""蘑菇工肺""鸟饲养工肺"等。

"农民肺"主要发生在从事枯草和谷物等粉碎加工的职业人群中,其主要病因是人体吸入了含有干草小多孢菌、普通高温放线菌、热吸水链霉菌孢子的霉变枯草、谷物等粉尘。患者在吸入上述有机尘 4～8 h 后可出现畏寒、发热、呼吸急促、干咳等症状,一般脱离接尘 1 周后症状自行消失。患者常伴有全身症状,X 射线胸片和肺功能可出现异常,血清沉淀素测定可呈阳性。持续接触 2～3 个月后,患者的急性症状反复发作且明显加重,X 射线胸片可见粟粒状阴影。若持续接触若干年,则肺组织可出现不可逆的纤维性增生,并伴有肺气肿和支气管扩张等;X 射线胸片上呈蜂窝状影像,肺功能损害明显,甚至导致患者丧失劳动能力。

"农民肺"的诊断按《职业性急性变应性肺泡炎诊断标准》(GBZ 60—2009)进行,其治疗主要为对症处理,患者应暂时脱离接触粉尘,重症患者宜尽早使用糖皮质激素。

第四节 物理因素及其对健康的影响

生产环境中常见的与健康相关的物理因素有气象条件、生产性噪声与振动、电离辐射和非电离辐射等。这些物理因素除激光、生产性噪声和振动是由生产过程产生的外,其他多为自然存在,且有明确的来源。有些因素(如气象条件)是人体生理活动或从事生产劳动所必需的外界条件,在适宜范围之内时对人体无害。因此,对物理因素而言,有些要设法消除、替代,或降低其水平;有些则需要采取措施将其控制在正常范围或适宜范围之内。

一、高温

(一)高温作业

生产环境的气象条件(小气候)主要包括气温、气湿、气流、热辐射等。生产环境中气温的高低主要取决于大气温度,同时也受生产过程中的热源(如各种炉、窑、加热的物体、化学反应釜)、太阳辐射和人体散热等影响,这些因素均可使气温上升。

生产环境中的气湿常以相对湿度表示。相对湿度小于 30% 时为低气湿,超过 80% 时为高气湿。高气湿主要来自水分的蒸发和蒸汽排放。高气湿环境在纺织、缫丝、印染、造纸、制革、屠宰及潮湿的矿井等作业场所中可见。

生产环境中的气流大小除受外环境风力影响外,还受车间内热源所形成的对流气流、通风设备送风,吸入气流以及物体机械运动所形成的气流的影响。

物体因本身的温度高于外环境而以电磁辐射的形式向外散发的能量称为"热辐射"。热辐射主要是红外线和部分可见光,它不直接加热空气,但可使周围物体加热,称为"辐射热"(radiant heat)。太阳和车间内热源被称为"第一辐射源"(primary radiator),吸收第一辐射源能量而变热的物体可成为"第二辐射源"(secondary radiator)。当周围物体表面温度超过人体体表温度时,周围物体可向人体传递辐射使人体受热,称为"正辐射";反之,当人体体表温度高于周围物体的表面温度时,人体可向周围物体辐射散热,称为"负辐射"。热辐射的强度以每分钟每平方厘米被照射表面接受多少焦耳的热量表示,单位为 $J/(cm^2 \cdot min)$。

生产环境中的气象条件除了随外环境气象条件改变而变动外,还受生产场所的生产设备、生产情况、热源多少与分布、生产场所建筑结构、通风设备等诸多因素影响。因此,生产环境气象条件具有多变性,即不同地区在不同季节的生产环境气象条件变异很大。即使在同一生产场所的同一工作日内,在不同时段、不同地点的气象条件都有可能存在明显差异。

高温作业是指在生产劳动过程中工作地点有高气温或强烈热辐射,或伴有高气湿的异常气象条件,且平均湿球黑球温度(wet-bulb globe temperature,WBGT)指数不低于 25 ℃ 的作业。生产性热源是指在生产过程中能散发热量的生产设备、中间产品或产品等。一般将热源散热量大于 $23 \ W/m^3$ 的车间称为"高温车间"。高温作业的类型如表 5-6 所示。

表 5-6 高温作业的类型及其气象特点

类型	作业	气象特点
干热作业	冶金行业:炼钢、炼焦、炼铁、轧钢 机械行业:铸造、锻造、热处理 玻璃、陶瓷、搪瓷、砖瓦等行业:炉窑车间 轮船和火力发电行业:锅炉间	气温高、热辐射强度大、相对湿度低
湿热作业	印染、缫丝、造纸行业 液体加热或蒸煮车间机械行业:酸洗、电镀	高气温、高气湿、热辐射强度不大
夏季露天作业	农业劳动、建筑、搬运、筑路	气温高、太阳热辐射强度大,可能存在二次热辐射(被加热的地面与物体)

(二)高温作业对机体的影响

1. 机体生理功能调节

高温作业时机体可出现一系列生理功能变化,主要表现为体温调节、水盐代谢以及循环系统、消化系统、神经系统和泌尿系统等的适应性调节。

(1)体温调节。人的体温调节中枢位于下丘脑的视前区,下丘脑前部有对温热刺激敏感的热敏神经元。当机体遇温热刺激后,该部位会发出让机体散热的信号,而遇冷刺激后则会发出相反的信号。正常人的体温之所以能维持在37 ℃左右,是因为恒温动物的体温都有一个固定的调定点,如体温偏离这个数值,机体可通过神经反馈系统使体温调节中枢对产热或散热活动加以调节,从而维持体温恒定。

高温作业者的体温调节受生产环境的气象条件和劳动强度的共同影响。在影响气象条件的诸多因素中,气温和热辐射起主要作用。前者以对流方式作用于体表,经血液循环使全身加热;后者不仅作用于体表,还可直接加热机体深部组织。体力劳动时,随劳动强度增加和时间延长,体内代谢产热也不断增加。高温环境中劳动者可因机体内、外环境的热负荷加重使人体获热增加,当获热使机体中心血液温度升高时,在中枢神经(下丘脑)调节下可反射性地引起散热反应,即出现皮肤血管扩张,大量血液流向体表,使皮肤温度上升,汗腺分泌活动增强,机体通过对流、热辐射和汗液蒸发途径散热,同时产热也会稍降低,从而维持机体产热与散热的动态平衡,以保持体温在正常范围内。当环境温度高于皮肤温度(一般以平均皮肤温度35 ℃为界)或热辐射强度很大时,人体的对流、热辐射散热受阻,机体主要散热途径仅为汗液蒸发。汗液蒸发散热会受到生产环境中气湿和气流的共同影响,若空气的相对湿度高、气流小,此途径的散热效率也会明显降低。机体在环境受热和体内产热明显超过散热时会出现热蓄积,当机体不能对热加以调节代偿时,可表现出体温上升,过高的体温势必会造成脑及其他重要器官的损伤,从而出现中暑等热相关疾病(heat-related illness)。一般认为,中心体温(通常用直肠温度表示)38 ℃是高温作业工人生理应激体温的上限值。机体与环境之间的热交互关系可用下面的热平衡公式表示:

$$S=M-E\pm R\pm C_1\pm C_2$$

式中,S(storage)为热蓄积的变化,M(metabolism)为代谢产热,E(evaporation)为蒸发散热,R(radiation)为经辐射的获热或散热,C_1(convection)为对流的获热或散热,C_2(conduction)为传导的获热或散热。人体与环境不断进行热交换可使中心体温保持在正常变动范围内。

患有慢性疾病(心脏病、高血压病等)、肥胖、循环功能不良、服用某些药物(抗神经病药物、抗帕金森病药物、镇静剂和利尿药)和饮酒等均会影响机体的体温调节功能。

(2)水盐代谢。出汗是处于高温环境中的机体的重要散热途径,但大量出汗造成的水、盐大量丢失可导致水和电解质紊乱,甚至引起热痉挛。机体出汗量取决于气温、气湿、热辐射和劳动强度,因此出汗量常作为高温作业者受热程度和劳动强度的综合指标。一般认为,一个工作日出汗量以6 L为生理最高限度。汗液的有效蒸发率主要取决于气湿和气流。在干热有风的环境下,汗液蒸发率可达80%以上,而在湿热风小的环境下则可降至50%以下。汗液中水分约占99%,固体成分不到1%。汗液的大部分固体成分为NaCl及少量KCl、尿素、水溶性维生素等。高温作业者大量出汗可造成盐的大量丢失,每日失盐量可达20～25 g,远多于正常人每天摄取的食盐量,故易出现体内缺盐。体内缺盐时尿中的盐含量明显减少,因此尿盐含量可作为判断体内是否缺盐的指标。在正常饮食条件下,从事轻体力劳动的人尿盐量为10～15 g/d,如果尿盐含量降至5 g/d以下就提示有缺盐的可能。

(3)循环系统。高温作业时,机体为增加散热而皮肤血管扩张,末梢循环血量增加;大量出汗使血液浓缩,血液黏稠度加大,且有效循环血量减少;为适应劳动需求,工作肌群也需足量的血液灌注。这些血液供求矛盾均可引起心跳加快,每分输出量加大,心肌负荷加重,久之可造成心脏代偿性肥大。高温作业时皮肤血管扩张,末梢阻力下降,血压降低,但热应激和体力劳动等引起的心血管活动增强又可使血压上升。高温作业时机体会出现收缩压升高而舒张压相对稳定,脉压加大。脉压加大是高温作业工人生理适应性的表现。如果高温作业工人劳动时心率已增加到最高值而机体蓄热仍在不断增加,机体将无法通过提高心排血量来维持血压,这可能会导致热衰竭的发生。

(4)消化系统。高温作业时,机体消化功能降低,主要表现为消化腺分泌功能减弱,消化酶活性降低,胃液酸度降低,胃肠道蠕动功能下降,吸收和排空速率减缓,唾液分泌明显减少,唾液淀粉酶活性降低;血液重新分配造成的消化道血供不足也会影响营养素的吸收。高温作业者大量饮水不仅会稀释胃酸,而且会加重消化道负担。受上述因素的共同影响,高温作业工人易出现消化不良、食欲缺乏、消化道疾病患病率上升等表现。

(5)神经系统。高温作业可使中枢神经系统的体温调节中枢兴奋性升高,其通过负诱导作用使中枢神经系统的运动区出现抑制,减弱肌肉活动而减少产热。此过程是机体的保护性反应,但其带来的肢体运动准确性、协调性和反应速率下降以及注意力难以集中易引发工伤事故。

(6)泌尿系统。高温作业时机体大量水分由汗腺排出,肾血流量和肾小球滤过率下降,加之抗利尿激素的分泌增加,经肾脏排出的尿液大量减少并浓缩。高温作业时肾排水量可由平时的 50%~70% 减少到 10%~15%,肾负荷加重可使尿中出现蛋白管型、红细胞管型,甚至可出现肾功能不全。

2. 热适应

热适应(heat acclimatization)是指人体在热环境中工作一段时间后对热负荷产生的适应反应。从事高温作业数周后,机体便会出现热适应反应,主要表现为体温调节能力增强,即从事同等强度的体力劳动时机体产热减少,出汗量增加;汗液蒸发率提高,皮肤温度和机体中心温度先后降低;心血管紧张性下降,表现为每搏输出量增加,心率降低,血压稳定;醛固酮分泌增加,肾小管和汗腺对 NaCl 的重吸收功能增强,汗液中无机盐成分减少;机体受热及热适应后细胞可诱导合成一组蛋白质即热休克蛋白(heat shock proteins,HSP),特别是分子量为 27 kD 的 HSP27 和分子量为 70 kD和 HSP70,这两种蛋白可保护机体细胞在一定范围内免受高温致死性损伤。

热适应是人体的一种耐受性表现,此耐受性具有一定的限度,超出此限度便可引起生理功能紊乱,甚至发生中暑。停止接触高温 1 周左右热适应便可消退,即脱适应(deacclimatization)。

(三)中暑

中暑是在高温环境下机体因热平衡和(或)水盐代谢紊乱等而引起的一种以中枢神经系统和(或)心血管系统障碍为主要表现的急性热相关疾病。气温高、气湿大、气流小、热辐射强、劳动强度大、劳动时间过长是中暑的主要致病因素,而过度疲劳、未产生热适应、睡眠不足、年老、体弱、肥胖和抗热休克蛋白抗体形成等都是其诱发因素。

1. 发病机制与临床表现

中暑属我国法定职业病,按发病机制可将其分为三种类型,即热射病(heat stroke)、热痉挛(heat cramp)和热衰竭(heat exhaustion),但这三者在临床上常难以严格区分,有时可表现为多种类型混合存在。

(1)热射病(含日射病,又称"中暑性高热")是人体在高温环境下散热途径受阻、体内蓄热、体温调节机制紊乱所致的疾病,多发生在强干热型或湿热型高温作业环境中。热射病的临床特点是起病急,在高温环境中突然发病,体温可在 10~15 min 内迅速升高,可达 40 ℃以上。

热射病的症状多样,多表现为体温急剧升高,早期大量出汗,继之皮肤红、热、干(无汗),脉搏急促有力,出现搏动性头痛、头晕、意识模糊,甚至出现意识丧失、抽搐等。如抢救不及时,患者可因循环、呼吸衰竭而死亡。即使及时抢救,病死率仍可达20%。

(2)热痉挛(中暑痉挛)是由于人体大量出汗造成钠、氯、钾等严重丢失,水和电解质平衡紊乱引起神经-肌肉产生自发性冲动而出现的肌痉挛,多发生在干热型高温作业环境中。热痉挛的临床特点是肌肉痉挛伴收缩痛,肌痉挛好发于活动较多的四肢肌肉及腹肌,尤以腓肠肌为多。痉挛常呈对称性,时而发作时而缓解,患者意识清楚,体温多正常。

(3)热衰竭(中暑虚脱)是一种较轻的热相关疾病,是机体对过度脱水及电解质丢失的一种反应。其发病也与心血管功能失代偿导致脑部暂时血供减少等有关。热衰竭多发生在高气温、强热辐射的生产环境中,其主要临床表现包括大量出汗、面色苍白、肌肉痉挛、疲劳、无力、头晕、头痛、恶心、呕吐和晕厥等。患者体温正常或稍高,一般不出现循环衰竭。老年、体弱、高血压患者等在炎热环境中易发生中暑虚脱。

夏季露天作业者皮肤可被日光灼伤,表现为皮肤变红,并伴有疼痛和灼热感,往往需要1周左右的时间才能愈合。

2.诊断根据

按照《职业性中暑诊断标准》(GBZ 41—2002),依据患者的高温作业史及体温升高、肌痉挛或晕厥等主要临床表现,排除其他临床表现类似的疾病,可作出诊断。

(1)中暑先兆:患者在高温环境工作一定时间后,出现头晕、头痛、口渴、多汗、全身疲乏、心悸、注意力不集中、动作不协调等症状,体温正常或略升高。

(2)轻度中暑:除中暑先兆的症状加重外,患者还会出现面色潮红、大量流汗、脉搏加快等表现,体温升高至38.5 ℃。

(3)重症中暑:出现热射病、热痉挛和热衰竭之一者或混合型患者可诊断为重症中暑。

3.中暑的治疗

(1)中暑先兆与轻度中暑:患者应立即脱离高温作业环境,到阴凉通风的地方休息,同时密切观察病情,给予含食盐饮料及对症处理,可选服仁丹、十滴水、解暑片、藿香正气水等。有循环衰竭倾向的,应给予葡萄糖生理盐水静滴。

(2)重症中暑:救治重症中暑的患者时,首先应就近采取措施给患者降温,同时向医疗机构电话求助。送医前急救措施包括:将中暑患者转移至阴凉处,用任何能够采取的措施给患者降温,如让其躺在装有冷水的浴缸中,或用冷水对其进行喷淋,如果环境湿度较低,也可用湿布包裹其身体后对其用力扇风;在持续采取降温措施的同时监测患者体温,直至其体温降至38.5～39 ℃;不要给患者大量饮水;尽可能争取专业医疗人员的救助;对于抽搐者要确保其不因抽搐造成其他伤害,不要在其嘴中放置任何物品,也不要喂水;如果患者呕吐,一定要让其侧卧以维持气道通畅。

重症中暑的医疗救治原则为迅速降低过高的体温,纠正水、电解质平衡紊乱及酸碱平衡失调,积极防治休克和脑水肿,具体来说有以下几点:

①物理降温:可用冷水浴或在头部、腋下及腹股沟等大血管区覆盖湿毛巾,再放置冰袋或用酒精擦身,并用电扇吹风等。物理降温宜与药物降温同时进行,否则易引起皮肤血管收缩和肌肉震颤,反而影响机体散热。

②药物降温:首选氯丙嗪,其药理作用主要为影响体温调节中枢,使产热减少,同时扩张周围血管,加速散热,并松弛肌肉,减少肌震颤,增强机体耐受缺氧的能力等。应用药物降温的同时应配合使用物理降温。

使用方法:氯丙嗪25～50 mg溶于500 mL生理盐水中静滴,视病情于1～2 h内滴注完毕。病情危重者可用氯丙嗪25 mg和异丙嗪25 mg溶于100～200 mL生理盐水中静滴,10～20 min滴注完毕。如2 h后体温没有下降,可按上述方法重复给药一次。在降温过程中,应加强护理,密切观察体温、血压和心脏等情况,如发现血压下降或肛温降至38 ℃左右,应停止给药。

③纠正水、电解质平衡紊乱:水和盐的补入量视病情而定。补液量24 h内控制在1000～

2000 mL，一般不超过 3000 mL。补液不宜过快，以免引发肺水肿和心功能不全。

④其他：适量补充维生素 C 和维生素 B_1，积极防治休克、脑水肿等。

（四）防暑降温措施

高温作业时，人体与环境的热交换和机体热平衡受气象条件和劳动代谢产热的共同影响。综合性防暑降温措施以控制机体热应激不超出生理范围（如直肠体温不超过38 ℃）为原则。

1. 技术措施

（1）合理设计工艺过程。科学合理地设计工艺流程，改进生产设备和操作方法，提高生产的机械化、自动化水平，减少工人接触高温作业的机会是防暑降温的根本措施，如在炼钢、轧钢、陶瓷、搪瓷等生产的进出料工艺中实行自动化生产等。

在工艺流程设计中应合理地布置热源，尽可能地将热源设置在车间外；利用热压为主的自然通风车间应尽可能地将热源布置在天窗下面；采用穿堂风为主的自然通风车间应尽量将热源布置在夏季主导风向的下风侧。工人操作岗位的设置应便于采取降温措施。

（2）隔热（heat isolation）。隔热是防暑降温的一项重要措施，是降低热辐射的有效方法，分热绝缘和热屏挡两类。热绝缘是采用石棉、草灰、硅藻土、玻璃纤维等导热系数小的阻燃材料将热源体外包裹，使热源通过对流和热辐射散发的热量减少。热屏挡是利用水或导水屏挡、石棉屏挡进行隔热，以有效地降低热辐射强度，如瀑布水幕、循环水炉门等。

（3）通风。通风分为以下几种：

①自然通风（natural ventilation）。自然通风是充分利用空气动力压（air dynamic pressure）和热压（heat pressure）差的综合作用使室内外空气进行交流换气。对于散热量大、热源分散的高温车间，每小时换气应达到 30 次以上。风压是指自然风力在生产厂房的迎风面形成的高于大气压的"正压"和厂房背风面出现的低于大气压的"负压"之间的气压差。风压越大，通风效果越好。热压是指车间内空气受热膨胀，其密度小于室外空气的密度而形成的压力差。热压愈大，自然通风愈好。为加强自然通风、防止气流出现逆风倒灌，应科学合理地设置车间的进、出风口以充分利用热压和风压。使自然通风发挥最大效能的通风方式称为"有组织的自然通风"。对于热源集中或单一的车间，可在热源上方设置排气罩，使受热的空气直接经排气管和风帽排出。排气罩口与热源距离愈小，散热效果愈佳。排气管应直、粗、光滑，风帽高出房顶。

②机械通风（mechanical ventilation）。在自然通风不能满足降温需求或生产上要求保持车间定温的情况下，可使用机械通风方式，如风扇等。

2. 保健措施

（1）供应含盐饮料和补充营养。高温作业者应大量饮水，饮水应采用适量、多次的方式，且不要等到有口渴感后再饮水。在高温环境中从事重体力劳动者每小时至少要喝 500～1000 mL 凉水。高温作业者不宜饮用含酒精或大量糖的饮料，饮料温度不宜高于 15 ℃，但也不宜饮用非常凉的冰水，因为大量饮用冰水有可能导致胃痉挛。在补充水的同时，应注意补充盐和其他矿物质，以预防水、电解质代谢紊乱。饮用含盐饮料是高温作业工人补充水分和盐的最佳方法，每日补入量应与出汗所丢失的水、盐量相等。一般每人每日应供水 3～5 L，盐 20 g 左右，若三餐膳食中已供盐 12～15 g，则饮料中只需补盐8～10 g。饮料含盐量以 0.1%～0.2% 为宜。对于 8 h 工作日内出汗量小于 4 L 者，不一定需要从饮料中补盐。高温作业者热能消耗较大，故热能供给应较一般作业人员增加 40%，蛋白质供给以增加到占总热能的 14%～15% 为宜。应适量补充水溶性维生素等。

（2）个人防护。高温作业者的工作服应用耐热、导热系数小而透气性好的织物制成，工作服宜宽大而不影响操作。在热辐射强的环境中工作时，应穿白帆布或铝箔制的工作服。按不同作业要求，可佩戴工作帽、防护眼镜、手套、面罩、鞋盖、护腿等个人防护用品。夏季露天作业应尽量选择轻便、色浅且松紧适宜的服装，戴宽檐帽以预防日光灼伤皮肤，也可在工作前 30 min 涂抹防晒霜。

(3)预防保健。应加强对高温作业工人的上岗前和入暑前的健康检查,凡有心血管系统器质性疾病、持久性高血压、中枢神经系统器质性疾病,明显呼吸系统、消化系统、内分泌系统以及肝、肾疾病者均不宜从事高温作业。在高温季节,要做好现场巡回医疗保健工作,大力开展防暑降温、健康宣教活动。

3.组织措施

(1)认真贯彻执行国家有关防暑降温的法规和劳动卫生标准。我国现行的《工作场所有害因素职业接触限值 第 2 部分 物理因素》(GBZ 2.2—2007)、《工业企业设计卫生标准》(GBZ 1—2010)对车间作业地点夏季空气温度进行了限定,需根据本地区室外通风设计温度来确定的车间室内外温差(见表 5-7),还要考虑接触时间率和劳动强度。本地区室外通风设计温度是指近 10 年来本地区气象台正式记录每年最热月的每日 13～14 时的气温平均值。接触时间率是指劳动者在 1 个工作日内实际接触高温作业的累计时间与 8 h 的比率。接触时间率为 100% 者,体力劳动强度为 Ⅳ 级,WBGT 指数限值为 25 ℃。劳动强度分级每下降一级,WBGT 指数限值增加 1～2 ℃;接触时间率每减少 25%,WBGT 指数限值增加 1～2 ℃。

工艺上以湿度为主要要求的空气调节车间,空气温、湿度卫生要求为:当相对湿度为 55%、65%、75%、85% 和超过 85% 时,气温值分别不得超过 30 ℃、29 ℃、28 ℃、27 ℃ 和 26 ℃。

表 5-7　　　　　　　　　　　　生产车间内工作地点夏季气温标准

本地区室外通风 设计温度(℃)	工作地点与室外 温差(℃)	本地区室外通风 设计温度(℃)	工作地点与室外 温差(℃)
≤22	<10	27	<5
23	<9	28	<4
24	<8	29～32	<3
25	<7	≥33	<2
26	<6		

(2)制定合理的劳动休息制度。根据当地气候特点,应适当调整夏季高温作业劳动和休息制度。夏季高温季节应增加休息次数,延长工休,特别是午休时间等,并尽可能缩短劳动持续时间。当作业地点气温超过 37 ℃ 时,除采取局部降温和综合性防暑措施外,尤为重要的是减少作业时间。在高温作业车间应设工间休息室,且休息室内气温不得高于室外气温;如设有空调休息室,其室内气温应在 25～27 ℃。

二、振动

生产环境中振动和噪声多同时产生,当生产设备或工具产生振动时,所产生的振动能量通过空气传到人耳中就转换为声能,感觉为噪声。

(一)振动的基本概念和参数

1.振动
一个质点或物体在外力作用下沿直线或弧线围绕一平衡位置的来回往复运动就称为"振动"(vibration)。

2.振幅
振动物体离开平衡位置的最大距离称为"振幅",其大小多以厘米(cm)表示。

3.频率
单位时间内完成的振动次数称为"频率",单位为赫兹(Hz)。人体皮肤及肢体的振动感受器可感觉 1～1000 Hz 的振动。人体对不同频率振动的感觉阈存在较大差异。

4.加速度

振动物体在单位时间内运动速度的变化值称为"加速度",单位为米/二次方秒(m/s^2)。

振动源产生的振动参数受许多因素影响,即使是同一振动源,其振动参数也可随生产性质、操作用力的大小和作业方式不同而发生变动。

（二）生产性振动的分类和主要接触机会

生产性振动按其作用于人体的部位和传导方式,可分为局部振动(segmental vibration)和全身性振动(whole body vibration)。

局部振动又称"手传振动",是指手部接触振动源后振动通过手臂传导至全身。常见的接触机会有:①使用风动工具(如凿岩机、风铲、铆钉机、气锤、捣固机)作业;②使用电动工具(如电锯、电钻、电刨、砂轮机等)作业;③使用油锯、抛光机等高速转动工具作业。

全身振动是指人体足部或臀部接触到的工作地点或坐椅的振动,振动通过下肢或躯干传导到全身,常见的接触机会如驾驶汽车、拖拉机、收割机、火车、船舶等交通工具,以及对钻井平台、混凝土搅拌台、振动筛操作台等的操作。

某些作业,如驾驶手扶拖拉机等可同时接触局部振动和全身振动。

（三）振动对人体的危害

1.局部振动

局部振动可对人体的神经系统、心血管系统、骨骼肌肉系统、听觉器官、免疫系统和内分泌系统等产生多方面的不良影响。

局部振动可引起中枢和周围神经功能障碍,常以上肢手臂周围神经功能障碍为主,表现为多发性周围神经炎,如皮肤感觉迟钝、振动觉和痛觉减退、神经传导速率减慢、反应潜伏期延长等。局部振动还可导致自主神经紊乱,表现为血压心律不稳、手多汗等。高频率、小振幅振动可引起血管收缩和血压上升,低频率、大振幅振动则可使血管扩张和血压下降。接触振动时心电图可出现心动过缓、窦性心律不齐、T波低平、房室传导阻滞等表现。局部振动还可以引起末梢循环功能改变,表现为皮肤温度降低、冷水负荷试验时皮温恢复时间延长,甚至有典型的雷诺现象(Raynaud's phenomenon)。40～300 Hz 的振动可引起末梢毛细血管形态和张力发生改变,指端甲襞毛细血管检查可显示管襻数量减少、口径变细、异形管襻增多,肌肉骨骼系统可出现手部肌肉萎缩(以鱼际肌和指间肌多见),手握力和手指捏合力下降。40 Hz 以下的大振幅冲击性振动可引起骨和关节改变,以指骨、掌骨、腕骨和肘关节损伤为多见,主要表现为脱钙、囊样变、骨皮质增生、骨岛形成、无菌性骨坏死及骨关节变形等。此外,振动和噪声共存时可加重噪声对听力的损害。

局部振动病(segmental vibration disease)又称"手臂振动病",属我国法定职业病,是长期从事手传振动作业所引起的以手部末梢循环和(或)手臂神经功能障碍为主的疾病。该病可引起手臂骨关节-肌肉的损伤,振动性白指(vibration-induced white finger,vwF)是其典型临床表现,也是诊断局部振动病的重要依据。振动性白指的发作具有一过性和时相性特点,一般是在受冷后患指出现麻、胀、痛,并由灰白色变为苍白色,由远端向近端发展,界限分明,可持续数分钟至数十分钟,再逐渐由苍白色变潮红色,直至恢复正常。白指常见的部位是食指、中指和无名指的远端指节,严重者可累及近端指节,以至于全手指变白。

根据我国的《职业性手臂振动病诊断标准》(GBZ 7—2014),依据长期从事手传振动作业的职业史和主要临床表现,结合末梢循环功能和周围神经功能检查进行综合分析,排除其他疾病,可对局部振动病作出诊断。

(1)局部振动病的诊断:有长期从事手传振动作业职业史,具有手部疼痛、麻木发冷、僵硬、发胀、无力、多汗、关节疼痛等局部症状,并具有下列情况之一者:①手部冷水浸泡后复温时间延长或复温率降低;②手部振动觉和手指痛觉减退。

(2)轻度手臂振动病的诊断:除上述症状外,还出现下列症状之一者:①白指发作累及手指的指尖部位,未超出远端指节的范围,遇冷时偶然发作;②手部痛觉、振动觉明显减退或手指关节肿胀变形,经神经-肌电图检查出现神经传导速率减慢或远端潜伏时延长。

(3)具有下列表现之一者可诊断为中度手臂振动病:①白指发作累及手指的远端指节和中间指节(偶见近端指节),常在冬季发作;②手部肌肉轻度萎缩,神经-肌电图检查出现神经源性损害。

(4)具有下列表现之一者可诊断为重度手臂振动病:①白指发作累及3个及3个以上手指的所有指节,甚至累及全手,经常发作,严重者可出现指端坏疽;②手部肌肉明显萎缩或出现"鹰爪样"手部畸形,严重影响手部功能。

手臂振动病目前尚无特效疗法,可采用扩张血管及营养神经的药物、具活血通络作用的中药、物理疗法、运动治疗等方法进行综合治疗。确诊为手臂振动病者应调离手传振动作业岗位。

2.全身振动

全身振动一般为低频率大振幅振动。适宜的全身振动非但无害,还有益于健康。但在生产过程中,工人接触的全身振动强度大、时间长,可对多器官、多系统产生不良影响。

人体接触全身振动存在最敏感的频率范围,垂直方向的振动(与人体长轴平行)为4～8 Hz,水平方向的振动(垂直于人体长轴)为1～2 Hz。强烈的全身振动可引起机体不适,甚至难以忍受。大强度的剧烈全身振动可引起内脏位移,甚至造成机械性损伤。1～15 Hz,2.94 m/s² 的垂直振动可致呼吸量增加,呼吸频率加快,甚至引起低碳酸血症。全身振动还可使交感神经处于紧张状态,出现血压升高、心率加快、心排血量减少、心电图异常改变等。全身振动可抑制胃肠蠕动和胃酸分泌,产生上腹饱满、胀痛等胃肠道症状。坐姿接触全身振动(如驾驶拖拉机)者发生脊柱肌肉劳损和椎骨退行性变、椎间盘脱出症等的概率较高。女性接触全身振动者可出现经期延长、经量过多和痛经,以及子宫下垂、流产及异常分娩率上升。全身振动可引起姿势平衡和空间定向障碍,外界物体不能在视网膜上形成稳定的图像,出现视物模糊、视觉分辨力下降、动作准确性降低。全身振动还可导致注意力不集中等神经系统反应,影响工作效率,甚至引发工伤事故。

低频率、大振幅的全身振动,如车、船、飞机等交通工具的振动可引起运动病(motion sickness),亦称"晕动病",该病系由不同方向的振动加速度反复过度刺激前庭器官所引起的一系列急性反应症状。患者先是出现疲劳、出冷汗、面色苍白等,继之出现眩晕、恶心、呕吐,甚至血压下降、视物模糊,频繁呕吐还可引起水、电解质紊乱。少数严重反应者可出现休克。

(四)影响振动危害的因素

1.频率与振幅

大振幅、低频率(20 Hz 以下)的全身振动主要作用于前庭,并可引起内脏位移;低频率、大强度的局部振动主要引起手臂骨-关节系统的损坏;40～300 Hz 的振动对外周血管、神经功能的损害明显;300 Hz 以上的高频振动对外周血管的作用弱一些,对神经功能的影响较大;而1000 Hz 以上的振动难以被人体主观感受到。同一频率的振动振幅越大,对机体的危害也越大。

2.加速度

振动的加速度越大,对人体的危害越大。

3.接触振动时间

每日接触振动的时间和接触振动工龄均为影响振动危害性的重要因素。接振时间越长,职业性健康损害的检出率越高,病情也越严重。

4.体位和操作方式

人体对振动的敏感程度与体位有关。就全身振动而言,立姿对垂直振动较敏感,卧姿对水平振动较敏感。用肩、腹和下肢紧贴振动物体的操作会使身体自然缓冲振动传导的作用降低,加大振动的危害性。工具的重量和被加工物体的硬度通过影响操作体位和肢体紧张度而影响振动的危害性大小。

5.环境条件

寒冷季节或寒冷的工作环境可增加手臂振动病的发生率。寒冷是手臂振动病发病的重要致病条件之一。全身和局部受冷均可诱发振动性白指。

（五）控制振动危害的措施

控制振动危害的措施主要包括消除和减低振动的技术措施、个体防护措施、预防保健及组织措施等。

1.消除或减低振动源的振动

通过工艺改革消除或减轻振动源的振动是控制振动危害的根本措施,如用水爆清砂代替风铲清砂,用液压、焊接工艺代替锻压、铆接工艺等。

2.加强个体防护

如佩戴双层衬垫或泡沫塑料衬垫手套以减轻振动并加强保暖。在工作间隙用 40～60 ℃的热水浸手有助于预防振动性白指。

3.预防保健及组织措施

（1）加强上岗前和在岗期间的健康检查,发现职业禁忌证和早期发现健康损害。

（2）对接触振动的工人加强保暖措施,车间气温应不低于 16 ℃。

（3）限制接触振动的强度和时间,按《工作场所有害因素职业接触限值 第 2 部分 物理因素》（GBZ 2.2—2007）的要求,手传振动 4 h 等能量频率计权振动加速度限值为 5 m/s²,在日接振时间不足或超过 4 h 时应将其换算为相当于接振 4 h 的频率计权振动加速度值。

三、噪声

（一）噪声的基本概念和参数

1.声音与噪声

振动物体的振动能量在弹性介质中以波的形式向外传播,传到人耳引起的音响感觉就是声音（sound）,此类振动波称为"声波"。声波频率在 20～20000 Hz 范围内称为"声频",低于 20 Hz 的为次声,高于 20000 Hz 的为超声。

振动源周期性振动所产生的声音为乐声,无规则、非周期性振动所产生的声音为噪声（noise）。从卫生学的角度来讲,凡是使人感到厌烦或不需要的声音都是噪声。生产过程中产生的噪声称为"生产性噪声"。

2.声压级、响度级

声波的能量强度有两种度量单位,即声强和声压。单位时间内通过垂直于传播方向单位面积内声波的能量称声强,用字母 I 表示,单位为瓦/平方米（W/m²）。声波在空气介质中传播时可使空气产生疏密变化,这种由于声波的传播而对空气介质产生的压力称为"声压",用字母 p 表示,单位为帕（Pa）,1 Pa＝1 N/m²。

人耳对声音强弱的主观感觉量称为"响度"。响度的大小与声波能量强弱和频率高低有关。对于正常人耳来说,刚能引起音响感觉的声波能量强度（声压或声强）称为"听阈"。声波能量强度增大至人耳开始产生疼痛感觉的值称为"痛阈"。1000 Hz 纯音的听阈声压为 2×10^{-5} Pa,痛阈为20 Pa。

为便于计算和测量,人们使用对数级来表示声音强度的大小,即声压级（L_p）或声强级,单位为

分贝(dB),其计算公式为:

$$L_p = 20\log(p/p_0)$$

式中,L_p 为声压级,单位是分贝(dB);p 为被测声压;p_0 为基准声压,即 1000 Hz 纯音听阈声压。从公式中可以看出,听阈和痛阈之间的声压级相差 120 dB。普通谈话声压级为 60~70 dB,载重卡车行驶的声压级为 80~90 dB。常见声音的声压级如表 5-8 所示。

表 5-8 　　　　　　　　　　　　　　　**常见声音的声压级**

声音	声压级(dB)	感觉
微风吹动树叶沙沙声	10	极静
耳语	20	
静夜	30	安静
室内一般说话声	50	
大声说话	70	较吵闹
嘈杂的闹市	90	很吵闹
电锯/鞭炮声	110	
响雷/摇滚乐	120	鼓膜震痛
螺旋桨飞机起飞	130	
喷气式飞机起飞/救护车警报声	140	无法忍受
火箭、导弹发射	150	

由于能量强度相同而频率不同的声波在人耳产生的音响感觉存在差异,为了使不同频率的声音产生的音响感觉能互相比较,人们以 1000 Hz 的标准声产生的音响感觉为基准,与之产生同样音响感觉声音的响度均以此标准音的声压级表示,称为"响度级",其单位为"方"(phon)。如频率为 300 Hz,强度为 40 dB 的声音,其响度与 1000 Hz 标准音的 30 dB 声音相同,则前者的响度级为30 方。响度级可由等响曲线图(见图 5-1)中查得。从等响曲线也可看出,人耳对高频,特别是 2000~5000 Hz 的声音较敏感,对低频声音不敏感。

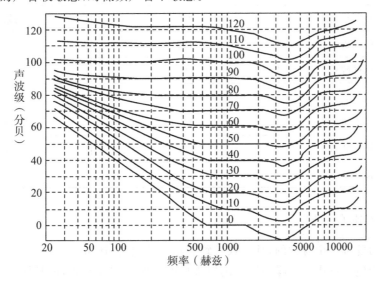

图 5-1 等响曲线图

3．声级

为准确地评价噪声对人体的影响，人们在测量噪声的声级计中设置了几种滤波器，即根据人耳的感音特性，模拟 40 方、70 方、100 方的等响曲线设计了 A、B、C 三种频率计权网络。A 网络的特点是对低频音有较大衰减，对高频音不衰减，符合人耳的感音特性，而 C 网络对所有频率的声音几乎都不衰减。经频率计权网络滤波后所测得的声压级称为"声级"，分别用 dB(A)、dB(B)、dB(C)来表示，其中 A 声级是由国际标准化组织(international standardization organization，ISO)推荐的用作噪声卫生学评价的指标，C 声级可作为总声级。

（二）生产性噪声的分类及主要接触机会

生产性噪声按其来源可分为机械性噪声、流体动力性噪声和电磁性噪声。机械性噪声是由于机械的撞击、摩擦、转动等产生的噪声，如织布机、球磨机、冲压机等发出的声音；流体动力性噪声是指由于气体压力或体积突然变化或流体流动所产生的声音，如空压机、汽笛等产生的声音；电磁性噪声是指由于电机交变力相互作用而产生的声音，如电动机、变压器发出的声音。

根据噪声强度随时间而出现的变化，生产性噪声可分为连续声和间断声。连续声按其声级波动是否大于 3 dB(A)，又可分为稳态声和非稳态声。对于稳态声，可根据其频率组成特性分为低频(300 Hz 以下)、中频(300～800 Hz)和高频(800 Hz 以上)噪声。在间断声中，声音持续时间小于 0.5 s，间隔时间大于 1 s，声压级变化大于 40 dB 者称为"脉冲噪声"。生产性噪声多由频率各异且各频段声波强度各不相同的声音混合而成。不同的生产性噪声具有各自特殊的频谱，其中以宽频带、中高频噪声为多见，如表 5-9 所示。

在工农业生产中，接触噪声的职业种类很多，主要集中在机械制造、矿山、建筑、建材、纺织、交通运输等行业，就我国职业性接触噪声的强度和接触人数而言，以使用风动工具和纺织机械工种为甚。

表 5-9　　　　　　　　　　　　　　　某些噪声源的声级和频谱特性

噪声源	A 声级(dB)	频谱特性
针织机、挤塑机	80	高频、宽带
机床、制砖机	85	高频、宽带
梳棉、并条机、空压机、轧钢机	90	中高频、宽带
细纱机、轮转印刷机	95	高频、宽带
织毛机、鼓风机	100	高频
有梭织布机、破碎机	105	高频
电锯、喷砂机	110	高频
振动筛、捣固机	115	高频、宽带
球磨机、加压制砖机	120	高频
风铲、铆钉机、锅炉排汽放空	130	高频

（三）噪声对人体的危害

噪声对人体的危害是全身性的，其不仅可致听觉系统损伤，还可对心血管系统、神经系统及全身其他组织器官产生不良影响。噪声所致的损害早期多属生理性变化，但长期接触较强噪声可引起机体组织器官发生病理性改变。

1.听觉系统损害

短时间暴露于强烈噪声中会使听觉器官的敏感性下降,听阈可上升10～15 dB,脱离噪声环境后数分钟内可恢复正常,这种现象称为"听觉适应"(auditory adaptation)。听觉适应是一种生理保护现象。较长时间暴露于强噪声中听力可出现明显下降,听阈上升超过15～30 dB者脱离噪声环境后需数小时甚至数十小时听力才能恢复,此现象称为"听觉疲劳"(auditory fatigue)。上述听阈提高属生理性疲劳,也称为"暂时性听阈位移"(temporary threshold shift,TTS)。随着接触噪声时间的延长,会出现在前一次接触噪声引起的听力改变尚未完全恢复前便再次接触噪声的情况,导致听觉疲劳逐渐加重,听力改变不能恢复,而成为永久性的听阈位移(permanent threshold shift,PTS)。PTS属不可逆的病理性改变。根据听力受损程度,PTS可分为听力损失(hearing loss,HL)和噪声性耳聋(noise-induced deafness)。噪声性耳聋是指在工作过程中,由于长期接触噪声而发生的一种进行性感音性听觉损伤,属于我国的法定职业病。

噪声所致的PTS早期常表现为高频听力下降,听力曲线在3000～6000 Hz,尤其常在4000 Hz处出现"V"形凹陷,如图5-2所示。随着接触噪声时间的延长,耳蜗病理性损伤加重,高频段听力下降明显,同时语言频段(500～2000 Hz)听力也会受到影响,甚至出现噪声性耳聋。

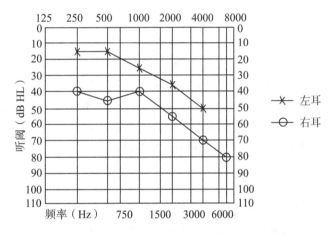

图 5-2　噪声性听力损伤(听力曲线)

听力曲线在3000～6000 Hz出现高频听力下降是噪声引起听觉系统损伤的早期特征性改变,其发生原因可能有以下这些:①耳蜗感受高频音的耳蜗基底部毛细胞较少,代偿能力较差;②3000～4000 Hz的声波能在外耳道产生共振;③耳蜗基底部在感受高频段处有一狭窄部,该部受耳蜗内淋巴液行波的冲击力较大,且血供较差。

噪声导致的耳蜗病变进展可分为以下几个阶段:①听阈开始出现上移,螺旋器无形态学改变;②螺旋器的毛细胞出现退行性变化及萎缩等病变;③内外毛细胞均完全萎缩、消失,支持细胞也出现萎缩;④螺旋器全部萎缩、消失,仅残留基底膜和被覆其上面的一层上皮细胞。

噪声损伤听觉系统的机制较复杂,目前尚不十分清楚。国内外学者提出了很多学说,大致可归纳为机械性损伤和代谢性损伤两类,且两者之间存在相互关联。有学者认为,耳蜗在感音过程中,介于内、外淋巴液间的基底膜上的螺旋器随声波而上下振动,使螺旋器中毛细胞上的静纤毛的顶端与盖膜间发生摩擦或牵拉,于是声波能量被转变成电生理信号。在此过程中,特别是强噪声的刺激过程中,毛细胞纤毛容易受到机械损伤。还有学者认为,毛细胞把声能转换成电生理信号的过程以及毛细胞修复和代谢均需要消耗氧、葡萄糖、维生素等,强噪声可引起耳蜗末梢血管痉挛,造成血供障碍,从而使毛细胞受到代谢性损伤。

急性听力损伤亦称"爆震性耳聋"(explosive deafness),是强烈的爆炸所产生的振动波造成的听觉器官急性损伤,可引起听力丧失。发生强烈爆炸时,听觉器官在强大的声压和冲击波气压的作用下可出现鼓膜破裂、听骨链断裂或错位、内耳组织出血及螺旋器毛细胞损伤等。患者出现耳鸣、耳痛、眩晕、恶心、呕吐、听力严重障碍或完全丧失。轻症患者可部分或大部分恢复,重症患者则会永久性耳聋。

我国的《职业性噪声聋诊断标准》(GBZ 49—2014)适用于长期接触职业噪声所致听力下降的诊断及处理,不适用于生产过程中因压力容器、反应釜等爆炸导致的爆震性耳聋的诊断及处理。该标准规定:根据明确的职业噪声接触史,有自觉的听力损失或耳鸣的症状,纯音测听为感音性聋,结合历年职业健康检查资料和现场卫生学调查,并排除其他原因所致听觉损害后方可诊断。双耳高频(3000 Hz、4000 Hz、6000 Hz)平均听阈不低于 40 dB(HL)者可诊断为观察对象。连续噪声作业工龄 3 年以上,纯音测听为感音神经性聋,听力损失呈高频下降者,可根据较好耳的语频(500 Hz、1000 Hz、2000 Hz)平均听阈作出诊断分级:26~40 dB(HL)为轻度噪声聋,41~55 dB(HL)为中度噪声聋,56 dB(HL)以上为重度噪声聋。平均听阈的计算公式如下:

$$单耳平均听阈 = \frac{HL_{500\ Hz} + HL_{1000\ Hz} + HL_{2000\ Hz}}{3}$$

$$双耳平均听阈 = \frac{较好耳平均听阈(dB) \times 4 + 较差耳平均听阈(dB) \times 1}{5}$$

噪声所致的噪声聋属于法定职业病,目前尚无有效治疗方法。观察对象不需调离噪声工作场所,但同时患有耳鸣者例外。轻度、中度及重度噪声聋患者均应调离噪声作业场所,需进行劳动能力鉴定者应按《劳动能力鉴定职工工伤与职业病致残等级》(GB/T 16180)处理。重度噪声聋患者应佩戴助听器。对噪声敏感者(即上岗前体检听力正常,在噪声环境下作业 1 年,高频段 3000 Hz、4000 Hz、6000 Hz 任一频率,任一耳达 65 dB)应调离噪声工作场所。对急性听力损伤者应及时给予促进内耳血液循环和改善营养及代谢状况的药物,有鼓膜、中耳、内耳外伤的应防止感染,并及时对症治疗。

2.听觉外系统不良影响

噪声引起的非听觉器官不良影响包括:头痛、头晕、心悸、睡眠障碍、全身乏力、记忆力减退和情绪不稳等;心率加快或减慢,血压不稳(长期接触噪声者以血压升高为多见)以及心电图 ST 段或 T 波缺血性改变;胃肠功能紊乱,食欲缺乏,胃紧张度降低,胃蠕动减慢,胃液分泌减少等;肾上腺皮质功能改变,免疫功能降低,脂质代谢紊乱以及女性性功能紊乱等。

噪声还可影响工作效率,当环境噪声达 65 dB 以上时可干扰普通谈话,达 90 dB 时大声叫喊也不易听见。在噪声环境下工作,人的注意力不易集中,易反应迟钝且烦躁,对工作效率尤其是脑力劳动工作效率影响较大。在某些作业场所,噪声还可掩盖各种信号,易引发工伤事故。

(四)影响噪声危害的因素

1.噪声强度和频谱特性

噪声强度愈大,对人体危害也愈大。职业流行病学研究资料表明,随着接触噪声强度的增大,工人耳鸣、耳聋等检出率随之升高。通常情况下,80 dB 以下的噪声所致的听力损失检出率较低,90 dB 以上时则听力损失检出率逐渐升高,140 dB 的强噪声短期内即可造成永久性听力丧失。高频噪声的危害通常较低频大。

2.接触工龄和每天接触时间

噪声强度一定时,噪声性耳聋的检出率会随工龄的延长而升高。噪声强度愈大,工人出现听力损失的时间愈短。有的工作环境噪声强度并不太大,如80~85 dB,但接触时间很长,也可使部分工人出现听力损失。缩短每天的接触时间有利于听觉疲劳的恢复。

3.噪声性质和频率

经常发生变化的噪声比稳定噪声的危害大。接触脉冲噪声的工人无论噪声性耳聋、高血压还是中枢神经系统调节功能失调等的检出率均显著高于接触稳态噪声的人群。

4.个体敏感性与个体防护

对噪声敏感和机体健康状态不佳,特别是有耳病者会加重受噪声的伤害程度。佩戴防噪声耳塞或耳罩可减轻或延缓噪声性听力损伤的发生。

(五)控制噪声危害的措施

控制噪声危害的措施包括控制噪声源,控制噪声传播,加强个体防护和落实预防保健措施。

1.控制噪声源

通过技术手段改革工艺过程和生产设备,控制和消除噪声源是防治噪声危害的根本措施,如采用无声的液压代替噪声高的锻压,加强设备维护检修,减少其运行中部件的撞击和摩擦,减低振动等。

2.控制噪声传播

(1)隔声:用一定的材料和装置将噪声源封闭或将工人经常操作的地点(如球磨机操作控制台)封闭成一个较小的隔声空间,如用隔声罩、隔声墙、隔声门窗等。隔声效果是否优良与隔声结构的严密性及其是否发生共振等有关。

(2)消声:此方法是控制流体动力性噪声的主要措施,如在风道、排气管口等部位安装各种消声器以降低噪声。

(3)吸声:此方法是用吸声的多孔材料装饰车间内表面,或在工作场所内悬挂吸声体,吸收辐射和反射的声能,以降低工作环境的噪声强度。

3.加强个体防护

当生产环境噪声暂时得不到有效控制或需要在特殊高噪声环境下工作时,合理使用防噪声耳塞、耳罩等个人防护用品是保护听觉器官的一项有效措施。用橡胶或软塑料等材料制成的耳塞隔声效果可达 20～30 dB,尤其对高频噪声效果显著。耳罩的隔声效果优于耳塞,隔声可达 30～40 dB,但其佩戴没有耳塞方便,且成本较高。

4.预防保健措施

预防保健措施的重点是加强对接触噪声工人的健康监护,在上岗前体检中被检出患有听觉器官疾病、中枢神经系统器质性疾病、心血管系统器质性疾病或自主神经功能失调者不宜从事强噪声作业。工人在岗期间要定期进行以听力检查为重点的健康检查,以及时发现高频听力损失者。对听力下降显著者,尤其是对噪声敏感者,应及时调离强噪声作业岗位。

此外,还要制定合理的作息时间,如在工作日内穿插一定的休息时间。对生产环境噪声强度超过卫生标准的,应视具体强度的大小限制工作时间。要严格执行《工作场所有害因素职业接触限值 第 2 部分 物理因素》(GBZ 2.2.2007)的规定,即每周工作 5 天,每天工作 8 h,稳态噪声限值为 85 dB(A),非稳态噪声等效声级的限值为 85 dB(A);如每周工作 5 天,每天工作时间不是 8 h,需计算 8 h 的等效声级;如每周工作日不是 5 天,需计算 40 h 的等效声级,其接触限值均为 85 dB(A)。在脉冲噪声作业场所,如工作日接触脉冲噪声次数分别为100 次以下、100～1000 次、1000～10000 次,则其声压级峰值限值分别为 140 dB(A)、130 dB(A)、120 dB(A)。

四、非电离辐射和电离辐射

非电离辐射与电离辐射均属于电磁辐射。电磁辐射以电磁波的形式在空间向四周辐射传播,它具有波的一切特性,其波长(λ)、频率(f)和传播速率(c)之间的关系为 $\lambda = c/f$。电磁辐射在介质中的波动频率以"赫兹"(Hz)为单位,简称"赫",常用单位有千赫(kHz)、兆赫(MHz)和吉赫(GHz),其关系为 1 kHz＝1000 Hz,1 MHz＝1000 kHz,1 GHz＝1000 MHz。

波长短、频率高、辐射能量大的电磁辐射生物学作用强,反之生物学作用弱。当量子能量水平达到 12 eV 以上时,对生物体有电离作用,会导致机体严重损伤,这类电磁辐射称为"电离辐射"(ionizing radiation),如 X 射线、γ 射线、宇宙射线等。α 粒子、β 粒子、中子、质子等属于电离辐射中的粒子辐射。量子能量小于 12 eV 的电磁辐射不足以引起生物体电离,称为"非电离辐射"(non-ionizing radiation),如紫外线、可见光、红外线、射频及激光等。紫外线的量子能量介于非电离辐射与电离辐射之间。

(一)非电离辐射

1.射频辐射

射频辐射(radiofrequency radiation)是指频率为 100 kHz～300 GHz 的电磁辐射,也称"无线电波",包括高频电磁场和微波,是电磁辐射中量子能量较小、波长较长的频段,波长范围为 1 mm～3 km,如表 5-10 所示。

表 5-10   射频辐射波谱的划分

波段频谱	高频电磁场				微波		
	长波低频(LF)	中波中频(MF)	短波低频(HF)	超短波甚高频(VHF)	分米波特高频(UHF)	厘米波超高频(SHF)	毫米波极高频(EHF)
波长	3 km～	1～3 km	100 m～1 km	10～100 m	1～10 m	10 cm～1 m	1～10 mm
频率	30 kHz～	300 kHz～3 MHz	3～30 MHz	30～300 MHz	300 MHz～3 GHz	3～30 GHz	30～300 GHz

射频辐射的辐射区域可相对地划分为近区场(near-field)和远区场(far-field)。离开辐射源 $2D^2/\lambda$(D 为辐射源口径,λ 为波长)的距离为两区场的分界。近区场以 $\lambda/2\pi$ 为界,又分为感应场和辐射场。距离小于 $\lambda/2\pi$ 的区域为感应场,大于 $\lambda/2\pi$ 的区域为辐射场。在感应近区场,电场和磁场强度不成一定比例关系,所以需分别测定电场强度(单位:V/m)和磁场强度(单位:A/m)。

(1)高频电磁场。我国的民用交流电频率为 50 Hz,在其导线周围存在交变的电场和磁场。当交流电的频率经高频振荡电路提高到 10 kHz 以上时,电场和磁场就能以波的形式向周围空间发射传播,称为"电磁波"。频率为 100 kHz～300 MHz 的电磁场称为"高频电磁场",其接触机会主要见于:①高频感应加热,如表面淬火、金属熔炼、热轧工艺、钢管焊接等,使用频率为 300 kHz～3 MHz;②高频介质加热,如塑料热合、高频胶合、木材与电木粉加热、粮食干燥与种子处理,纸张、布匹、皮革、棉纱及木材烘干,橡胶硫化等,使用频率为 1～100 MHz。

生物体组织接受一定强度的射频辐射并达到一定时间后,会使照射局部或全身的体温升高,这就是高频电磁场的热效应。但在实际工作中,有时并不能测出人体局部温度的上升,但工人仍有一系列主观诉述,也能见到客观体征,人们把这种不足以引起人体产热而致的健康影响称为"非热效应"。

高频电磁场对人体健康的影响主要表现为轻重不一的类神经症。通常,在强场源附近工作的人员多主诉有全身无力、易疲劳、头晕、头痛、胸闷、心悸、睡眠不佳、多梦、记忆力减退、多汗、脱发和肢体酸痛等。女工人常有月经周期紊乱,以年轻者为主;少数男工人性功能减退。体格检查可见除部分工人有自主神经系统功能紊乱的征象外,很难有其他明确、特殊的客观体征。个别接触场强较大的工作人员心电图检查可显示窦性心动过缓或窦性心律不齐。检查所发现的阳性体征多无特异性。

对于上述症状的治疗,一般对症处理就可收到良好的效果。脱离接触收效更明显。如症状诉述较多,出现萎靡不振或虚弱,或有较明显的自主神经系统紊乱体征,建议脱离接触高频电磁场。主要的防护措施有场源屏蔽、距离防护、合理布局等。我国《工作场所有害因素职业接触限值 第2部分 物理因素》(GBZ 2.2—2007)规定,作业场所超高频辐射8 h/d接触的容许限值为:连续波0.05 mW/cm²(14 V/m),脉冲波0.025 mW/cm²(10 V/m)。

(2)微波。人们通常把波长为1 mm～1 m的电磁波称为"微波"。微波也属非电离辐射,其电磁能量以波的形式向四周空间辐射,人体受到的是辐射波能的作用。微波的强度常用功率密度表示,其单位为毫瓦/平方厘米(mW/cm²)或微瓦/平方厘米(μW/cm²)。

微波广泛应用于导航、测距、雷达探测和卫星通信等方面,在工农业生产上主要用微波来加热干燥粮食、木材及其他轻工业产品。医学上的微波理疗使用也较普遍。家用微波炉的普及,使一般人群接触微波的机会增多,但由于功率很小,只要屏蔽质量合格,通常不会引起危害。

微波的波长短、频率高、量子能量大,其生物学效应大于高频电磁场。微波随频率、波长的不同又可分为分米波、厘米波和毫米波。由于厘米波段应用最多,故目前所知的微波生物学效应多数是根据对厘米波的研究而得。近年来,毫米波段的应用日趋增多,关于它的生物学效应特点也逐渐引起了人们的重视。

微波对人体的危害主要决定于微波源的发射功率、设备泄漏情况、辐射源的屏蔽状态以及在操作和维修时是否有合理的防护措施等。微波对人体健康的影响要比高频电磁场大,除表现为类神经症等功能性变化以外,严重时还可有局部器官的不可逆性损伤,如微波辐射引起的眼晶状体混浊,少数接触大功率微波辐射者甚至可发展为白内障。

①类神经症。类神经症的主诉与接触高频电磁场的工作者类同。一般情况下,主诉较多者症状较为明显,持续时间也较长,脱离后恢复较慢。脑电图检查少数人可出现较多的δ波和Q波,但无特征性改变。

②心血管系统。患者的主诉有心悸、心前区疼痛或胸闷感。患者血压波动,接触早期血压偏高,长期接触者以低血压多见。心电图检查常可发现窦性心动过缓或窦性心律不齐,有时也可见T波平坦或倒置,或ST段压低的表现,偶见有右束支传导阻滞。

③造血系统的损害。在动态观察中可发现部分微波接触者有白细胞缓慢下降的趋势,少数人同时伴有血小板减少,但未见出血体征。这种外周血象的改变可能是在微波作业场所常常同时存在低能量的X射线所致。脱离接触一段时间后,外周血象的变化会恢复到正常状态。

④生殖内分泌系统的损害。女性月经异常表现多样化,部分男性主诉有性功能减退,如下腹部睾丸局部接受微波照射后可发现精子数明显减少,并表现为暂时性不育。一般在脱离照射后3个月多数人都可恢复。此外,还有关于甲状腺功能亢进和血中性激素含量波动的报道。

⑤免疫系统、致畸和致突变作用。相关文献报道结果不一,且多为动物实验和体外实验的结果,至今尚无明确定论。

微波辐射的治疗以中西医结合对症治疗为主,类神经症可获得良好疗效。疑似眼晶状体混浊者应转眼科处理。明确是微波引起的白内障患者应脱离微波接触。微波防护措施的基本原则是屏蔽辐射源,加大辐射源与作业点的距离,合理的个人防护。我国《工作场所有害因素职业接触限值 第2部分 物理因素》(GBZ 2.2—2007)规定,作业场所微波辐射容许接触的限值为:连续波平均功率密度50 μWh/cm²,日接触剂量400 μWh/cm²;脉冲波固定辐射平均功率密度25 μWh/cm²,日接触剂量200 μWh/cm²;脉冲波非固定辐射的容许强度(平均功率密度)与连续波相同。

2.红外辐射

红外辐射(infrared radiation)即红外线,亦称"热射线",可分为长波红外线(远红外线)、中波红外线及短波红外线(近红外线)。短波红外线波长0.76～1.5 μm,穿入人体组织较深,可达5～10 mm;长波红外线波长1.5～400 μm,多被表层皮肤吸收,穿透组织深度小于2 mm。凡温度高于绝对零度(—273 ℃)的物体都能发射红外线。物体温度愈高,辐射强度愈大,其辐射波长愈短(即近红外线成分愈多）。例如，某物体温度为 1000 ℃时，辐射的波长小于 1.5 μm 的红外线为 5%；当温度升至 2000 ℃时，则波长小于 1.5 μm 的红外线增加至 40%。黑体（理想热辐射体）的温度与其峰值辐射波长的关系为：

$$\lambda_{\max} T = C$$

式中，$\lambda_{\max}$ 表示峰值辐射波长，T 表示绝对温度（开氏温度），C 为常数（2897.8 μm·K）。

自然界的红外线辐射源以太阳为最强。在生产环境中，主要红外线辐射源包括熔炉、熔融态金属和玻璃、强红外线光源以及烘烤和加热设备等。职业性损伤多发生于使用弧光灯、电焊、氧乙炔焊的操作工身上。

红外辐射主要是影响机体的皮肤和眼。红外线照射皮肤时，大部分可被吸收，只有约 1.4% 被反射。较大强度的短时间照射可使皮肤局部温度升高，血管扩张，出现红斑反应，停止照射后红斑消失。反复照射局部可出现色素沉着。过量照射，特别是过量近红外线（短波红外线）照射后，除可发生皮肤急性灼伤外，红外线还可透入皮下组织，加热血液及深部组织。

长期暴露于低能量红外线下可致眼的慢性损伤，常见为慢性充血性睑缘炎。短波红外线能被角膜吸收产生角膜的热损伤，并能透过角膜伤及虹膜，而白内障多见于工龄长的工人。诱发白内障的波段主要是 0.8～1.2 μm 和 1.4～1.68 μm。患者早期除自觉视力逐渐减退外，无其他主诉。晶状体后皮质外层可出现边界清晰的混浊区，呈小泡状、点状及线状混浊，逐渐发展为边界清晰而不规则的盘状混浊，然后循晶状体轴线方向伸入皮质，或形成板状混浊，最终导致晶状体全部混浊，与老年性白内障相似。上述改变一般在两眼同时发生，但进展缓慢。波长小于 1 μm 的红外线和可见光可到达视网膜，主要损伤黄斑区。

防护方面，反射性铝制遮盖物和铝箔衣服可减少红外线暴露量及降低熔炼工、热金属操作工的热负荷。严禁裸眼观看强光源。热操作工应佩戴能有效过滤红外线的防护眼镜。

3. 紫外辐射

波长范围为 100～400 nm 的电磁波称为"紫外辐射"（ultraviolet radiation，UV），又称"紫外线"。太阳辐射是紫外线的最大天然源。根据生物学效应的不同，紫外线又可分成三个区带：①远紫外区（短波紫外线，UV-C），波长 100～290 nm，具有杀菌和微弱的致红斑作用，为灭菌波段；②中紫外线区（中波紫外线，UV-B），波长 290～320 nm，具有明显的致红斑和角膜、结膜炎症效应，为红斑区；③近紫外区（长波紫外线，UV-A），波长 320～400 nm，可产生光毒性和光敏性效应，为黑线区。波长短于 160 nm 的紫外线可被空气完全吸收，而长于此波段的紫外线则可透过真皮、眼角膜甚至晶状体。

凡物体温度达 1200 ℃以上时，辐射光谱中即可出现紫外线。随着温度升高，紫外线的波长变短，强度增大。冶炼炉（高炉、平炉）炉温在 1200～2000 ℃时，产生紫外线的波长在 320 nm 左右；电焊、气焊、电炉炼钢温度达 3000 ℃时，可产生波长短于 290 nm 的紫外线；乙炔气焊及电焊温度达 3200 ℃时，可产生波长短于 230 nm 的紫外线；探照灯、水银石英灯发射的紫外线波长为 220～240 nm。因此，从事上述工种及紫外线消毒工作时可能会受到紫外线的过度照射。

与红外辐射相似，紫外辐射对机体的影响器官主要也是皮肤和眼。太阳光辐射中，适量的紫外线对人的健康有积极作用，如产生人体必需的维生素 D_3，但过强的紫外辐射则对机体有害。皮肤对紫外线的吸收随波长而异：波长在 200 nm 以下的几乎全被角质层吸收；波长为 220～330 nm 的可被深部组织吸收。强烈的紫外辐射可引起皮炎，表现为红斑，有时伴有水疱和水肿。停止照射后，一般经过 24 h 可消退，同时伴有色素沉着。接触 300 nm 左右的紫外线可引起皮肤灼伤，其中 297 nm 的紫外线对皮肤的作用最强，可引起皮肤红斑并残留色素沉着。这些反应常出现在暴露紫外线较多的部位，如躯干和腿部。长期暴露由于结缔组织损害和弹性丧失，可致皮肤皱缩和老化，更严重的是诱发皮肤癌。

波长为 250～320 nm 的紫外线可被角膜和结膜上皮大量吸收,引起急性角膜结膜炎,称为"电光性眼炎",多见于电焊辅助工。人在阳光照射的冰雪环境下作业时,会受到大量反射的紫外线照射,引起急性角膜、结膜损伤,称为"雪盲症",其发作需经过一定的潜伏期,一般为 6～8 h,常在夜间或清晨发作。早期轻症的电光性眼炎的临床表现为双眼有异物感或轻度不适;重度者则有眼部烧灼感或剧痛,伴有高度畏光、流泪和视物模糊。检查可见球结膜充血、水肿,瞳孔缩小,对光反应迟钝,眼睑皮肤潮红。严重时,角膜上皮有点状甚至片状剥脱,可对荧光素着色。及时处理一般在 1～2 天内即可痊愈,不影响视力。症状较轻的患者不需特别处理;症状较重者可用 0.5% 的丁卡因滴眼,有镇静、止痛作用。用新鲜人奶、牛奶滴眼效果也很明显。

防护措施方面,以屏蔽和增大与辐射源的距离为原则。电焊工及其辅助工必须佩戴专门的面罩和防护眼镜,以及适宜的防护服和手套。电焊工操作时应使用移动屏障围住操作区,以免其他工种的工人受到紫外线照射。非电焊工禁止进入操作区域或裸眼观看电焊。电焊时产生的有害气体和烟尘宜采用局部排风的方法加以排除。接触低强度紫外线源(如低压水银灯、太阳灯、黑光灯等)的操作者可使用玻璃或塑料护目镜、风镜来保护眼睛。

4. 激光

激光是物质受激辐射所发出的光放大,故称"激光"(light amplification by stimulated emission of radiation, LASER)。激光是一种人造的特殊类型的非电离辐射,具有高亮度、方向性和相干性好等优异特性,在工业、农业、国防、医疗和科学研究中都有广泛的应用。激光器由产生激光的工作物质、光学谐振腔及激励能源三部分组成,按其工作物质的物理状态,激光器可分为固体激光器、液体激光器及气体激光器三类。根据发射的波谱不同,激光器可分为红外线激光器、可见光激光器、紫外线激光器及近年来新出现的 X 射线、γ 射线激光器。根据激光输出方式的不同,激光器可分为连续波激光器、脉冲波激光器,以及长脉冲、巨脉冲及超短脉冲激光器。激光器的用途包括:在军事和航天事业中用于激光雷达、激光通信、激光测距、激光制导、激光瞄准等,在工业上用于激光打孔、激光切割、激光焊接等,在核物理学、生命科学等领域广泛用于研究,在医学上用于眼科、外科、皮肤科、肿瘤科等多种疾病的治疗。

激光与生物组织的相互作用主要表现为热效应、光化学效应、机械压力效应和电磁场效应,激光对人体组织的伤害及损伤程度主要取决于激光的波长、光源类型、发射方式、入射角度、辐射强度、受照时间及生物组织的特性与光斑大小等。激光伤害人体的靶器官主要为眼和皮肤。

当眼睛处于水平的激光束中时,视网膜上的曝光强度会比角膜大 20 万倍。一般把可见光和短波红外辐射称为光辐射的视网膜伤害波段,因为这些波段的光束可在视网膜上高度聚焦,并且多位于中央视区的黄斑部。目前,大多数激光器发射的激光以 500 nm 以下波长的可见光波段危害最大。损伤的典型表现为水肿、充血、出血,以及视网膜移位、穿孔,最后可导致中心盲点和瘢痕形成,使视力急剧下降。对于视网膜边缘部的灼伤,一般多无主观感觉,因为这种灼伤是无痛性的,容易被忽视。460 nm 的蓝色激光可使视网膜的视锥细胞发生永久性的消失,即"蓝光损害",主要症状为目眩。如出现色觉缺失现象,则至少有一个或多个视锥细胞群受损。

激光对皮肤的损伤主要由热效应所致。轻度损伤表现为红斑和色素沉着。随着照射量的增加,可出现水疱、皮肤褪色、焦化和溃疡形成。250～320 nm 的紫外激光可使皮肤产生光敏作用。大功率激光辐射也能透过皮肤使深部器官受损。

受到激光照射后,除迅速脱离照射环境外,应保持安静,充分休息,眼睛避光保护。对于出血和渗出,可使用维生素、能量制剂,必要时采用糖皮质激素治疗。也可采用活血化瘀、消肿止痛的中药治疗。对激光的防护包括激光器、工作环境及个体防护三方面。激光器必须有安全设施,凡光束可能漏射的部位应设置防光封闭罩;激光器上应安装激光开启与光束止动的连锁装置。工作室围护结构应用吸光材料制成,色调宜暗。工作区采光宜充足,室内不得有反射、折射光束的用具和物件。所有参加激光作业的人员必须先接受激光危害及安全防护教育。作业场所应制定安全操作规程,确定操作区和危险带,要有醒目的警告牌,无关人员禁止入内。严禁裸眼观看激光束,防止激光反射至眼睛。工作人员就业前应进行健康检查,以眼睛为重点。我国《工作场所有害因素职业接触限值　第 2 部分　物理因素》(GBZ 2.2—2007)中规定了眼直视和皮肤照射激光的最大容许照射量。

(二)电离辐射

凡能引起物质发生电离的辐射称为"电离辐射"(ionizing radiation),如属于电磁波的 X 射线和 γ 射线,属粒子型辐射的 α 射线、β 射线等。电离辐射可由人工辐射源产生,也可来自自然界的宇宙射线及地壳中的铀、镭、钍等元素。

1. 基本概念

(1)放射性活度。放射性活度(radioactivity)亦称"放射性强度",是度量放射性物质的一种物理量,以每秒内发生的核衰变数来表示。放射性活度原来的专用单位为"居里"(Curie,ci),国际单位制(SI 单位制)单位为"贝克勒尔"(Becquerel,Bq),简称"贝克"。二者的换算关系为:

$$1 \text{ Bq} = 1 \text{ 次衰变/秒} \approx 2.703 \times 10^{-11} \text{ ci}$$

(2)照射量。照射量(exposure,X)只用于 X 射线和 γ 射线,原专用单位为"伦琴"(R),国际单位制单位为"库仑/千克"(C/kg)。二者的换算关系为:

$$1 \text{ R} = 2.58 \times 10^{-4} \text{ C/kg}$$

(3)吸收剂量。吸收剂量(absorbed dose,D)表示被照射物质吸收辐射能量的大小,适用于任何电离辐射的内、外照射。原专用单位为"拉德"(rad),国际单位制单位为"戈瑞"(Gray,Gy)。二者的换算关系为:

$$1 \text{ Gy} = 100 \text{ rad}$$

(4)剂量当量。剂量当量是指生物组织内某一点上的吸收剂量(D)、不同辐射的品质因素(Q)和修正系数(N)的乘积,用于衡量不同类型电离辐射的生物学效应。原专用单位为"雷姆"(rem),国际单位制单位为"西弗"(Sievert,Sv)。二者的换算关系为:

$$1 \text{ Sv} = 100 \text{ rem}$$

(5)铅当量。铅当量是衡量防护材料阻挡 γ 射线能力的一个指标。当某厚度的防护材料与一定厚度的铅板具有相同的阻挡 γ 射线的效果时,其防护效果即可用铅板厚度表示,称之为"铅当量"。

2. 接触机会

人体接触的电离辐射分外照射和内照射两种。前者的特点是机体脱离或远离辐射源后辐射作用即停止,后者是指放射性核素进入机体,在体内产生辐射作用,其作用直至放射性核素排出体外,或经过 10 个以上的半衰期才可忽略不计。人体接触电离辐射的机会有以下这些:

(1)射线发生器的生产和使用,如加速器、工业 X 射线探伤仪、γ 射线探伤仪等设备和工农业生产中各种辐射装置的生产与使用。

(2)医用射线装置的使用。近年来,能产生电离辐射的设备在临床医学中得到了广泛的应用,如 X 射线诊断(包括 CT、ECT、PET)、临床核医学、放射肿瘤学、放射治疗及介入放射学等,使患者及医护人员的射线暴露大幅增加,重复检查广泛存在。仅以 1996 年和 1998 年相比,我国 X 射线诊断、核医学诊断、核医学治疗和放射治疗(人次/千人)分别上升了 5.26、11.73、46.34 和 15.45。

各种医疗照射的人均年有效剂量从20世纪80年代后期的每年0.12 Sv上升到了2000年的0.2～0.25 Sv。

（3）核工业系统，如放射性矿物的开采、冶炼和加工，核电站等核反应堆的建设与维护，以及核事故抢险等。

（4）放射性核素的生产、加工和使用，如放射性发光涂料、放射性诊断试剂等的生产与使用。

（5）伴生或共生天然放射性核素的矿物开采，如稀土矿、钨矿、铅锌矿等的开采与加工。

3.电离辐射对机体的危害与临床表现

（1）电离辐射损伤效应。电离辐射所致的放射性损伤效应可分为随机效应（stochastic effect）和肯定效应（deterministic effect）两类。随机效应是指放射损伤的发生概率与辐射剂量大小有关，而损伤程度与剂量无关，且损伤效应无剂量阈值，如可遗传效应和致癌效应等。肯定效应是指当辐射剂量超过一定阈值时损伤效应发生的概率将急剧增加，且损伤程度也随剂量加大而加重，如急性放射病等。

电离辐射的生物学效应还可分为大剂量照射所致的急性效应、低剂量长期照射的慢性效应以及受照后发生的远期效应等。

（2）电离辐射对机体的影响。电离辐射的过量照射可致人体发生放射性疾病，包括全身性放射性损伤（如急、慢性放射病等）、局部放射病（如急、慢性放射性皮炎等）和电离辐射所致的远期损伤（如放射线所致的白血病等）。

（3）放射损伤机制。

①原发作用。原发作用是指电离辐射直接作用于生物大分子，如脱氧核糖核酸、核蛋白及酶类，使其发生电离、激发或化学键断裂，造成分子变性和结构破坏。电离辐射还可使组织水分发生电离或激发，产生大量活性氧类，如OH·、HO$_2$·等。

②继发作用。继发作用是在原发作用的基础上，因染色体发生畸变、基因移位或缺失而引起细胞核分裂抑制，发生病理性核分裂等损害。机体酶类对射线敏感，酶的活性异常也会引发一系列病理性改变。

电离辐射的上述作用可损伤细胞，特别是造成DNA的损伤。当一个器官或组织中有足够多的细胞因损伤而死亡或丧失功能时，就会发生肯定效应。如体细胞的DNA损伤，特别是干细胞DNA受损而细胞仍能维持分裂增殖能力时，就有可能在体内形成突变的细胞株，最终诱发恶性肿瘤。当DNA损伤发生在性腺生殖细胞中时，则可能将错误的遗传信息传递给后代而引起可遗传效应。

（4）放射病。放射病（radiation sickness）是指一定剂量的电离辐射作用于人体所引起的全身性或局部性放射性损伤，临床上分为急性、亚急性和慢性三种。放射性疾病属于我国的法定职业病。

1）外照射急性放射病。外照射急性放射病是指短时间内一次或多次受到大剂量照射，吸收剂量达1 Gy以上所引起的全身性疾病，多见于核事故、放射性治疗和核爆炸等。其病程时相性明显，有初期、假愈期、极期和恢复期。外照射急性放射病按临床表现特点可分为：

①骨髓型（辐射量1～10 Gy）。骨髓型最为多见，主要是骨髓等造血系统受损，临床表现为白细胞数减少、感染、出血，其病程时相性特征明显。

②胃肠型（辐射量10～50 Gy）。胃肠型表现为频繁呕吐、腹泻、水样便或血水便，可导致失水，并常发生肠麻痹、肠套叠、肠梗阻等。

③脑型（辐射量超过50 Gy）。脑型患者表现为受照后短时间内出现精神萎靡，很快转为意识障碍、共济失调、抽搐、躁动和休克等。

外照射急性放射病可根据明确的大剂量照射史，结合临床表现和实验室检查，依据《外照射急性放射病诊断标准》（GBZ 104—2017）给予诊断。外照射急性放射病视病情损伤程度，可采取消毒隔离、抗感染、抗出血及全身支持性治疗等措施。

2）外照射亚急性放射病。外照射亚急性放射病是指人体在较长时间（数周到数月）内受连续或间断性的较大剂量的外照射，累积剂量大于 1 Gy 时所引起的全身性疾病。造血功能障碍是其基本病变，以造血组织破坏、再生障碍性骨髓细胞异常增生和骨髓纤维化等为主要病理变化。

外照射亚急性放射病的治疗原则是保护和促进造血功能恢复，改善全身状况，预防感染和出血等并发症。

3）慢性放射病。慢性放射病是指较长时间内连续或间断受到超剂量当量限值（0.05 Sv）的外照射所引起的全身性损伤。慢性放射病多见于长期从事放射性工作的人群，临床表现主要为类神经症、自主神经功能紊乱、血液造血系统改变、消化功能障碍以及生育功能受损等。除全身性放射病外，患者还可伴有局部放射性损害，如放射性皮肤损害、辐射性白内障等。

慢性放射病的诊断需在查明接触史和个人受照射水平的基础上，综合分析体格检查结果，排除其他疾患，依据《外照射慢性放射病诊断标准》（GBZ 105—2017）进行。慢性放射病患者应及时脱离射线工作岗位，积极治疗，定期随访（每 2 年一次）。

4.影响电离辐射危害的因素

（1）辐射的物理特性。辐射的电离密度和穿透力是影响辐射危害的重要因素。X 射线和 γ 射线的穿透力较强，尤其是高能 X 射线和 γ 射线具有强大的穿透辐射作用。α 粒子电离密度大，但穿透性低，故主要危害是内照射。

（2）剂量和剂量率。辐射的剂量愈大，生物学效应愈强。剂量率（单位时间内机体受到的照射剂量）愈大，生物学效应也愈大。

（3）照射面积。照射面积愈大，辐射的生物学效应愈明显。

（4）机体因素。机体组织对辐射的敏感性与其细胞分裂活动成正比，与分化程度呈反比。机体腹部对照射的反应最强，其次是盆腔、头颈、胸部和四肢。淋巴组织、骨髓、性腺、胚胎等对射线高度敏感。

5.电离辐射防护

电离辐射防护的目标是防止辐射对机体危害的肯定效应，尽可能降低随机效应的发生率，将照射量控制在可接受的安全水平内。应认真执行辐射防护的三原则：①任何照射必须有正当的理由；②辐射防护的最优化配置；③遵守个人剂量当量限值的规定。要坚决杜绝不必要的医用射线检查，尤其是重复检查，谨慎应用放射治疗和介入治疗。

（1）外照射防护。辐射外照射的特点是脱离或远离辐射源，辐射作用即停止，因此防护措施主要为屏蔽防护、距离防护和时间防护。例如，医用 X 射线工作人员应在屏蔽室内操作，穿上防护衣（背心）和手套，操作间距离发射源应有符合规定的距离，X 射线操作者可允许的被辐照剂量当量规定为 1 年不超过 0.05 Sv 或 3 个月不超过 0.03 Sv。

（2）内照射防护。辐射内照射是放射性核素经消化道、呼吸道、皮肤以及注射进入机体所产生的辐射效应，其防护措施的关键是防止放射性核素进入人体，尽量减少核医学和介入放射学检查，防止放射性核素向空气、水和土壤逸散。在开放性放射工作场所内应禁止一切可能使放射性核素进入机体的行为，如饮水、进食、吸烟等。

主要参考文献

[1]仲来福.卫生学[M].北京:人民卫生出版社,2008.

[2]马晓.健康教育学[M].北京:人民卫生出版社,2012.

[3]孙贵范.职业卫生与职业医学[M].北京:人民卫生出版社,2012.

[4]李立明.流行病学[M].北京:人民卫生出版社,2012.

[5]朱启星.卫生学[M].北京:人民卫生出版社,2013.

[6]沈红兵.流行病学[M].北京:人民卫生出版社,2013.

[7]李康.医学统计学[M].北京:人民卫生出版社,2013.

[8]孙振球.医学统计学[M].北京:人民卫生出版社,2014.

[9]赵进顺.预防医学、医学统计学和流行病学(英文版)[M].杭州:浙江大学出版社,2014.

[10]孙贵范.预防医学[M].北京:人民卫生出版社,2015.

[11]凌文华.预防医学[M].北京:人民卫生出版社,2017.

[12]傅华.健康教育学[M].北京:人民卫生出版社,2017.

[13]杨克敌.环境卫生学[M].北京:人民卫生出版社,2017.

[14]邬堂春.职业卫生与职业医学[M].北京:人民卫生出版社,2017.

[15]孙长颢.营养与食品卫生学[M].北京:人民卫生出版社,2017.

[16]詹思延.流行病学[M].北京:人民卫生出版社,2017.

[17]李晓松.卫生统计学[M].北京:人民卫生出版社,2017.

[18]李鲁.社会医学[M].北京:人民卫生出版社,2017.

[19]梁万年.卫生事业管理学[M].北京:人民卫生出版社,2017.

[20]陈文.卫生经济学[M].北京:人民卫生出版社,2017.

图书在版编目(CIP)数据

预防医学/纪龙,张乐,张放主编.—济南:山
东大学出版社,2018.2 (2021.12重印)
ISBN 978-7-5607-6053-7

Ⅰ.①预… Ⅱ.①纪… ②张… ③张… Ⅲ.①预防医
学—医学院校—教材 Ⅳ.①R1

中国版本图书馆 CIP 数据核字(2018)第 060702 号

责任编辑:李昭辉
封面设计:张 荔

出版发行:山东大学出版社
　　社　　址　山东省济南市山大南路 20 号
　　邮　　编　250100
　　电　　话　市场部(0531)88364466
经　　销:山东省新华书店
印　　刷:济南巨丰印刷有限公司
规　　格:720 毫米×1000 毫米　1/16
　　　　　14.5 印张　406 千字
版　　次:2018 年 8 月第 1 版
印　　次:2021 年 12 月第 3 次印刷
定　　价:37.00 元